各界好評

　　艾諾蒂對脈輪瑜伽的理解和詮釋，讓我眼界大開，心醉神迷，深深影響我個人的瑜伽修行和教學。她是老師的老師，也是大祭司，從事神聖的深度工作，是真正的開拓者，讓古老的修行在我們當代世界仍然可以親近，仍然有意義。

——席恩・孔（Seane Corn），「離開墊子，走入世界」

（Off the Mat, Into the World）創辦人

. . . .

　　《脈輪瑜伽》是艾諾蒂・朱迪斯數十年引領風騷的著作與教學生涯中又一精采呈現的修行指南。透過體位法、呼吸法、收束法、咒語、觀想等瑜伽法門的探索，解放、轉化和平衡我們的能量身和生活。這本書是送給世界的禮物。

——席娃・雷（Shiva Rea），能量流瑜伽（Prana Vinyasa）創始人，

《Tending the Heart Fire》作者

　　數十年來，我一直在等待、期盼、渴望這樣一本書——艾諾蒂的《脈輪瑜伽》。這是一本多面向的著作，完美適合瑜伽學習者，還有運用脈輪轉化能量的治療師、尋找最精闢脈輪資訊的譚崔教師，以及想要療癒身體和精進靜坐技巧的人。這本書呈現得如此優雅，深入和實用，充滿啟示又容易理解，恰好符合時代之所需。這是必須擁有的書。享受閱讀之旅吧！

——瑪歌・阿南德（Margot Anand），《日日狂喜的藝術》

（The Art of Everyday Ecstasy）作者

. . . .

　　艾諾蒂的《脈輪瑜伽》讓一個向來神祕、奧妙難解卻應時的主題，在今日世界變得容易親近而且可以應用。讀來讓人興奮又實用，這是一本我要好好拜讀的書。

——莉莉雅思・福蘭（Lilias Folan，封號 Swami Kavitananda），

美國公共電視台（PBS）〈莉莉雅思、瑜伽與你〉節目主持人

. . . .

　　艾諾蒂的《脈輪瑜伽》出色的呈現了關於脈輪在能量和靈性層面的理解，同時跟體位法的練習整合在一起。朱迪斯提供我們獲得健康、療癒、幸福，以及喚醒我們核心本質的路徑和方法，同時為我們設計了精美的練習，既容易上手，又充滿深度和啟

示，可以讓讀者未來持續精進。

——李察·米勒博士（Richard Miller, PhD），iRest 冥想創始人，

《睡眠瑜伽：瑜伽的冥想本質》（*Yoga Nidra: The Meditative Heart of Yoga*）作者

. . . .

艾諾蒂·朱迪斯寫出了大師級的指南，教導透過體位法的練習喚醒和平衡脈輪。關於瑜伽修行的旅程，她多面向的深厚知識和經驗閃耀在每一張書頁。艾諾蒂的《脈輪瑜伽》是踏上瑜伽內在旅程的旅者不可或缺的指南。請用這本書幫助自己打開連結物質世界和精微世界的門戶。

——莎莉·凱普頓（Sally Kempton），《喚醒夏克蒂》（*Awakening Shakti*）

和《以愛冥想》（*Meditation for the Love of it*）作者

. . . .

艾諾蒂的《脈輪瑜伽》是朱迪斯四十年深入瑜伽修行和身心療癒的集大成智慧結晶，巧妙鋪陳了她的生物能系統根本概念。這套系統以瑜伽式為基礎，用來平衡我們的身、心、靈。對於覺醒了，意識到瑜伽轉化力量的我們，《脈輪瑜伽》絕對是必讀之書。而對於尚未領悟瑜伽在身心療癒方面具有無比潛能的人，這本書是完美禮物。

——艾美·溫特勞（Amy Weintraub），「LifeForce Yoga Healing Institute」創辦人，

《Yoga for Depression》和《Yoga Skills for Therapists》作者

. . . .

艾諾蒂·朱迪斯二十年來一直在脈輪研究方面打先鋒，她的著作成為瑜伽修習者和指導者的標準參考書。艾諾蒂的《脈輪瑜伽》是這個領域見解最透徹、研究最深入的著作，勢必成為標竿和經典。

——約瑟夫·里佩吉（Joseph Le Page），整合瑜伽療法

（Integrative Yoga Therapy）創始人和負責人

. . . .

艾諾蒂·朱迪斯對於身體脈輪系統的精闢洞察和引人入勝的見解，為古老的知識注入了新生命。她詳細闡明特定的瑜伽式如何啟動與每個身體能量中心相連結的美好特質。《脈輪瑜伽》優美的結合了瑜伽的修行和你的脈輪中保有的深刻智慧。精采絕倫的一本書。

——唐娜·伊頓（Donna Eden），《能量醫療》（*Energy Medicine*）

和《愛的能量》（*The Energies of Love*）作者

多年來學生一直想要一本關於瑜伽和脈輪的出色作品。終於有了！艾諾蒂的大師級著作圖片精美，資訊豐富，賦與哈達瑜伽充滿力量的新深度。這本著作讓讀者清晰了解脈輪的實際運用，提供技巧幫助我們重新恢復整個人的元氣，並且達到平衡。我全心全意推薦這本書，這是經驗你自己神聖本質的必備指南。立時成為經典！

——妮夏拉‧喬伊‧戴衛（Nischala Joy Devi），瑜伽教師，
《The Healing Path of Yoga》和《The Secret Power of Yoga》作者

. . . .

我喜愛閱讀艾諾蒂‧朱迪斯的《脈輪瑜伽》，提供了精深的內容，又容易閱讀、練習和了解。艾諾蒂傳達了瑜伽深刻的意義和力量，而且讓不同程度的修習者或指導者都能從閱讀中獲益。

——黛斯瑞‧郎巴（Desiree Rumbaugh），國際瑜伽教師，「Wisdom Warriors」
課程創辦人，《Yoga to the Rescue》DVD 系列作者

. . . .

艾諾蒂‧朱迪斯的《脈輪瑜伽》是獨一無二且優美無比的著作，幫助我們鍛練脈輪，與身體整合。她以充滿創意、清晰又有力的方式將精微的脈輪編織進體位法，從初學到精進的各種程度瑜伽修習者，都能大大獲益。這本書內容豐富、具啟發性，非常值得一讀，尤其是那些想要針對脈輪，在家裡發展出一套瑜伽練習的人，更不容錯過。

——陶德‧諾利（Todd Norian），Ashaya Yoga 創始人，
動態冥想瑜伽（Kripalu Yoga）資深教師

. . . .

艾諾蒂‧朱迪斯的《脈輪瑜伽》是傑出作品，在瑜伽著作和教學方面大有貢獻。艾諾蒂是全世界脈輪研究的頂尖專家，她將自己的造詣帶入日常的瑜伽練習。這本書製作優良、精緻而且提供了豐富的指導。讀此書宛如置身工作坊，有位性情和悅又懂得關懷的教師，一心一意只想幫助你帶出自己身上的最佳特質。如果你是瑜伽的修習者、指導者或學者，或者只是對瑜伽好奇，這本書都是你前行路上溫柔又讓人安心的嚮導。

——萊恩‧古德曼（Lion Goodman），「Luminary Leadership Institute」負責人，
《Creating On Purpose: The Spiritual Technology of Manifesting Through the Chakras》
共同作者。

對於古典瑜伽的根源抱持最深的敬意，又有著清晰的西方心理學取徑，艾諾蒂帶來另外一顆珍珠，串入她已成經典的《脈輪全書》提供的知識鍊中。現在這些知識化為脈輪路線圖上實際的每一步，是她在教學中清楚描繪出來通向圓滿的途徑。謝謝，艾諾蒂！

——安東尼奧・索西斯（Antonio Sausys），《Yoga for Grief Relief: Simple Practices to Transforming Your Gieving Mind and Body》作者

. . . .

艾諾蒂・朱迪斯的《脈輪瑜伽》是出色的全面引導，帶領讀者透過哈達瑜伽練習，接觸精微的身體能量脈輪系統，並且達到平衡。艾諾蒂寫得結構嚴謹又清楚明白，在經驗豐富的瑜伽士看來是學養深厚，見識敏銳，而初習瑜伽的新手也完全讀得懂。《脈輪瑜伽》是耀眼的傑作，任何人都可以應用書中的智慧和練習來革新自己的身、心、靈。

——貝妮塔・伍芙・葛溫（Benita J. Wolfe Galván），
哈達瑜伽阿努薩拉學校（Anusara School of Hatha Yoga）共同創辦人

. . . .

在這本啟迪人心的著作裡，艾諾蒂・朱迪斯清楚流露出她對脈輪精髓的熱愛與知識，以及如何將這份熱愛與知識實際應用在我們的生活中。多年來她一直是脈輪和瑜伽知識的寶庫，而這本書跟其他著作一樣，列在我的訓練和課程中必讀書單最前面。祝賀一本精采而且鼓舞人心的傑作出版。

——傑夫・米格道（Jeff Migdow），整體醫療醫學博士，
呼吸瑜伽（prana yoga）師資訓練指導者

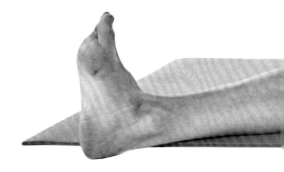

ANODEA JUDITH'S

艾諾蒂‧朱迪斯

脈輪瑜伽全書

CHAKRA YOGA

以脈輪為骨架、瑜伽為連結，打開內在的神聖中心

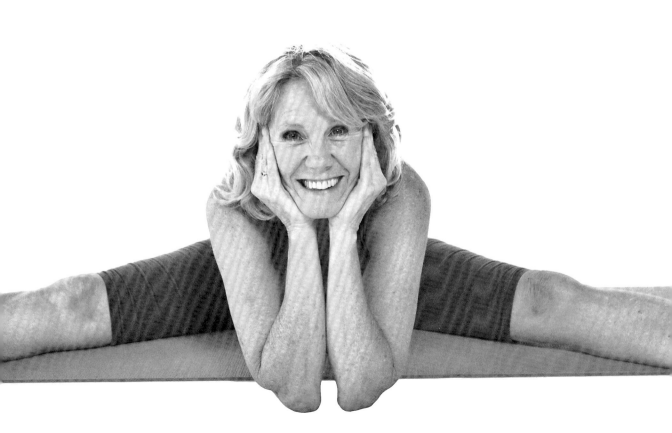

聲明啟事

　　本書包含了建議的瑜伽練習，然而不是用來取代由合格醫療專業人員提供的必要醫療照護。在投入任何新的練習課程之前，請向你的醫生諮詢意見。不是每一項身體動作都適合每個人或每種情況，要進行任何不熟悉的身體練習，都應該小心謹慎。

　　如果你初習瑜伽，書上的瑜伽式最好是透過課堂上合格教師的指導來學習。如果導致疼痛或是加重身體原本的狀況，不要繼續任何動作。這套課程不保證任何結果，可能導致的任何直接或間接傷害都不負責。書中的資訊要審慎運用，風險自負。

目 錄

各個脈輪的瑜伽式

第一脈輪

第二脈輪

第三脈輪

第四脈輪

雙人瑜伽式

第五脈輪

第六脈輪

第七脈輪

致謝

　　瑜伽就是你一個人在墊上練習的認知，是種錯覺。事實上，我們學習到的每一件事都是老師傳學生再傳學生，綿綿長長一直傳到我們身上。從兩千多年前最初講授的帕坦加利（Patanjali），到今日創造力十足的合格教師，他們精進瑜伽式，同時創造新傳統。我從來沒有定於一尊，執守任何瑜伽派別，或是任何一位上師，而是抱持我可以從每個人身上學習的態度，甚至是剛受完師資訓練的新手老師。然而，有些頂尖的老師特別突出，我需要提及。

　　我要表明沙吉難陀大師（Swami Satchidananda）和他的著作《哈達整體瑜伽》（Integral Yoga Hatha）是我在一九七五年踏上瑜伽之路的起點。約瑟夫‧里佩吉（Joseph Le Page）引介我進入瑜伽療法，同時給了我這門訓練的第一張證照。在人生遇到困難，我的健康出狀況時，本來會讓我離開瑜伽墊，而約翰‧弗蘭德（John Friend）激勵我，讓我保持練習和學習，如同阿努薩拉瑜伽（Anusara）傳承中的許多優秀教師，Sianna Sherman、Jonas Westring、陶德‧諾利（Todd Norian）、Martin Kirk、貝妮塔‧葛溫（Benita J. Wolfe Galván）對我的幫助。席恩‧孔（Seane Corn）和席娃‧雷（Shiva Rea）持續提高瑜伽的境界，讓世人看到瑜伽的真義，以及瑜伽能夠對世界的貢獻，對此我心懷感謝，而且一直受到啟發。羅德尼‧易（Rodney Yee）讓我見識到什麼是精緻的教學。馬修‧善佛德（Matthew Sanford）使得允許自己受限於身體障礙的人感到慚愧，讓我不斷超越自己。熱瑜伽（Bikram Yoga）和 Sumits Yoga 讓我排掉多年來的抗生素和毒素，幫助我恢復健康。克里帕魯瑜伽中心（Kripalu Yoga Center）是我將近二十年以來的教學基地，我也在那裡跟隨許多傑出的老師學習。

　　這本書能夠問世，我首先要致謝的是「Yuzu Studios」的芭比‧蘭斯（Bobbi Lance）以及她的助手 Larry Martinez，感謝她們專業的拍攝成果，以及

芭比耐心從數千張影像中挑選。對於模特兒 Sarah Jennes 和 Mark Silva，我只能致以最高的讚美，他們在耀眼、熾熱的光照下，保持困難的姿勢，一個小時又一個小時，精雕細琢再重複，儘管面臨各種挑戰（例如在進入動作時！）都表現出最佳狀態，而且讓我們全程大笑，享受瑜伽的樂趣。

如果沒有我信任的助手，這本書不可能完成，她們是：Shanon Dean，她處理「神聖中心」大大小小的所有事務，因此我有時間寫書和教學；Gianna Perada，她協助我在百般挑剔下決定這本書的形式和其他細節。我的伴侶 Ramone Yaciuk 忍耐我把起居室變成攝影棚，忍耐我埋首在辦公室寫作。謝謝 Nini Gridley，她主持「神聖中心」的認證課程，讓我可以在彩虹橋上跳舞。

我也要衷心感謝卡爾·維士凱在一九八七年出版了我的第一本書《脈輪全書》。卡爾，這本書是要謝謝你在我籍籍無名的時候就相信我，協助我讓世人瞭解脈輪如何喚起意識的覺醒。我還要謝謝 Llewellyn 出版社負責編輯和排版的 Angela Wix 和 Becky Zins，以及百折不撓遊說我寫另一本書、鍥而不捨直到促使我寫下這本書的 Bill Krause。另外謝謝發行人 Kat Sanborn，她給了我這麼棒的支持，讓這本書得以跟讀者見面。

我要謝謝支助過我教學的所有工作室和僻靜中心，這些工作坊讓我能持續打磨這本書。最後，當然是最重要的，我要謝謝數千名上過我的課程的學生，他們投資了時間、精神和精力，學習脈輪，並且反過來教了我許許多多。

要著書立說需要的遠遠不只是一座村莊的協力，我深深感謝一路上扶持我，讓我的脈輪之路走得備受恩寵的所有人。

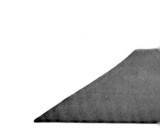

Welcome to the Journey
歡迎上路

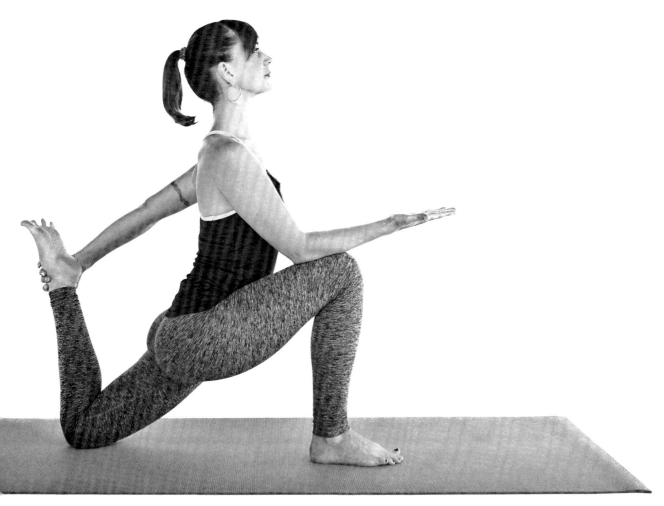

修習瑜伽引領我們面對自身存有的
無比複雜。
——奧羅賓多（Sri Aurobindo）

我初次偶然接觸瑜伽要回溯到一九七五年。當時沒有大型的課程、工作坊，主流雜誌上找不到相關文章，也幾乎沒有什麼老師，甚至沒什麼訓練課程，只有屈指可數的深奧著作。大多數人以為「瑜伽」（yoga）這個詞是指發酵、裝在小塑膠杯裡的奶製品優格（yogurt）。脈輪就更難懂了。

六到八名學生的課程在人們的客廳裡舉行。我們穿著寬鬆的白褲和T恤。沒有墊子，我們在大毛巾上伸展。姿勢簡單，維持一段長時間，伴隨緩慢而深沉的呼吸。我記得老師如何點著薰香，用我聽不懂的語言吟誦，然而聽起來都很悅耳，讓我有著剛剛去過教堂的感覺。我上鉤了。

只要找得到的書籍我都買下來，在位於閣樓的公寓裡我攤開書，試圖模仿書上的瑜伽式，盡力做到最好。因此我深知透過書本學習瑜伽是怎麼回事。如果我能擺出其中一種如麻花般的身形，那就是幸運了，並不在乎我是否做得正確，也掌握不到今日所教導的細微提示。不過我每天練習、呼吸、吟誦和靜坐，直到瑜伽開始轉化我。

我感覺如此美妙，不能了解為什麼不是每個人都來做瑜伽。我迅速成為那些讓人受不了的皈依者，開口閉口都是瑜伽。不久旁人就要求我展示給他們看我在做什麼，要求我示範一些瑜伽式。受到吸引，我的朋友請我開課。那時我對師資訓練，或者什麼是正確的對位技巧，都一無所知，然而一派天真的我，開始傳授我所知道的。

我盡力閱讀所有資料，關於意識、心理學、形上學、神祕主義和靈性。

在拉姆‧達斯（Ram Dass）的經典著作《唯一的舞蹈》（*The Only Dance There Is*）裡面，我第一次讀到「脈輪」這個字眼，當時彷彿一股能量竄過全身。不知怎的那一刻我就知道，我找到了一把深奧的鑰匙，同時可以解開和連結萬事萬物。我無法停止去思考脈輪。

那時我也花大把時間靜坐，因為早在一九七二年我就入門超覺靜坐（Transcendental Meditation, TM）。因為老是在靜坐，我每晚只睡四小時左右。有一天靜坐時，我有了生平唯一一次離開身體的體驗。我看見自己盤腿而坐，有一本書在大腿上。這本書是關於脈輪系統，書上有我的名字。那時我就知道，脈輪系統會成為我一生的功課。

當時我是以藝術家的身分維持生計（如果你能說那是「維持生計」的話），繪製大型的室內風景壁畫。我發現自己的意識狀態會影響我繪畫的明晰度，因此我開始系統性的淨化我的飲食，剔除咖啡和肉，同時戒除——我真不願意承認我抽過——香菸。我已經填好了申請表要去上紐約市的藝術學校，然而在我「看見」那本脈輪書之後，我把申請表丟進垃圾桶，就此改變了我的人生軌道。

我開始根據脈輪系統的方針來教導瑜伽，規劃了七星期的系列課程，輪流聚焦於每一個脈輪。人們就在我的眼前蛻變了！四十年之後，脈輪系統引領我到世界各地研究和教學，同時寫了一些暢銷書，起頭是一九八七年出版的《脈輪全書》，終極則是你現在手上拿的這本書。脈輪系統成為我完整的原型，我的聖杯。

今日，到處都開了瑜伽中心，如同基督教初始幾個世紀的教堂盛況。墊子排滿了教室地板，幾百人的課堂幾乎沒有多餘空間。《瑜伽雜誌》（*Yoga Journal*）[1] 在二〇一二年主持的一項研究顯示，有兩千四十萬美國人在練習瑜伽，每一年在課堂、工作坊、產品和媒體上花費超過一百億美元。有人發現瑜伽只是讓自己身體比較健康、苗條的手段。有人把瑜伽當成減壓的方法。我確信還有些人發現做瑜伽是新潮的事。然而不管是什麼動機驅使一個人坐上瑜伽墊，終究瑜伽的深厚大禮會顯露出來。比較健康的身體會帶來比較精細的覺察狀態和比較靈敏的敏銳度。而柔軟度產生了新的自由，不只是身體上的，

---

1. http://www.yogajournal.com/press/yoga_in_america

也體現在你的生活中。力量協助你度過艱困的處境。精微的能量不再那麼不可捉摸，引動我們的好奇心探究比較深層的本質。意識浮現，成為待開發的新領域。瑜伽哲學潛入你對生命抱持的觀點之中。瑜伽不僅是身體上的練習，而且開始浮現為你人生的道路——哲學、修行、行為指導和洞見交織成為完整的圖像——以及通向另一個世界的門戶。

我個人的瑜伽之路走得既不輕鬆，也非筆直而行。在我開始修習十年之後，我染患了嚴重的萊姆病，然而長達五年都沒有診斷出來，使得我有坐輪椅之憂，不過從來沒有到達那麼嚴重的程度。我的肌肉組織變得非常敏感，我沒有辦法把前臂靠在桌子邊緣，或是拍手，更別提保持下犬式，因為手和手肘會疼痛。每個動作都會造成關節疼痛，跟瑜伽相關的每件事都受到影響——柔軟、平衡、力量、心智的明晰，以及身體每個部位的耐壓力。連跪在墊上都會疼痛。我花了十五年時間再度重建我的身體和力量，甚至用更長的時間接受我再也沒有辦法拿腳碰觸到後腦勺，用手走過房間，或者以奇妙的瑜伽式為《瑜伽雜誌》的封面增色。不過比起許多苦於萊姆病的人，我沒那麼虛弱，我相信瑜伽是其中一項理由，為此我無限感激。

現在，我六十幾歲，我懂得這是什麼樣的福分，因為這場病迫使我發現瑜伽更深的層面——精微身的瑜伽，發現覺醒的內在世界，而不是表現的外在世界。用七折八扣的身體來練習，我不得不用心傾聽每一個瑜伽式的內在教誨。我學會用這些姿勢做動作，增強我精微能量的流動，而不是追求外在形式的完美。

我常常過於羞怯而無法去上課，因為在課堂上人們期待我的表現超過我的能力，於是我在家深入自己的練習，找出自己內在的線索。並不是我不跟老師學習——隨著我越來越健康，我學習任何事，從阿努薩拉（Anusara）到禪——而是我自己的身體是最根本的實驗室。當我在瑜伽墊上實驗時，我內心的上師成為我最好的老師，我收獲了自己的發現。

此外，我受訓成為從身體經驗著手的心理治療師，聚焦於生物能和創傷輔導，結合了我喜愛的心理學和身體鍛鍊，最終以「身心醫學」為焦點取得我的博士學位。生物能的源頭是威廉・瑞希（Wilhelm Reich）和他的學生強・皮瑞卡斯（John Pierrakos）與亞歷山大・羅溫（Alexander Lowen），是接近人類靈魂的療癒途徑，經由調整身體生物能的過程達到目的。生物能追求的是，透過

釋放身體的生命力——在瑜伽稱之為「prana」（元氣）——化解心理的防衛和身體的武裝。透過我的學習和身為身體治療師的私人執業，我找到方法引動案主和學生身上的精微能量，讓能量流竄全身，之後把這些技巧設計成工作坊的形式傳授，與他人分享。

由此產生了我獨特的風格，把以脈輪為基礎的瑜伽和生物能的技巧結合在一起，這套方法我旅行全世界主持工作坊教導了二十多年。我所傳授的瑜伽更多是關於內在世界而不是外在世界，聚焦於精微能量而不是瑜伽式的機械化操作。這套方法尊崇脈輪是條深入的路徑，引領我們自己內在殿堂的神性覺醒。而這一直是瑜伽的真義。

這本書是我向瑜伽這條王者之道以及它教導我的一切致敬的供品，我謙卑的獻上行走在脈輪的路途上我使用的導航地圖。使用這張地圖，你可以攀上頂峰或是窩在怡人的海底，在力量中發光發熱，或是在最溫柔的親密中敞開心胸。一旦你了解這張地圖，你一輩子都可以使用它，帶領你前往你想要去的任何地方。你可以使用那些轉化你（不是立刻，而是久而久之有系統的轉化）的技巧和瑜伽式，來診斷和對治你的不平衡。

我很榮幸提供這本指南，幫助讀者沿著代表七個脈輪的神祕彩虹橋踏上內在的旅程，同時透過每個人的中心連結天與地。我相信我們身為人的任務是學習在地球上創造天堂，並且學習以脈輪做為踏腳石，以脈輪做為模板，轉化我們個人和我們生活其中的文化。這份地圖告訴你如何去實踐。祝福這一番遊歷帶你走上光榮之旅。

Namaste[2]。

2. 梵文，意為：以我內在的神性禮敬你內在的神性。

The Yoke of Yoga
瑜伽的軛

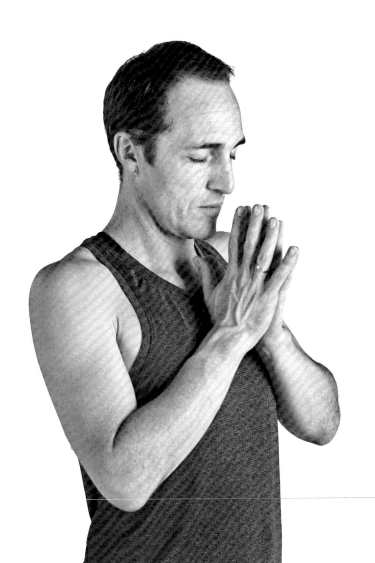

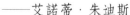

瑜伽是靈性的語言，
透過瑜伽我們與神性共舞如詩。

——艾諾蒂・朱迪斯

「yoga」（瑜伽）這個詞意味著「軛」或「結合」。瑜伽是一套原則、信念和修行，連結了物質和精神、肉體和心智、個人與宇宙，以及必死之身與不朽。這條道路是深入打開自己與神性一致，不只是為了解放與超越，也是為了顯化（具現）與內蘊。瑜伽永遠是朝向更高意識狀態的路徑，然而同時也是將神性能量接引到我們身上的途徑，讓神性能量透過我們閃耀，發散到世界上。最終這條路徑化解自性與神性的區分，直到我們領悟實際上並沒有差異。內在世界與外在世界是神性不可分離而狂喜的發散。那就是我們。

如果瑜伽意味著結合——把兩樣事物拴在一起，那麼脈輪系統就是支撐這種結合的構造，提供了全方位的地圖，指引凡人與神性結合的路徑。類似於解剖學透過骨頭、肌肉和器官描述人體構造，脈輪系統透過從我們的核心照耀出來的七個精微能量中心，描述靈魂的構造。這些中心精緻的排列與意義提供了一張地圖，讓我們踏上旅程領悟神性。這也是關於如何進化的地圖，引領我們的文明下一次覺醒。當你打開內在的神聖中心時，你喚醒了隱伏於自己內在殿堂的神性。

做為軛，脈輪系統是對立的兩極之間的橋梁——天和地、內和外、上和下、物質和意識、心和身。這座橋梁是用能量中心為踏腳石築成的。能量中心沿著貫串我們每個人中央核心的垂直管道排列；這條垂直管道稱為中脈（sushuman）。中脈是許多條稱為「氣脈」（nadis）的能量通道之一。氣脈攜帶了我們源源流動的關鍵生命力。

瑜伽的軛

做為踏腳石的脈輪形成了階梯，讓我們可以沿著中軸上上下下，爬上天或下到地，向上達到解放和超越，或者向下顯化和內蘊。脈輪系統的目標不是開導超越現世或解脫肉身，而是完整和整合，跨越人所有可能性的光譜。脈輪系統以這種方式提供了解放的階梯和顯化的地圖[3]，也同時是蛻變的模板和「完整」的深奧公式。

以脈輪為基礎的瑜伽，其宗旨是接觸在你的核心自由移動的夏克蒂（Shakti）神性能量，並且啟動你所有的脈輪，藉此創造出充滿活力的健康以及靈性的覺醒。夏克蒂是印度女神的名字，掌管原始能量。萬事萬物都是由祂建構，祂是你內在與環繞你的基本生命力量。據說夏克蒂永遠在尋求祂的伴侶濕婆（Shiva），而濕婆代表純粹意識。在追尋的過程中，夏克蒂沿著脊柱上升，輪流穿透和喚醒每個脈輪。就這樣，她成為昆達里尼-夏克蒂，是喚醒脈輪的關鍵能量。以脈輪為基礎的瑜伽是把身體準備好、讓你的靈性之火出現的方法。

讓這本書成為旅遊指南，帶你走上前往神聖之地的旅程。決定好你想要探索聖殿的哪個部分，然後用書中揭露的鑰匙打開你內在宮殿裡的神聖房間。旅行時好好關照自己，深入傾聽你自己的身體，以及內在寧靜、微小的聲音。隨著你進入、對位、啟動、軟化、協調、照亮，以及最後喚醒你內在神性的存在時，享受每個脈輪的過程。從這樣的覺醒當中，放射出光亮給他人。沿途照亮彩虹之路，幫助世界再度進入完整。

---

3. 關於更多向下氣流的探討，參見作者：艾諾蒂·朱迪斯和萊恩·古德曼（Lion Goodman）所著的《*Creating on Purpose: The Spiritual Technology of Manifesting Through the Chakras*》（Sounds True，2012）。

如何使用這本書

　　這本書是關於如何把你的瑜伽練習聚焦在脈輪上，以及如何利用瑜伽接近你的精微能量，透過瑜伽式、呼吸法、咒語、導引和冥想等方法。這本書是寫給想要透過特定練習探索脈輪的人，寫給投入瑜伽修行的初學者和學了一段時間的人，尤其是寫給那些想要把這些素材帶給學生的瑜伽教師。即使是資深的瑜伽士，儘管在書裡面找不到新的瑜伽式，或許可以找到新的角度，從脈輪的觀點來了解這些姿勢。

　　大多數的瑜伽書籍以坐姿、立姿、後仰或倒立來組織它們的瑜伽式，而我是根據脈輪將瑜伽式和其他練習分門別類。每一章最後，會列出建議的練習順序或流動，如果你想一次聚焦一個脈輪，可以參考。大體來說，特別用來鍛鍊上層三個脈輪的瑜伽式比較少，因為跟這三個脈輪比較相關的練習是吟誦、觀想和靜坐。因此，上層脈輪的練習順序會包括重複與之前脈輪相關的瑜伽式，然而從底層脈輪向上，連接的動作會有稍微不同的焦點。這本書沒有許多複雜或高深的瑜伽式，因為我相信困難的姿勢最好是在現場跟合格的教師學習。

　　不過要把經典的瑜伽式分配給不同的脈輪，沒有固定套路可以一刀切得截然分明。並非絕大多數的瑜伽式會同時影響幾個脈輪。有些瑜伽式會影響這個脈輪或那個脈輪，是取決於你的專注焦點，甚至是你在姿勢上的變更。鍛鍊某個脈輪的瑜伽式，或許可以用來打開另一個脈輪。在第一脈輪建構起堅實的基礎會支持心輪的擴展，或是啟動權力中心。舉個例子，焦點在心輪的瑜伽式或許在打開喉輪或第三眼中心時非常有用。運用你的第三眼觀想較低層的脈輪，也有助於把能量送到那個脈輪所在的身體部位。因為上述理由，一些基本瑜伽式會在好幾個脈輪的練習中出現。

　　每個脈輪的專屬篇章一開始都是一張圖表，列出基本原則、屬性和每個脈輪的真意，加上一個關鍵詞（keyword，key 有鑰匙之意）。正如英文名稱的意涵，關鍵詞可以說是一把靈性的鑰匙，透過身體力行可以打開特定的脈輪。接下來會比較詳盡談論這個脈輪的基本概念，在進入特定練習實踐這些概念之前。接著是靜坐（靜心冥想），去感覺這個脈輪的精微能量，再去進行偏向身體動作的練習。靜坐是讓你的練習聚焦的好方法，或者如果你是在教授以脈輪為主題的一系列課程，靜坐是用來開始上課的好方法。每一章都會包括焦點不

同的攤屍式或大休息，通常是在瑜伽課結束時進行。每一章的結尾會以連續動作的方式列出那個脈輪的所有瑜伽式，按照邏輯順序配上縮圖。

跟隨指示

技巧純熟的教師是無可取代的。在倒立姿勢時閱讀書上的指示，或是試圖分辨左右腿時去看圖片，都是非常不方便的。我知道，因為在寫作本書初稿時，我查閱了一大堆書籍！

基於這項理由，我讓最初的指示保持得非常基本：首先這樣做，然後那樣做。這些指示會編號 1、2、3 等等。按照順序做，不要跳過一個步驟。如果你在某個步驟發現到自己的極限，就停留在那裡，不要繼續做下一個步驟，等到你準備好。

我發現還在努力把手腳放對地方的新同學招架不了太多細微的指示，而已經知道瑜伽式基本樣貌的修習者只對比較精微的對位指示感興趣。因此，在編號的基本指示之後，我加了以小黑點標示的指導原則。大體來說，這些指導原則的順序比較不重要。這些原則指涉的是瑜伽式內在比較精微的動作，例如抱緊你的核心、扎根到你的雙腿裡、轉動你的大腿、抬高你的頭頂等等。也可能包括讓初學者比較容易做到的替代姿勢，以及輔具的使用。因為受傷的性質差異非常大，每個人的極限也大不相同，我列出一般的禁忌，標示為「避免或審慎運用」。有些例子身體狀況可能沒那麼嚴重，仍然可以練習這個瑜伽式，然而審慎還是必要的。有許多瑜伽式對孕婦往往是禁忌，取決於你懷孕多久了。如果你懷孕了，找位指導孕婦經驗豐富的教師，幫助你做適合你懷孕階段和能力水平的瑜伽式。

提到瑜伽式時，只要可能我會給梵文名稱和一般通稱，不過美國人會創造出一些梵文中從來沒有的瑜伽式。提到瑜伽式時，如果已經提過了，我會使用你在大多數瑜伽課上會聽到的用語。舉例來說，提到山式和立姿前彎式時，會用它們的梵文名稱 Tadasana 和 Uttanasana。Adho Mukha Svanasana 和 Bharmanasana 則用下犬式與桌式來指稱，因為很少人熟悉它們的梵文名稱。

如今人類接受邀請，
在創造的偉大交響樂中一起演奏。
然而如同任何一位音樂家都可以告訴你的，
要在交響樂中演奏，你必須練習、練習、練習。

. . . .

——艾諾蒂・朱迪斯

練習

　　如果你將要進入一座寺廟、教堂、聚會所，或是其他聖地，你會希望在門檻前停下來，花點時間調整自己的關注焦點，從俗世轉移到神聖。你會知道自己正在進入一個特別的地方，需要集中注意力、需要抱持崇敬或者至少是尊重的態度。你會把自己準備好，與神性相遇。

　　踏上你的瑜伽墊也沒有兩樣。儘管瑜伽是培養日常生活中的態度，每當你練習時，你的墊子變成你進入的神聖教室。因此，你的墊子彷彿成為外在的殿堂，是你懷抱尊敬和意圖踏上的地方，在你打開內在殿堂時護持你。

　　因此每一天在你踏上你的墊子之前，想一想你的意圖。為什麼你要練習？今天你希望成就什麼？或許你想要把練習奉獻給某個目的——幫助朋友療癒、促進世界和平或者是化解某個困難。或許你想要安定自己的心神、療癒自己的身體、淨化或者培養力氣。首先訂定自己的目標，然後意識清晰的踏上你的墊子。

　　我在教學時會要求學生在墊子中央貼一段從上到下的膠帶。他們也可以在頂端和底端貼一小段膠帶，或者有些人喜歡做記號，乾脆在他們的墊子上畫條線。這麼做強調了中線，同時也強調了身體裡面的中線。當我們在墊子上抬起和放下身體，做出各種姿勢時，我們始終要讓我們的中央管道，也就是中脈，對準墊子上的中線。我們也可以把身體的四個角朝向墊子的四個角。在「第一脈輪」的練習裡，我們會深入檢視如何讓身體的四個角和四肢接地。

　　我也喜歡把墊子準確擺好在地板上，無論是在家或是在教室裡練習時。意思是我會考慮房間的方位或是周圍其他的墊子，來擺放我的墊子。慌慌張張擺

放你的墊子無助於你的對位，而根據周遭環境、其他同學、地板、家具、窗戶或風景，正確定位好你的墊子，可以增強你的身體跟物理空間的關係。

> 瑜伽並不是關於碰觸到你的腳趾或是用頭倒立，
> 或者把自己捲成麻花。瑜伽是關於你如何做
> 你在做的事，以及在分分秒秒的基礎上，
> 你如何過你的日常生活。

──艾里希·西夫曼（Erich Schiffmann）

創造自己的練習

瑜伽基本上是種練習。儘管有許多文本可以教導你瑜伽的哲學、方針和原則，你是以自己的身體為實驗室，從中學習。你的覺察是教導你的內在上師。透過練習，你進入坩鍋，加熱你的身體，把鉛煉成金子。經過嘗試和錯誤、努力和隨順、學習和教導，你漸漸發現瑜伽是什麼，以及瑜伽在做什麼。是透過經年累月的練習，你學習瑜伽。

如果你約好了去做按摩或是洗牙，你多半會準時出現，這個鐘頭不會去做其他的事。如果你確確實實以相同的誠信排好你的練習時間表，彷彿你要去上課或是赴約，你就比較可能持之以恆。

找出適合你的時間。在早上練習讓你的身體一整天充滿能量、開放而且平衡。在下午練習很棒，因為你的身體不會像一早起來第一件事就做瑜伽那樣，感覺僵硬。晚上練習是釋放白天壓力的好方法，然而這個時間不適合練習激烈或賦與能量的瑜伽式。

全世界各地的合格教師提供了許多工作坊，參加其中之一，讓自己有段比較長的時間沉潛於瑜伽，是提升你的瑜伽程度達到新水平的好方式。一次練習好幾個小時，連續好幾天，帶給你的效果，會超過偶爾上課，甚至超過每天練習。你沒有時間倒退回舊的模式。肌肉發展、身體變得柔軟，而且你擁有新的

技巧（還有新朋友）引領你走在自己的路途上。保證你最後會抵達跟你開始時不一樣的地方。

　　最終你的練習會像是一段關係，而關係需要時間和關注。關係必須透過良好溝通、親密和尊重來培養。而且就像關係，你可能需要不時治療一下！跟隨技巧高明的瑜伽指導老師上一堂私人課程可能很有幫助，尤其是如果你身體有傷或是有長期疼痛的部位，需要調整姿勢來適應個人需求。瑜伽治療可以透過處理你自己的內在傾向，幫助你了解自己身體如何對位的精微處。也可以在能夠根據你個人需求為你調整姿勢的人一起努力下，幫助你了解「你身體組織的議題」。

　　這本書提供的瑜伽式超過任何人在一次練習中可以進行的。因此，你會想要有方法安排自己的練習，讓自己保持平衡。你可能想要聚焦於某個特定脈輪，或者你想要針對每個脈輪練習一些瑜伽式，擁有全面的經驗。永遠讓你的身體和你的需求來引導你，但是要留心我們大多數人都偏愛容易而迴避困難的事。確定你用放鬆來平衡吃力的瑜伽式，反過來也一樣。經過一段時間之後，以下層脈輪的接地和動作來平衡上層脈輪的聚焦；後仰平衡前彎；順其自然的姿勢平衡你展現力量的瑜伽式。找出帶給你最大益處的瑜伽式，鍛鍊你最僵硬的部位和最弱的脈輪。

你必須品味瑜伽式的芬芳。

除非你真正放鬆，不然你品味不到那芬芳。

· · · · · · · · · · · · · · ·

——艾揚格（B.K.S.Iyengar）

要維持一個瑜伽式多久？

　　一般來說，我會避免在書中建議維持一個瑜伽式多久。這麼做有幾項理由。

　　依我的意見，大多數的瑜伽課，一個瑜伽式接一個瑜伽式進行得太快了，學生沒有時間真正去「找到」那個瑜伽式。長遠來說，這會讓進步變慢，因為

速度可能會讓壞習慣形成，而且你會錯過對位完全吻合時「啊哈」的那一瞬間。肌肉和結締組織需要時間鬆開。在家裡練習時，花上你需要的時間找出你的中心，在瑜伽式中發展出你的輕鬆自在。這要花費的時間往往比你以為的要長，於是錯誤的把瑜伽式維持得比較久。如果可能，等待，直到你感覺瑜伽式自己發生了——內在的隨順自然會帶你進入比較深的層次。如果你保持在某個瑜伽式時間久一點會讓你覺得過於不舒服，那麼就稍微退一點，退到比較溫和的程度。深長而不費力的呼吸是好徵象，表示你到位了。正如昔日的鋼琴教師告訴過我的：「在你想要快速彈奏時，先練習慢慢彈。」

每個人的身體和能力是不同的。就好像在瑜伽課堂上，維持某個瑜伽式的時間對某位學員來說太短了，卻已經讓另一名學員感覺太長了吃不消。瑜伽的理念是找到你的中心、你的穩定、你的優雅。在你痛苦時逼迫自己維持姿勢，或者逼迫自己做得太快以致於無法真正感受瑜伽式的精髓，都是否定了瑜伽比較深遠的宗旨。這個宗旨不在於表現，而是增強身體的意識。

我們的世界充滿了告訴你如何去看、如何去動、如何去享受性愛的人，他們還告訴你要成為什麼樣的人。這表示你透過外在的指示而不是內在的引導來形塑自己。儘管好的瑜伽指示有其重要性，從內在找出你的身體需要什麼，才能賦予你更大的力量。接受太多外在命令，會把你帶出內在殿堂，而不是更深入去探索。最根本的要點是，在每個瑜伽式中，深入感覺你自己的身體和呼吸。問自己的身體要維持這個瑜伽式多久。跟隨你自己的內在時間。

除非你讓自己疼痛、肌肉緊繃或受傷、太過使勁或是「走神了」，你不太可能會維持一個瑜伽式過久。更有可能的是，你會匆匆做完瑜伽式，維持得不夠久。隨著你持續練習，獲得做出各種姿勢的技巧，試著每一次維持瑜伽式久一點。關於平衡和力量的瑜伽式，維持久一點會增強你的耐力；至於臣服的瑜伽式，你會發現比較深層的隨順自然。

瑜伽不是關於自我改進，
而是自我接納。

· · · · · · · · · · · · · · · · · · ·

—— Gurmukh Kaur Khalsa

找到你的邊界（限度）

每當你的意識密切關注你在做什麼，瑜伽發生了，無論你是伸手去拿頂層架上的花生醬罐子，或是維持一個姿勢。當你把呼吸帶進身體裡，關注某種感受，或者每當你穿透念頭之間的空隙，進入當下比較深層的存在，瑜伽發生了。當你的行動是有意識的、深思熟慮的，而且與你的價值和德行一致，瑜伽發生了。每當你與聖恩連結，瑜伽發生了。

無論如何，當你在墊上練習時，瑜伽發生在你的邊界。許多瑜伽式有初始、中間，以及比較進階的體位或變型。還有非常寬廣的各種可能性，就看你在這個瑜伽式中可以走多遠。舉個例子，像 Uttanasana 立姿前彎式，無論你的手可以一路下到地板，還是只能到你的膝蓋，都是同一個瑜伽式。事實上，只能到達膝蓋的人比起已經打開腿筋完全伸縮自如的人，做動作時會有更多的事發生。重要的「發生」正是在你的邊界上演。

你如何找到自己的邊界？

就每個瑜伽式來說，在你的舒適圈——你可以輕鬆動作，不會產生不適當的用力、緊繃、疼痛或抗拒的狀況——之間有一微妙處，在這個狀態中你會變得比較用力，或者你身體的自然疼痛和抗拒會顯現出來。通常推進到疼痛會讓身體收縮，於是完全開放的過程就需要更久的時間。

不過要在瑜伽方面有所進展，你的確會想要溫和的推進邊界。如果你只是待在你的舒適圈，你無法深化你的瑜伽。這個概念並不是要跳出舒適圈，而是擴大你的舒適圈。隨著你持續練習瑜伽，你的舒適圈自然會擴大——不只是你的身體，也包括你的生活。你變得比較不會立即反應，比較集中心神，而且比較能夠應付外在情境的壓力。擴大你的舒適圈意味著，你能夠更深入一個瑜伽式而依舊不會疼痛，連結你的呼吸，享受這個瑜伽式。

你有邊界是有理由的。每個時期的邊界都是在保護你的安全。它可能包含了沒有感受到的情緒、壓抑的記憶，或者是你仍然有待療癒的身體傷害。如果你能把意識精準的帶到那個邊界，感受在那裡發生的事，你的身－心可以開始處理你緊緊抓住的是什麼，然後釋放掉。要好奇你的邊界正在發生的事。探索究竟你抓住不放的是什麼地方，深入的去感受。把氣吸到這裡，讓呼吸去執行打開身體的任務，而不是用逼迫的方式。

要有好奇心不表示你需要確認不舒服的來源，需要去找出童年中哪件事教會你緊縮。這是有幫助的，然而並不是永遠能轉變身體。能轉變身體的是，意識清楚的認知到什麼封鎖住了，於是在內心裡說：「沒問題的，你可以放鬆一點，不再需要像那樣死撐著。」

舉個例子，如果我在雙腳張開前彎的瑜伽式中向前彎，我會感覺來自大腿內側的某一個點在抗拒。如果我好奇哪些肌肉繃住了、緊縮的是哪個地方，或者我的感覺是什麼，我可以開始溫和的放鬆，順其自然，一點一點而不逼迫。我的進展可能是一次大約半公分，然而時間一久，就會累積成長足的進步，而且是在不會受傷的情況下達成的。了解你的邊界讓你更能敏銳感受到自己的身體和限制，在其他情境中對你也會有幫助。

> 讓呼吸成為線，
> 把你的心和身編織在一起
>
> ・・・・・・・・・・・・・・
>
> ——羅德尼・易

善用呼吸

此外，你可以用呼吸來拓展你的邊界。當你發現有硬塊，想像你可以直接吸氣到那塊地方，讓那裡充滿空氣，然後當你呼氣時，讓那個地方鬆開。在你感覺到抗拒的地方多次重複這樣的呼吸。

呼吸是意識與無意識之間的連結，也是身與心的連結。儘管正常情況下

我們的呼吸是無意識的，當我們刻意時可以把意識帶入呼吸中。我們可以把呼吸聚焦在特定的脈輪、某個身體部位，或是某個念頭、情緒或身形上。我們可以吸滿氣憋住，也可以吐盡氣憋住，不過最重要的是，我們可以利用呼吸來創造身體內的空間，並且拓展空間。我們創造能量或是放鬆，取決於我們如何呼吸。這本書會包含許多鍛鍊脈輪的呼吸練習，從屏住氣把吸進來的氣鎖進身體不同部位的「收束法」，到設計來帶給不同脈輪能量的快速昆達里尼呼吸法。關於呼吸比較詳盡的探討包含在「第四脈輪」的章節裡；第四脈輪的元素是風（也就是空氣）。

瑜伽就是這麼一回事。
你最抗拒的地方，
實際上也將會是獲得最大解放的區域。

. . . .

——羅德尼‧易

反向的伸展

保留的模式來自過去的經驗，在這些模式中我們緊縮、硬撐、或者封閉。往往這些模式固定在我們體內，因為它們沒有完成它們的表達，在創傷以及創傷後壓力症候群（PTSD）的案例中尤其真實。

你的緊縮是隨著時間慢慢發生的，很可能是幾年或幾十年來以特定方式撐持自己的結果。這表示要鬆開也是同等緩慢的過程。因為頭腦－身體的介面要真正處理這樣的鬆開，必須非常緩慢的漸次進行，非常審慎的以意識跟隨自己的身體。

有種方法可以做到，那就是首先誇張的收縮或者緊繃，然後釋放，像手風琴一樣慢慢的來回幾次。

這裡有個方法可以馬上試試，以肩膀為例，因為大多數人肩膀這裡多少有點緊繃。[4]

1. 注意力集中到肩膀，留心那裡可能有的任何緊繃或不舒服。只要去感受，同時確認。

2. 留心你肌肉做了什麼動作，或是用了什麼力氣，製造出那樣的緊繃。你是否肩膀微微上抬朝向耳朵，或是內縮朝向脖子？你是否隱隱憋住呼吸，頭向前傾，或者緊繃你的手臂？

3. 無論你可以指認出哪些不自覺的動作，現在刻意去做出來，並且誇張的做，把動作做大，讓自己能夠清楚意識到。如果你只是不自覺的微微把肩膀聳向耳朵，那就多做一點。如果你隱隱憋住呼吸，那就多做一點。誇張你在做的事，因此你可以充分感受。

4. 當你無法進一步做得更多時，慢慢的開始做少一點，或者「不做」你在做的事。當身體從慣性的回應中解放的時候，跟隨身體。在你解開慣性的回應時，重要的是動作要非常緩慢，只要跟隨你的身體移動到新的位置。停在那裡，直到感覺完全鬆開了。花點時間去感覺這個新的位置，不要移動。

5. 當你「不做」而來到自然的休息位置時，就讓自己留在那裡。看看會不會出現新的東西。體驗那個新變化，花點時間讓它停駐在你的覺察裡。

結（Granthi）

「Granthi」是「結」的梵文，指的是你脈輪中卡住的地方——中脈（或中軸）上打結之處，讓元氣無法通過。我相信任何脈輪都可能出現結，不過古典文獻說法不一，有的說會出現在第一、第四和第六脈輪，而有的說出現在第四、第五和第六脈輪。據說火熱的昆達里尼能量穿透這些結，就像火燙的棍棒

---

4. 這是修改了史丹利·凱勒曼（Stanley Keleman）的「手風琴練習」。

穿過竹子莖上的結。要釋放這股能量在脊柱上上下下自由流動，我們需要打開脈輪裡面的結。

我喜歡把這些結想成是我們打不開的地方——我們不會或無法或沒有走向自己內心的地方。打開結是把長期以來的「不」轉變成流動的「是」，或者至少是有選擇。鬆開這些結有時候能夠產生強烈的能量流動，例如昆達里尼的急速湧動，因此必須緩慢而審慎的進行，打開所有的脈輪，對於自己的地基要保持清楚的意識。

收束法（Bandha）

「bandha」這個字意思是「鎖」，不是上鎖的門那樣的意思，比較像是水道中的通道鎖，用來保留能量。跟上述的手風琴練習一樣，重新塑造我們長期的保留模式，以釋放那樣的保留。練習收束法好像是刻意創造一個結，以協助元氣流到新的地方。當結守住時，氣會逐漸積聚；當結解開時，氣就會流動。

想像一根大水管，周邊有足夠的彈性可以擠壓。如果你從底部捏住水管，水就會向上升到頂部，不過一旦你鬆手放掉壓力，水就會再度掉下來。如果你有方法在一定的高度束緊管子，水就可以停留在接近頂部的地方。收束法就是在中央的通道上刻意製造出「鎖」來，目的是把能量送往不同的脈輪。在練習瑜伽式和呼吸練習時，收束法是不可或缺的工具，因為透過這些方法可以引導精微能量。

我們會在這本書提到的三種經典收束法是：

- 會陰收束法，或根鎖，跟第一脈輪相關。

- 腹部收束法，或腹鎖，跟第三脈輪相關。

- 收頷收束法，或頷鎖，跟第五脈輪相關。

在某個脈輪使用收束法可以刺激在它之上和之下的脈輪，要作用於之上或之下的脈輪取決於你的意圖，你做什麼樣的瑜伽式，以及你是在吸滿氣或吐盡氣時憋住。練習收束法的指示會在相關的脈輪篇章中描述。

做為起點的基本瑜伽式

有三個瑜伽式會一再被提起，因為它們是進行其他瑜伽式的起點。這三個瑜伽式分別是 Tadasana 或山式、Dandasana 或手杖式，以及桌式（精確來說是 Bharmanasana，不過這個名稱極少使用）。

Tadasana 山式

這個瑜伽式成為你瑜伽練習的中柱，因為它是最單純的直立姿勢。整個身體就像是一根頂天立地的支柱。你的核心是垂直對齊的，所有的脈輪一個一個堆上去。（雙手倒立式和頭立式也是如此，但是比較困難，而每個可以站直的人都可以做山式。）我甚至聽說如果你正確地做出山式，且不動如山維持一小時，那一天就不需要做其他的瑜伽式了。儘管很簡單，這個瑜伽式有許多作用。許多教師會給與一大堆解剖學上的指令讓學生做出山式，我偏好讓學生透過他們的脈輪和精微能量找到正確的對位。從地面往上，一個脈輪接一個脈輪，建立起你的山式。

1. **穩固第一脈論。**雙腳平行張開，與髖部（臀部）同寬。感覺腳下的地面，向下扎根，舉起腳趾，把腳趾張開，然後不慌不忙放在地面上。把你的重量平均分配在雙腳上，或許身體微微的從這隻腳擺盪到另外一隻腳，來回幾次找到你的重心。等到你確實找到重心，雙腳同時朝下和朝外用力推，彷彿你試圖加寬你的瑜伽墊，以鎖定重心的位置。用雙腿的肌肉抱緊骨頭，微微提起膝蓋骨。把尾骨指向雙腳形成的正方形中心（也可以雙腳併攏做山式。這樣做底部會比較小，而且比較困難接地，不過會比較著重核心）。

2. **穩固第二脈輪。**讓你的骨盆和髖部輕輕前後擺動，隨著你知覺到自己的中心，動作越來越小，將第二脈輪對位於你的底部（第一脈輪）之上。應該要有一種咔答卡對位置的感覺。輕輕向後轉動你的大腿內側，將髖部前面的腹股溝區域空出來。緩緩提高薦骨的弧度，接著把尾骨頂端向下延伸朝著地面。把肚臍拉向脊柱，緊實肌

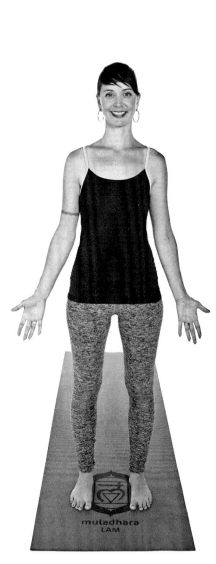

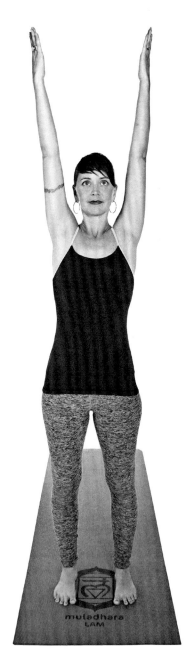

Tadasana 山式 ▲

姿勢 A

Tadasana 山式 ▲

姿勢 B

瑜伽的軛

肉收小腹。

3. **穩固第三脈輪**。從你的髖部向上提起肋骨，但是不要讓肋骨向前鼓出來，微微朝向背後打開你的腎臟。拉長髖部和腋窩之間身體的兩側，小心不要朝著耳朵聳起肩膀。收小腹，擁抱你的中線，點燃第三脈輪。

4. **打開你的第四脈輪**。提起你的胸骨，朝身體背後轉動你的上臂，肩胛骨指向下。想像第三和第四脈輪可以獨立移動。打開你的心輪，軟化你的胸部。

5. **第五脈輪對位**。從你的鎖骨向上拉，朝向頭顱底部，帶動頸部頂端向後和向上。肩膀下垂遠離你的耳朵。軟化你的下顎和嘴唇。放鬆你的舌頭。

6. **聚焦於第六脈輪**。在你眼前幾呎的地方選擇一個焦點。把注意力拉回你頭部的中心，在眉毛的高度。軟化你的凝視，甚至是閉上眼睛。

7. **提高頂輪**。向上延伸，朝著你頭頂中點的頂輪，把上層脈輪跟心對齊。注意力沉靜的駐留在你的蓮花正中心時，想像千瓣蓮花從你的頭冠中綻放出來。

8. **從內在對位**。閉上眼睛，想像你從第七脈輪的中心垂下鉛垂線。看看是否感覺你所有的脈輪都對齊，通過你最內在的核心。

9. 雙手舉成祈禱姿勢，放在心輪前面，手指朝上，你的手心與你的神聖核心對位。

10. 深呼吸。吐氣時，嘴角上揚，朝向你的耳朵！

指導原則

- 壓力平均分散在腳的四個角，想像第一脈輪的象徵在地面上，形成你的基礎（第一章會有比較詳細的說明）。感覺地面的穩固支持著你。

- 膝蓋彎曲然後打直，來回幾次，活化雙腿。

- 從地面向上建立起這個瑜伽式。雙腳下壓，微微向外，通過你的髖部創造出穩定性。

- 不要繃緊膝蓋或是過度挺直。找出每條腿的核心。朝著骨頭擁抱你的雙腿肌肉，膝蓋骨微微上抬。

- 緊實腹部前方的肌肉，但是不要變得僵硬。

- 想像你的脈輪咔答卡好位置，從海底輪到頂輪，一個接一個排列對齊。

- 在姿勢中找到輕鬆自在，隨著呼吸讓自己整個身體擴展。

Dandasana 手杖式

這個姿勢是很好的起手式，適合做為坐姿、前彎和一些後彎瑜伽式的開頭。這個瑜伽式同時要求上舉和扎根，以及覺察你的雙腿和你的核心。

1. 在地面上坐直，雙腿伸出去，在你的身體前面。

2. 腿跟你的身體呈「L」形，抬高你的頭頂。

3. 雙腳上抬，延展腳後跟，雙腿併攏時，膝蓋內側朝地面下壓。

4. 尾骨朝後移，收小腹，提高肋骨，肩膀向後，上抬到頭頂。

5. 雙手下壓地面，放在臀部兩側，指尖向前。

瑜伽的軛

指導原則

- 如果你的腿或背部太緊繃，做不出「L」型，坐在折疊的毯子或瑜伽磚上把臀部墊高。避免駝背。

- 練習時背部可以靠著牆，以此檢查是否對位。讓肩膀和臀部頂著牆，不過要留意頸背和下背部內凹的地方不應該碰觸到牆。

- 坐著的時候朝著你坐骨的前方，尾骨向後移。大腿內側朝地板轉動。看看你能否推動足夠能量進入你的雙腿，把腳後跟微微抬離地面。

- 下巴和眼睛的高度保持水平。

- 如果想要的話，可以把沙袋放在你的大腿上端，讓大腿更深入接地。

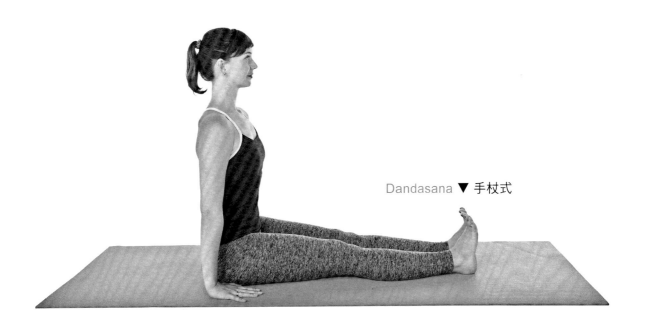

Dandasana ▼ 手杖式

Bharmanasana 桌式

這或許是我們每個人都曾經做過的第一個瑜伽式，回溯到我們嬰兒期剛剛開始學爬的時候。因此，這個瑜伽式同時去探求自我比較年輕的部分，以及我們古老的哺乳類大腦那一部分。如果你的膝蓋敏感，或是你面對的是粗硬的地面，摺一條毯子墊在膝蓋下。

1. 手腳放在地面上跪下來，膝蓋在髖部正下方，手腕在肩膀下方。

2. 讓你的脊柱保持「中立」，意思是不要收縮，也不要伸展，而是相當平直，像張桌子。

3. 從尾骨尖端一直延展到頭頂中央，保持頭部的高度。

指導原則

• 手指張開，中間的指頭互相平行，你的手腕褶痕平行於墊子前沿。

• 收小腹，接近你的核心。

• 軟化肩胛骨之間的部位來打開心，不要讓胸部塌陷。手掌下壓，讓耳朵離開肩膀。

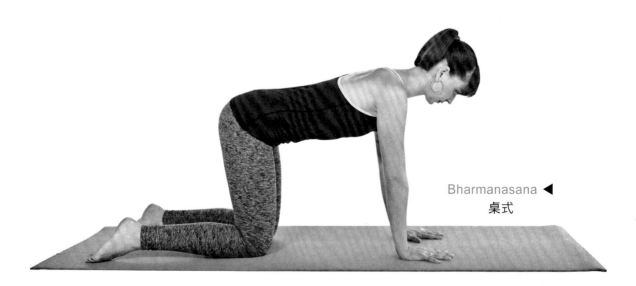

Bharmanasana ◀
桌式

瑜伽的輕

Opening the Inner Temple

打開內心
的殿堂

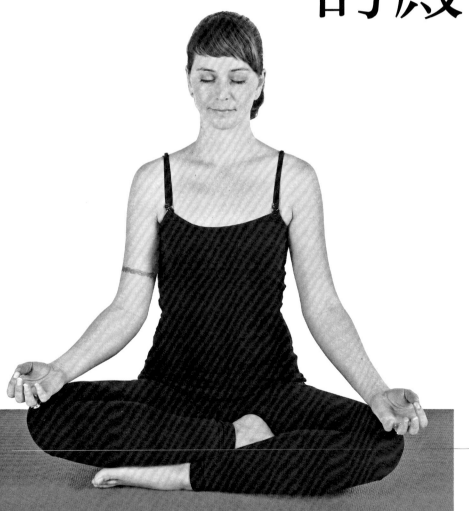

> 恩寵是絕對者的大能，
> 無窮盡的發散愛。
> ——艾諾蒂・朱迪斯

我們大多數人把自己大半時間耗費於關注外界。我們開車時，注意力聚焦在馬路；我們聚焦在電視上、網路上、手機上、孩子上，或者每一天攫取我們注意力的大大小小事情上。我們專注於我們在做的事情，就如同現在我打字時注視著電腦螢幕，而你正在看書頁上的這些文字。即使是今日的瑜伽練習也傾向於聚焦在外在的形式——把你的對位擺正確，要看起來有模有樣，而且往往一個動作接一個動作做得太快，結果學員沒有時間聚焦於內在。我們覺察得到我們聚焦在哪裡，然而注意力來自何處？擁抱意識的來源是瑜伽的根本目的之一。

你的中心有個非常神聖的地方，我稱之為內心的殿堂。這裡是壯麗輝煌的宮殿，也是極為和平與寧靜的庇護所，是內在神性的神聖居所。身體是這座殿堂的外在形式。保持身體的健康和活力，是維護內在殿堂的根本。而瑜伽是兩個世界的連結，同時服務了身體的殿堂和內在的靈性實存。

脈輪可以視為身體殿堂裡面的房間。打開這些房間，你就能進入這座殿堂的內部，給予男神濕婆（祂代表純粹意識）和女神夏克蒂（祂代表生命能量）一個地方，讓祂們結合在一起。當然，內在殿堂不是具體存在的空間，如果你解剖一個人，你不會在身體內找到空空蕩蕩的空間。不過脈輪的精微能量打開來的時候，的確會帶給你廣大無邊的感覺，同時允許你進駐自己的內在殿堂。

此外，脈輪是內在與外在世界的門戶，是心與身的連結點，功能如同電阻器和電容器，用來調節生命能量的流動。做為門戶，脈輪過濾或蒸餾來自外界

的能量，同樣也限制或增強了內在得以表達的能量。因為脈輪是出入口，通過脈輪內在與外在進行能量交換，要了解如何照顧脈輪，這樣的認知是不可或缺的。

以脈輪為基礎的瑜伽，目的在於發現鑰匙，打開內在殿堂的每個房間，喚醒內在神性。身體是你賴以到達彼處的交通工具，而意識則是領路的司機。這本書上的練習，就是鑰匙。瑜伽提供了路徑，而脈輪系統就是地圖。

脈輪是什麼？

如果你是初次學習脈輪系統，或者你是教師，想要把這項主題教給你的學生，你都必須有能力以基本語詞解釋脈輪系統。我找到的最好方法是，直接經驗自己的精微能量。在瑜伽系統裡，精微能量稱為「Prana」（氣、元氣、生命能量），這個字的意思是「第一單位」。氣是生命的基本能量，存於萬事萬物——陽光、空氣、食物，以及跟其他人以及環境的能量交換中。身體透過稱為氣脈的不同管道，也透過脈輪，處理細胞內的元氣。

以下是個簡單練習，幫助人們擁有具體經驗，感受一下打開脈輪和體驗精微能量是什麼樣的感覺。這個練習是關於打開位於手上的次要脈輪。因為手相對來說不會受到心理包袱的阻礙（這些心理包袱是我們的主要脈輪在成長過程中一路撿拾而來的），要打開和體驗手上的脈輪容易得多，因此幾乎任何人都能成功。在給與比較知性的知識之前，我喜歡以這項練習開場。

你的手打開、合上，打開又合上。
如果總是握緊拳頭或者總是張開手，你將會麻
痺。你最深沉的存在是在每一次小小的緊縮與擴
張裡面，兩者美妙的平衡和協調，如鳥之雙翼。

· · · · · · · · · · · · · · · · · · ·

——魯米（Rumi）

打開手上的脈輪

1. 雙手向前伸出，手肘打直，最好是一隻手朝上，一隻手朝下，如圖 B。

2. 快速張開和合上你的手掌，從完全張開到完全閉合，進行多次。確定你實實在在把手指完全伸展開來，接著握好拳頭（圖 A、B）。反覆進行直到你的手開始感覺累了。

3. 然後兩手張開，與肩同寬，手掌放鬆，讓張開的手掌非常緩慢的互相接近（圖 C）。

從最左到右的位置▼

A. 雙手張開。　　　　B. 握拳。　　　　C. 手掌相距約 20 公分。

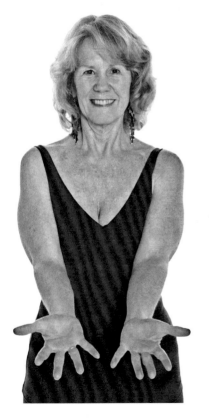
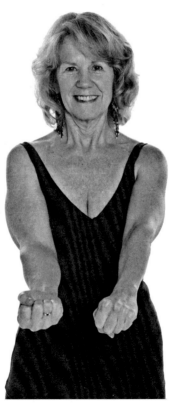
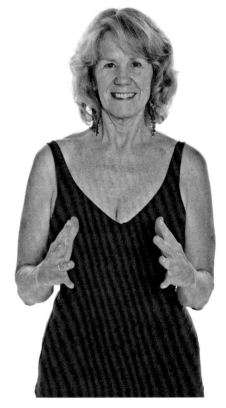

4. 當你的手掌相距幾吋時，你可能會體驗到雙手之間的精微能量場，幾乎像是磁場那樣。如果你非常仔細去感應，你甚至可能感覺到那像是旋轉的能量渦輪。

　　這就是脈輪給人的感覺——旋轉的精微能量渦輪，反映了「chakra」這個梵文的意義，那就是「輪子」。手上的脈輪要打開很簡單。一旦啟動了，這些脈輪不只會擁有比較多的能量，而且會變得比較敏感，因此這是體驗什麼是精微能量的簡易方法。有些人感受不到這股能量，因為它是如此精微。不要期待感覺起來會像是插上電一樣。稱為「精微能量」是有理由的！

　　這項練習也反映了瑜伽一項基本原則。你是透過擴張和收縮的過程啟動你手上的脈輪。擴張和收縮反映了生命的基本脈動，在瑜伽裡面稱為「spanda」（脈動、振動）。每一次你呼吸時你的肺就在振動；每一次心臟跳動也是在振動。你以相同的方式啟動體內的脈輪，只不過換成是軀幹和核心的主要脈輪時，會變得比較複雜。這是瑜伽體位法（asana）或瑜伽式的目的，某種程度上都是利用擴張和收縮來推動元氣或者能量，進入身體的不同部位。

　　所以現在你已經有了直接的經驗，感受到雙手之間產生的能量，再次重複這項練習，看看你是否能感覺到你手上的脈輪本身的能量。

　　當你的手透過你的手掌和手指上的肉產生一個能量場，感覺是什麼？你是否感覺到精微的振動，或者是溫暖或發麻？你能夠感覺到你手上的脈輪不只產生了能量，而且本身是能量生生不息的中心嗎？你能夠感覺到兩隻手的差異嗎？有一隻手比較開放嗎？把你啟動後的手放在心口，或者身體其他部位時，會發生什麼事？

定義脈輪

　　現在，讓我們深入了解脈輪是什麼，以及它有什麼作用。脈輪是能量中心，是的，然而不只如此，它是為整個系統協調能量的中心，就像是為整個企業協調資源的辦公室。因此，關於脈輪比較完整的定義是：「身體聖殿裡面的房間，接收、消化和傳送帶來生命力的能量。」要打開你的內在殿堂，接近它光燦的內部，你必須有能力進入而且進駐每一個房間，同時能夠在每個脈輪中心有效的運作。

脈輪是身體聖殿裡面的房間，
接收、消化和傳送帶來生命力的能量。
. . . .

讓我們檢視你體內的脈輪和你家的房間之間的類比。很有可能你家會有個廚房，在這裡你接收、處理和送出食物。你睡在臥室，在浴室洗澡。而客人來訪時，你大概會在客廳招待他們；客廳就是為了這樣的經驗設計的。

每個房間在最佳狀況下設定好接收、消化和傳送特定型態的能量。你希望每個房間都擁有它需要的，以執行賦予的功能。冰箱、爐子和流理台在廚房；客廳裡有坐的地方；臥室有柔軟的地方可以睡覺。你也希望每個房間足夠乾淨可以執行它的功能；房間不要太大或太小讓人不舒服。你希望每個房間都有扇門，內外都有亮光。外面的亮光透過窗戶進來；而在一片黑暗時，內部自有亮光。而且有良好的空氣循環。一定有可能，你會有一間房間不具備上述的優良條件，而你不會想要長時間待在那裡。

同樣的，你的脈輪需要必要的內在結構，來掌控跟脈輪功能相關的特定型態能量。舉個例子，要掌控第一脈輪的「土」能量，你必須能夠食用、消化和排泄食物。要擁有健康的關係（第四脈輪），你需要良好的自尊、基本的關係技巧，以及開放的心。第二脈輪需要有能力接收、接受和表達性愛與情感的能量。第三脈輪掌控權力；第五脈輪處理溝通；第六脈輪接收直覺，轉變成洞見；第七脈輪則是代表意識本身。

每個脈輪都需要有能力接收外界的能量，有能力消化這股能量進入身－心複合體，還要有能力表達或排除能量。這意味著每個脈輪都有出入口，讓能量進入和離開房間，同時有核心來消化能量，並且把能量分配到全身。

平衡脈輪的過度與不足

要維持脈輪的平衡，它需要有能力執行下述三項功能——接收、消化和表達，而且要達到適當的水準。接收的能量超過我們能消化的，就好像吃了超過我們能消化的食物，會導致消化不良，無法處理所有的材料。這個脈輪會變得

過於飽滿，或者如我所說的，過度。於是它無法好好運作。最終，吃得過多會變成體重過重——能量變得稠密和停滯，因為我們消化不了輸入的能量。你可以說我們擁有太多第一脈輪的土元素。我們變重了。

過度的脈輪源自生命中的防衛模式，那是試圖彌補我們沒有獲得足夠滿足的事物，例如安全、歡愉、關注、權力或愛。我們變成過度依附，固著於那個層次，依舊努力想要圓滿或療癒。

不過，如果我們釋放或表達的能量超過我們吸收的，我們就會枯竭，導致不足的脈輪。舉例來說，如果第一脈輪功能不足，我們就容易體重過輕，而且不接地，同時感覺不到自己的重要性。任何脈輪都可能發生不足的現象，因為沒有能力接收，或者習慣性的釋放太多。例如，太多活動（過度的第三脈輪）終究會讓我們感覺疲倦，結果無精打采就是第三脈輪不足的特徵。無能接收愛（甚至察覺不到愛的存在），會導致不足的心輪。這樣的不足又會讓它更難接收，因為脈輪像花一樣闔上了，愛難以穿透防衛的牆進入。

不足的脈輪源自迴避的策略，迴避我們可能沒有工具或意願去處理的事情。我們可能迴避去掌握自己的權力，而感覺自己是受害者（第三脈輪不足）。我們可能藉由麻木迴避自己的情緒，或是過分聚焦於自己的情緒做為補償。依附和迴避都是「kleshas」，也就是「煩惱」，形成了瑜伽修行路上的障礙。[5]

不平衡的脈輪會影響其他脈輪以及你能量系統的其他部分。沒有好好的接地就很難產生力量，沒有力量就難以表達自己，最後就會出現問題，或許表現於外在的工作或關係上，或者顯現於你的內在世界，造成疾病、喪失信念或者棘手的情緒狀態。脈輪過度和不足的特徵會呈現在第 35 頁的脈輪對應表。關於這些不平衡的心理成因，可以在我前一本書《東方身體和西方心智》（*Eastern Body, Western Mind*）[6]中找到比較詳細的資訊。而你手上的這本書，特別著重在

---

5. 傳統來說，《瑜伽經》上描述了五種煩惱：（1）無知，或者 avidya；（2）自我，或者 asmita；（3）依戀，或是 raga；（4）嫌惡，或是 dvesha；（5）怕死，或是 abhinivesha。

6. 艾諾蒂・朱迪斯，《東方身體和西方心智：心理學和通向本我的脈輪系統》（*Eastern Body, Western Mind: Psychology and the Chakra System as a Path to the Self*, Berkeley: Celestial Arts, 1997）。同時參見艾諾蒂・朱迪斯的《脈輪平衡：診斷與療癒的完整進程》（*Chakra Balancing: A Complete Course in Diagnosis and Healing*, Boulder, CO: Sounds True, 2001）。

利用瑜伽練習喚醒和平衡脈輪。

　　就像房間，脈輪有門戶，讓能量可以進出每個中心。這些門戶的作用既是讓能量進來，也是讓能量出去，根據需要來決定。小孩可能會防禦父母的有毒能量，努力不讓這股能量進入他們的脈輪。或者小孩得到的訊息是，他們的內在情緒是不被接受的，於是利用這些門戶抑制他們自己的生命能量，以免表達出來。這些防禦策略是無意識形成的，漸漸變成好像是站崗的衛兵，監管脈輪的門戶，檢查進出的一切事物。這麼一來，就會減慢內、外世界之間的生命能量流動。要療癒這種無意識的策略，必須先意識到它們的存在。

　　從能量的角度來說，不足的脈輪需要讓自己充滿能量——接收和消化比較多的能量，同時學習擴張。這就需要增強焦點和注意力，或許要從能量過剩的其他地方把能量導引過來。相反的，過度的脈輪需要釋放或是卸掉，甚至是緊縮能量。我們需要讓那個層面稍微不那麼重要一點，放掉那個領域內我們所有的依戀。

　　個別脈輪有可能本身就變得不平衡，而同時所有的脈輪也會努力互相平衡。有些人下層脈輪不怎麼接地，可能是活在他們的頭腦裡，或者試圖用他們過度的靈性來平衡他們與肉體的分離。有些人在情緒上有不安全感，很可能喉輪就會過度運作，話說得太多。在某些情況下，我們可能在同一個脈輪上展現出過度和不足的特徵。這只是比較複雜的防衛，試圖強調脈輪的某些部分而迴避其他部分來創造平衡。一個人第二脈輪有強大的性能量和虛弱的情感能量，或者在工作上虎虎生風在家裡卻軟弱無力，都是展現了同一個脈輪過度和不足的特徵。

　　你如何安排通過脈輪的能量有許多可能性，完全取決於對你而言過往哪些策略是可行的，哪些是不可行的。經年累月，你採取「成功」的策略，揚棄讓你陷入麻煩的策略。然而，你童年時代採取的策略往往在你長大之後成為對你不利的策略。防禦後來變成是封鎖，凝固了你的生命力，抑制能量在你的脈輪進進出出的流動，讓你無法完全進駐你的內在殿堂。這些策略變成固定在你肉體構造裡面無法變更的軟體，彷彿身體的盔甲，以肌肉緊繃、過重、麻木或生病的形式呈現出來。瑜伽是與身體盔甲戰鬥的好方法，不只是因為瑜伽能延展身體，讓身體維持良好狀態，也因為瑜伽能增強覺察，並且把能量分配到意識封閉的地方。

打開內心的殿堂

脈輪對應表

脈輪	名字：意義	位置	元素	核心焦點	目標	認同	心魔	過度的特徵	不足的特徵	種籽咒語
7	Sahasrara（頂輪）：無限開展	頭頂、大腦皮層	意識	覺察	喚醒、結合、了悟、空	宇宙認同（自我認識）	依附	過於知性、靈性上癮、脫離身體	學習困難、靈性上太儒、解離、憂鬱	無
6	Ajna（眉心輪）：覺知和指揮、浮化	眉毛	光	直覺、想像	洞察、直覺、沉靜、智慧	原型認同（自我反省）	幻覺	妄想、難以專注	記憶力不好、視力不好、否認	Om 或 Ksham
5	Vissudha（喉輪）：淨化	喉嚨	聲音	溝通	真理、共鳴、溝通、創造力	創造性認同（自我表達）	謊言	聲量大、喋喋不休、無法傾聽	害怕講話或發出聲音	Ham
4	Anahata（心輪）：不相擊的聲音	心臟	風	愛、關係	愛、慈悲、放射、擴展	社會認同（自我接納）	悲傷	匱乏、互相依存、自戀	害羞、孤立、怨毒	Yam
3	Manipura（臍輪）：光輝的寶石	太陽神經叢	火	權力、意志	權力、意志、能量	自我認同（自我定義）	羞恥	支配、掌控、攻擊性、焦慮	低自尊、被動、無力、疲倦	Ram
2	Svadhisthana（性輪）：自己的居所	自己的居所（會陰）	水	性慾、情緒	流動、彈性、感受	情緒認同（自我滿足）	罪咎	放縱、情緒化、上癮	僵硬、不快樂、麻木	Vam
1	Muladhara（海底輪）：根部的支持	脊柱底部（會陰）	土	生存、接地	穩定、接地、健康、堅定、堅固	身體認同（自我保護）	恐懼	笨重、遲緩、濃稠、過重	過輕、恍神、不接地、害怕	Lam

透過你的內在中軸獲得入口。

· · · · · · · · · · · · · · · · · ·

——艾諾蒂·朱迪斯

進入核心

　　生活中的萬事萬物都有核心；每片草葉、每根樹幹、樹上的每片葉子、每個細胞，以及每個人。甚至概念也有核心，如同家、行星和恆星都有核心。核心是有生命或無生命的萬事萬物共通之處。因為這個理由，我把核心想成是神聖的中心，萬事萬物都源自於此，也就是所有造物的源頭。核心是神／女神，或者你偏愛用來稱呼神性的任何名字。

　　我喜歡把「核心」（Core）想成是代表了「根據能量組織的意識」（Consciousness Organized in Relation to Energy）。隨著你生活中遭遇到的正面和負面意見，你的意識逐漸發展。如果你正在閱讀這些文字，那麼你從那些經驗中存活下來了。然而你存活是因為你學會以某種方式應付這些經驗。你可能封閉了自我的某些層面，而大大增強了其他特徵。你迎向或遠離一些事物，不是補償就是迴避，或者某種程度結合兩者。以這樣的方式，你形塑了自己的核心，以及你如何面對生活。這首先發生在你的能量身，然後進入你肉體的構造和組織裡，最後呈現在你的行為中，而且會因為經驗進一步加強。

　　如果脈輪代表內在殿堂的七個房間，那麼進入你最深層的核心就是打開這些房間的萬能鑰匙。說到「核心」，我的意思不是指「核心肌群」的力量。核心肌群位於軀幹中央，負責保護脊椎，目前成為運動課程的焦點。然而我指的是貫穿你最深層的中心，在你的海底輪和頂輪之間運行的垂直通道，稱為「sushuman」，也就是中脈。當你的脈輪對位時，核心是開放且擴張的「氣管」，能量可以在其中輕易的上下流動，通過所有脈輪，進入身體裡面，同時跟世界交換能量。把中脈想成是氣運行的管子，它會把精微能量從最粗糙的形式提煉成最精緻的形式。中脈也是天地之間你最直接的連結，你最深層的入口，讓你得以接觸「本源」。

　　脈輪可以想成是氣管中用來儲存能量的袋子；這些能量會在核心上上下下

打開內心的殿堂

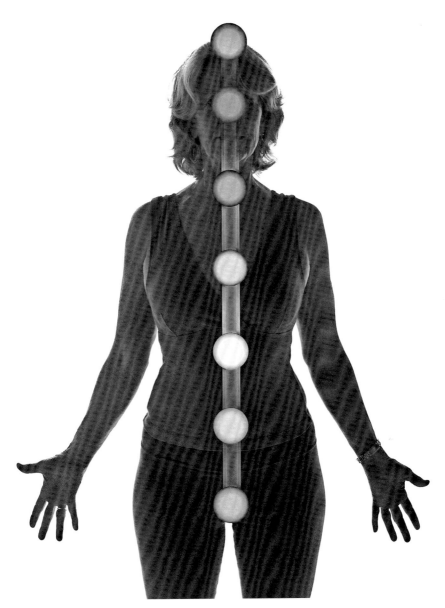

▲ 脈輪是「氣管」中
儲存能量的袋子

打開內心的殿堂

移動。除了接收、消化和傳送能量，脈輪也會儲藏能量到一定水準，這些儲存的能量是要用在你的生活裡，很像是胃部儲存食物來慢慢消化以及釋放能量。如果跟別人分享愛，你的心輪獲得了美好的感受，能夠保有這股能量，在你感覺孤單或害怕時會有助益。擴張你的房間，讓你能夠在脈輪裡面儲存比較多的能量。

進入你的核心就是進入內在神性，不過那神性比我們大多數人能夠容納在核心的更大、更深、更高。事實上，因為我們大多數人都有限制，要承受神聖的氣賦予的完整力量，也會有困難，即使我們夠幸運能有這樣的經驗。因此，我們需要打開脈輪。如果身體是交通工具，而脈輪是地圖，核心就是打開一切的萬能鑰匙。

> 是否能實現你的最大潛能，
> 與你是否有能力像清淨而有效率的管道
> 那樣運作，成正比。
>
> ——艾里希·西夫曼（Erich Schiffmann）

清淨氣脈

在瑜伽的術語裡，能量或「prana」（元氣、炁）透過稱為「nadis」（氣脈）的精微管道運行我們全身。「nadis」這個梵文的意思就是運行或流動。氣脈有各種形狀和尺寸，從主要的幹道如通過中心的中脈，到建構完整的路徑例如成八字型環繞脈輪的左脈和右脈（如右頁圖），到流遍每個細胞的次要氣脈。如同外在世界的主要幹道作用是輸送食物和貨物到城市、商店與住家，氣脈把元氣分送到各個脈輪與全身。

脈輪是許多氣脈匯集的地方，就好像城市是公路、電話線、水管和人們交會之處。城市裡有比較多的活動和能量，勝過羊腸小徑，然而這些羊腸小徑依舊是重要的。

打開內心的殿堂

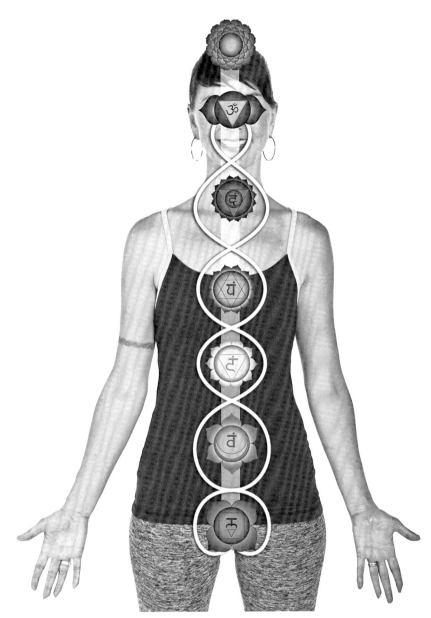

▲ 左脈和右脈環繞脈輪流動

打開內心的殿堂

瑜伽練習的目的在清淨氣脈，以分配和完整體驗元氣，或生命力。元氣帶給身體活力和健康。元氣帶來此地此刻的意識和存在。一旦透過修習瑜伽的體位法（asana）、呼吸法（pranayama）、正確行動（karma）和靜坐，氣脈清淨了，脈輪也會隨之清淨，獲得能量。脈輪開始像研磨過的寶石從內在放光。你感覺到身體內比較寬闊，而且比較接近你的內在殿堂。

在這樣的時刻，我本能的感覺到生與死的鬥爭在
我體內進行，而我，身體的擁有者，完全無力
參與，被迫靜靜的躺著，像個觀眾那樣注視著
自己的血肉之軀展開的怪異劇碼。

—— Gopi Krishna

昆達里尼

關於脈輪的探討，如果沒有討論到昆達里尼（Kundalini，即拙火）都是不完整的。昆達里尼是脈輪喚醒的潛在靈性力量，經常受到誤解而且總是帶著神祕色彩。這位像蛇一般的脈輪女神是夏克蒂有時採用的形式，祂會沿著脊柱向上升起。身為昆達里尼－夏克蒂，祂上升是為了尋找永恆的愛人與伴侶，濕婆。

昆達里尼是潛伏在每個人內在的力量。潛伏，所以沒有什麼驅動力要把祂喚醒，或者驅動力大概是零散或零星發生的。靈性多半存在，修行可能有益，然而啟動這些修行的潛伏力量或許缺席了。多年來許多人告訴我：「噢，我試過靜坐（或是瑜伽或是呼吸法或……）但對我就是沒什麼作用。」我從來沒有遇到有過昆達里尼經驗的人會這麼說。

昆達里尼就像是通過一串耶誕節燈泡的電力。燈泡在那裡，甚至可能有漂亮的裝飾品垂吊下來，但是在電力通過電線之前，燈泡沒什麼特殊之處。一旦點亮了，它們會提供全新的經驗。當昆達里尼賦予脈輪能量，那就不再是知性概念，而是直接經驗。

昆達里尼是原型力量，需要從象徵角度來理解（如果沒有直接體驗的

打開內心的殿堂

話）。就象徵而言，據說祂盤繞海底輪三又二分之一圈，大概是為了把物質護持在一起。（Kundala 意思是「盤繞」。）當祂醒過來，祂沿著脊柱上升，輪流穿透並啟動每個脈輪。祂的最終目標是到達頂輪，和濕婆合而為一，然後與濕婆在永恆的一體中安居於心。

当昆達里尼賦予脈輪能量，
那就不再是知性概念，而是直接經驗。

· · · · · · · · · · · · · · · · · · · ·

就經驗而言，昆達里尼是為我們充電的靈性力量，這股力量流通全身，震撼你讓你達到核心。昆達里尼的力量和存在可以藉由祈禱和修行來邀請，然而只能透過恩典才能啟動。無論這樣的恩典是來自合格上師的加持，還是多年的瑜伽修行或靜坐，或是壓力裂解了防禦，甚至是來自藥物或禁食，一旦昆達里尼被喚醒，祂就是自主的療癒力量，根據自己的意願在你體內運行。

絕大多數人無法隨心所欲的啟動或停止昆達里尼。祂可能短暫出現，斷斷續續許多年，或者成為持續的存在，改變你整個人生視野。祂永遠是老師，尋求破解幻象或是障礙，以揭露創造的真實靈性本質。

因此，昆達里尼是難以捉摸的力量。我多年來到處旅行和教學，讓我得以接觸無數的人，他們告訴我他們的昆達里尼經驗。這些經驗都很深刻，然而不全然是愉快的。喚醒並非總是溫柔的。有些人睡不好、吃不好，性生活出現問題，或者許多世俗的事之前視為理所當然現在卻不想繼續了。有些人看見異象，因為自發動作（kriyas，也就是具有潔淨作用的動功）而身體扭曲成瑜伽式，或者腦海裡聽到聲音或話語。有些人以為自己要瘋了，因為昆達里尼經驗有時候會類似精神病發作。有些人會因為昆達里尼經驗整個人完全重組，一般而言是變得比較好，彷彿他們體內以及人生中的核心組織原則突然獲得掌控權，以比較凝聚的形式把一切兜起來。無可避免的，昆達里尼會力推我們阻塞的地方，直到這些阻塞化解了。這個經驗可能會非常不舒服。

因為昆達里尼的「自發動作」往往是像波浪一樣，或者是抖動的，於是被

等同於蛇沿著脊柱向上滑動。自發動作往往類似瑜伽的姿勢，可能是今日我們修習的一些體位法或瑜伽式的源頭。刻意修習體位法是個好方法，讓身體準備好忍受和應付昆達里尼強烈的氣流湧動。這就是為什麼會建議在引動昆達里尼力量之前，要先在真正的上師指導下投入多年的修習和研究。

因為上述理由，這本書本質上不是關於昆達里尼，而是探討如何打開脈輪，如何讓昆達里尼之路走得比較平順，萬一祂現身賜與你恩典的話。一旦你打開你的內在殿堂，祂就有比較寬闊的地方可以安身，可以比較和平的來訪，不需要敲掉任何牆。如果祂現身了，讓自己接地，以開放和感恩的態度迎接祂，仰賴你的修行。最重要的是，祂應該獲得尊重和推崇，祂是天神之后，是流竄我們每個人身上帶來進化的生命力。

> 想要達到個人生命的完整，
> 就需要以整個人的存有做為賭注。
> 少一點都不成。沒有比較容易的條件，
> 沒有替代方式，無法妥協。
>
> . . . .
>
> ——容格（C. G. Jung）

完整的公式

卡爾・容格說過，每個人都需要一個完整的原型來指引他們的人生。就整體性來說，脈輪系統描述了深刻的完整公式，橫跨人類經驗的全部光譜，從肉體到最高的靈性嚮往，沒有遺漏任何事物。脈輪系統包含了你的身體我和情緒我、「自我」的我、關係和創造力的我、直覺的我、最高層次的我，以及你最深層的內在靈魂。

脈輪地圖透過跟脈輪深深連結的原型元素——土、水、火、風、音、光和思（意識）[7]，引領我們達到存有的不同層次。這樣的蛻變同時發生於內在與外在。這些元素透過我們身體的固體、液體、氣體或振動元素存在我們體內，並

打開內心的殿堂

且透過這些元素顯化在世界上，環繞我們四周。我們走在土上；我們呼吸空氣（風）；我們透過眼睛看見光。

以這種方式，脈輪成為內在與外在世界之間的門戶。透過這些門戶我們接觸到這些元素，維持這些元素的平衡。如今的外在世界，這些元素有許多都受到嚴重威脅。我們的地球面臨極端的環境議題；水的不平衡顯現為乾旱或水災。權力被誤用，然而能量的恰當運用對我們的環境是至關重要的。大氣層遭到污染。我們生活在互相衝突的振動製造出來的雜音中，真理、光和意識往往晦暗不明。

難怪這些元素在我們內部也是一團亂。然而根據「存乎內，形於外」的靈性格言，當我們從內在平衡這些元素時，也讓這些元素在世界上保持平衡。反過來也同樣成立。當我們把環境清理乾淨，當我們堅持選擇健康的食物，或是讓我們的聲音清楚聽見時，我們同時創造了比較有利於我們靈性成長的環境。

---

7. 傳統上只有五個元素跟脈輪相關，從下到上是土、水、火、風和以太，最上層的兩個脈輪沒有賦予元素。七元素的系統是我自己建構的，現在也廣泛被接受了。

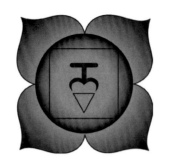

Muladhara

根部的支持

元素	土
原則	重力、堅實
目的	基礎、支持、穩定
屬性	接地、穩固、堅定
身體部位	腿、腳、骨頭、大腸
練習	接地、加寬地基、暢通腿的管道、加強腿部；培養沉靜、堅實和穩定
行動	向下推、拓展根部、臣服於重力
瑜伽式	每個瑜伽式的基礎，不過跟立姿的瑜伽式特別相關
男性	根穿透土；把能量推進成物質
女性	從根部吸取營養；從物質吸取能量
不足	潰散、不接地、不長久、體重過輕
過度	沉重、遲緩、體重過重
平衡	穩定、美麗的外形

第一脈輪

chakra one

44

Enter…

進入

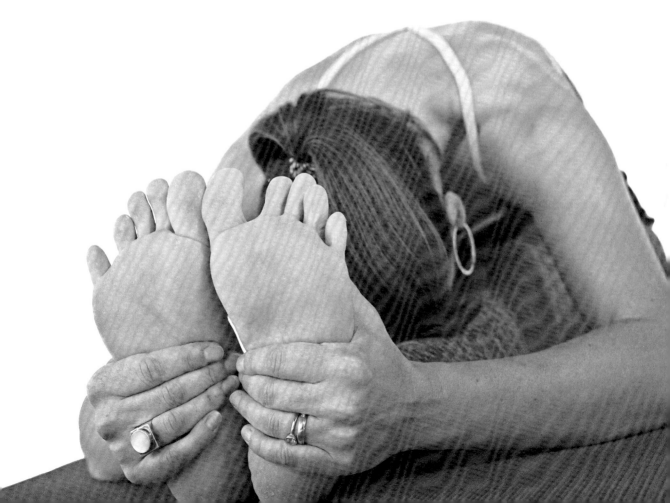

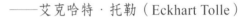

對於你內在進行的事要感興趣，至少跟面對外界
發生的事同樣態度。如果你的內在整理好了，
外在就會各安其位。

——艾克哈特·托勒（Eckhart Tolle）

打開內在殿堂的第一步是跨過門檻，真正進入你的身體領域。你必須完全進駐你的殿堂，才能打開通向神性的大門。

你的身體是帶你走上這趟旅程的交通工具，也是你內在殿堂的實體面向。一生當中你只能獲得一台交通工具，因此好好照料它是重要的。只要活著，你明白那是自己擁有的唯一。就像其他交通工具，在你啟程旅行之前，你必須先爬進車裡。你必須學習系統在哪裡，以及如何加速、掌握方向盤和煞車，還有如何讓交通工具平穩行進。這就是「具體顯化」的任務。是你從內在學到的東西。

進入身體的關鍵是擁抱第一脈輪元素，那就是土。這項元素代表一切堅固的事物，不只是你腳下的泥土，而是所有實體的物質，尤其是你身上的肉和骨頭。因為物質（matter），或「mater」（母親之意）代表了母親原則，代表原初的母體。那是我們所有人的來處，我們的根和起源。昆達里尼－夏克蒂躺在這裡睡覺，緊緊的盤繞第一脈輪，等待祂沿脊柱而上的神聖旅程。

土元素的根本屬性就是重力和堅實，它們是成對存在的重要屬性。重力把你的身體朝著土地向下拉，而堅實支撐著你。一樣東西越堅實，它的重力就越大。想想看地球的質量讓地球上的引力大過月球上的引力。在瑜伽式中重力永遠會把你拉向地面，而你身體下的堅實地面，以及你堅實的肌肉和骨頭會撐住你。

地面是重力和堅實相遇的地方，通常是土地或地板的表面。你無法進入

地面下，因為那是堅實的，而因為重力，大多數時間你也不可能升離地面。所有的動作都是源自於這基礎的平面。重力與堅實相遇，所有的動作都是與之共舞。要建立你殿堂的地基，這是必須了解的重要概念。幾乎每個姿勢中都會呈現出這個概念。

堅實給你可以用力推進的標的。你以腿和手臂用力推堅實的地面，使用的能量倒轉回來充滿你的身體。你現在就可以試試，只要用一隻手推地板（或是任何堅實的東西，例如牆或桌子），注意手臂上的肌肉如何甦醒過來。你推得越用力，就能產生越多的能量。海底輪運用重力和堅實的原則為起點，讓身體充滿元氣。

第一脈輪的悖論「向下推以上升」最精闢的表達了其中要義。想想為了跳躍你的身體要做什麼。首先你必須彎曲你的膝蓋，接著向下推進土地。如果你沒有彎曲膝蓋，把自己放低接近地面，你就無法跳得非常高。是推地的動作讓你能夠上升形成跳躍。你推地的力量越強，就可以跳得越高。比起鬆軟的地面，例如沙灘，如果地面硬而堅實，跳躍會比較容易。同樣的，你越用力推你的雙腿，彷彿要扎根在地裡面，你就可以攀爬得越高。

透過朝地面向下推，你建構了所有瑜伽式的基礎。因為地是堅實的，而且不容易穿透，用來下推的能量就會倒過來充滿使力推的身體部位。當你走路或跑動時，向地面推進會賦予你雙腿能量。當你用手推進地板或牆壁時，你賦予雙臂能量。如果你以智慧運用這項原則，你可以讓能量充滿整個身體，依序擴散到每個脈輪。以這種方式，你也是透過向下推來「喚醒」。

許多靈性的傳統把物質世界看成是陷阱，而且抗拒身體的密實。毫無疑問，物質世界比起上層脈輪的無邊疆域沒有那麼遼闊，然而這種密實正好讓我們能夠接地，與自己的身體和土地連結，而且保持聚焦，遵守紀律，同時生氣勃勃的活在當下。沒有一定的重量讓我們接地，我們可能會感覺輕飄飄、恍神、緊張和害怕，簡而言之就是不接地。然而如果有太多的重量，我們會感覺遲鈍和沉重。

許多人在他們正常的接地管道沒有連結到土地時，會不自覺的增加體重，企圖保持接地。儘管多出來的重量的確會讓你慢下來，讓你感覺實在，不過也可能宰制其他脈輪。對比之下，身體非常輕盈、削瘦的人或許會發現比較難接地。簡單來說就是沒有足夠的組織或質量，來安定每天影響身體的能量。

身體是精微能量的容器，是元氣（或電）的蓄電池。體型小儲存的空間少，充滿電比較快，而體型大可以容納比較多的電，然而要動員這股能量就比較費勁。電量平衡時身體運作得最好。電太多會讓我們感覺焦慮或是渙散，而電太少會感覺昏沉或憂鬱。因為第一脈輪代表了你的根基，當它失衡時會影響其他所有脈輪。

第一脈輪代表的是你的意識最原始的層次，也就是你的生存本能。生存本能是身體內不會更改的設計，目的是要讓你生存下來，因此你可以繼續旅程。絕大多數的生存本能是在意識的覺察之外運作的。讓你的身體跟這些本能和諧一致對於健康和具體顯化是絕對必要的。充滿活力的存在和容光煥發的健康是和諧帶來的禮物。

Muladhara 海底輪

第一脈輪的梵文名稱是「Muladhara」，意思是根部的支持或者基礎。就好像你把電視機插上電接收各種頻道，你把自己的根扎入土地裡，啟動同時接收每一個脈輪的「頻道」，或是頻率。然而根部必須有土的支持。家裡的盆栽是由陶盆護持著土，這些土緊實的圍繞著植物的根，為植物創造出足夠的堅實，讓它們可以成長。土會保住水分和營養，因此植物可以維生。如果你打破陶盆，土就會變得鬆散，植物隨著撲倒，然後死亡。

同樣的，對於海底輪絕對重要的是充滿活力的護持，內收朝向核心。這樣的護持把肌肉抱向骨頭，讓身體堅實，創造出邊緣和疆界。這樣的護持會鞏固事物，意思是讓你變得堅實。

護持的核心是你的根基和你的主幹。它們提供了結構來支撐你做的一切事情，而且它們充滿活力，把能量來來回回導入和導出土地。當根部安全時，植物可以自由的長出枝條和開花。根部需要夠強壯才能支撐植物，才能餵食和滋養植物，也才能向下挖掘進入土地。最終是根部把泥土聚攏在一起，而不是反過來，每位園丁都會告訴你這項事實。如果你抗拒生活中的結構，你就是抗拒顯化需要的支撐。有結構井然的地基，牢牢扎根在堅實裡，才能讓上面自由。

因為第一脈輪是位於軀幹底部，雙腿就變成你的根。你甚至可以把脊柱想成是一路延伸到地面，除了因應腿而一分為二。在「下犬式」或是「雙手倒

立」的瑜伽式中，你的手臂也會變成根。每個瑜伽式都是根據地面定位。

　　根同時具有雄性和雌性的性質，兩個面向都需要啟動，無論你本人的性別。雄性的一面從種籽推展出來，穿透土壤。在這裡，你從第一脈輪向下推，通過你的雙腿，然後雙腳向外，擴展寬廣的地基。雌性的一面接收營養和水分，透過根部向上牽引，從地面到植物。於是把土地的能量沿著腿向上牽引，滋養身體其他部分。

　　接地並不是對立於靈性經驗，而是確確實實靈性經驗的根基。就像植物必須有深根才能長得高大，你向下扎根到地裡面的能力會讓你伸展得更高，達到上層脈輪。在堅實的土地上建立穩固的基礎，開啟了沿著脊柱上升的整個歷程。

以山式形成你的基礎

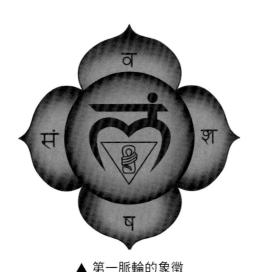

▲ 第一脈輪的象徵

　　第一脈輪的象徵是四瓣蓮花，通常會包括一個正方形、一個尖角向下的三角形，以及指向上方的濕婆林伽，有靈蛇昆達里尼環繞三圈半。讓我們看看你如何能夠把這些象徵符號融入山式的站立方式。

　　想像你的瑜伽墊上有個完整的第一脈輪象徵符號。腳放在墊子上的位置要讓雙腳的中心線——從腳後跟到腳掌心到第二根腳趾頭——構成正方形的左右兩邊。想像畫一條線通過你的腳趾，還有一條線在腳跟後面；這兩條線是正方

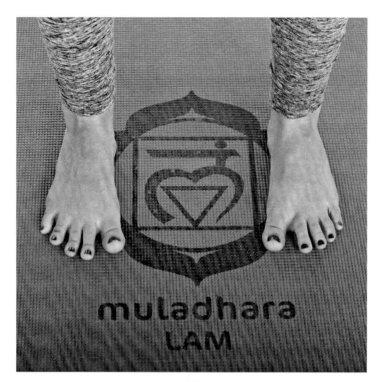

▲ 站在你的第一脈輪上

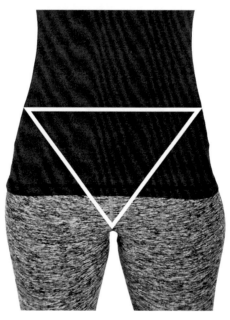

▲ 向下的三角形

形上方和下方的邊線。你不會希望形成長方形或是梯形，而是踏踏實實、一絲不苟的正方形。

接著找出你身體的中線，位於身體前面後面（冠狀切面）之間的橫向中線。找出這個平面，它與髖部相交，想像兩個端點形成向下三角形的左上角和右上角（見左頁圖）。你的會陰是骨盆底的中心，位於肛門和生殖器中間，同樣和冠狀切面相交，形成三角形的頂角。想像這個向下三角形的頂角指向你雙腳之間的正方形中心。

在正方形的中央，濕婆林伽代表中脈上升的能量。中脈是身體的中央管道，你的核心。盤繞的靈蛇昆達里尼－夏克蒂代表的是蘊含的生命能量，凝聚成固體物質藏於第一脈輪。禮敬這個象徵符號，你緊緊擁抱你的核心，把自己凝聚得堅實，同時向下扎根來上升。

脈輪的四片花瓣代表四個方向——你的身體在物理空間中的方位。這把你從「體現」帶到「就定位」，讓你入世，從你的地基和你的核心來確認方向。你可以把這個瑜伽式想成是「腳的手印」，在瑜伽墊上的神聖空間，建立你的根基。

正方形內的梵文字母是第一脈輪的種籽音，也就是「lam」。現在你可以有節奏的重複幾次種籽音來封印你的根基。首先大聲說出來，然而越來越輕柔，直到你只能在內心聽到這個聲音。把種籽種在第一脈輪的中央。（關於種籽咒語比較多的探討，參見 292 頁）

第一脈輪的精微能量

Mula bandha 會陰收束法（根鎖）

這種收束法是第一脈輪所在的會陰，向內與向上收縮。會陰收束法鍛鍊第一脈輪周邊的肌肉，肯定可以幫助你比較能夠覺察你的海底輪。不過我並沒有發現有助於接地，因為這套方法關閉了骨盆底向下自然的流動。事實上，一般使用會陰收束法的目的是關閉第一脈輪，讓能量沿著脊柱上升。無論如何，對於過度的第一脈輪，這套收束法可以幫助你鞏固你的能量，把能量向內收。至於不足的第一脈輪，我不建議會陰收束法。

因為是身體內部的練習，不可能以圖示。

1. 在地板上坐直，盤腿，右腳跟輕輕抵住你的會陰。尾骨後推來拓寬你的基底，大腿內側微微向下轉。

2. 吸氣，把吸進來的空氣和元氣吸引到你的核心。

3. 屏住這口氣數到五，並且向內和向上收縮會陰周邊的肌肉，進行會陰收束法。

4. 繼續進行收束法，同時慢慢把氣吐乾淨，數到五或者更多。

5. 完全吐氣後，屏住不呼吸，放掉會陰收束的動作。

6. 接著再度吸氣。吸氣時保持會陰開放，然後再度屏住這口氣和吐氣，同時進行收束法。

7. 重複五到十次。然後放鬆，正常呼吸，並且注意有什麼效果。

第一脈輪的練習與姿勢

四角接地

一個正方形，有著平坦的底部，穩固的座落在地上。上面有個平行的表面可以撐住堅固的事物。因此一個正方形，有四個角，是第一脈輪的完美意象。事實上，這是古代文獻裡，任何脈輪的象徵符號中唯一出現的正方形——其他的象徵符號都有三角形或弧線。

在瑜伽中，我們談論腳和手，以及軀幹本身為何有四個角。要能適當接地，腳的四個角要同等使力，向下朝地面移動。手也一樣，如果是手著地的話。我喜歡把軀幹的四角想成是我們拉下來包覆床墊的床包四個角。以抱膝式（見57頁）躺下來時，把肩膀和髖部朝地板下拉，彷彿你在拉床包的四個角去包覆床，讓軀幹接地，因此為身體的前面提供了支持，也讓身體比較開放。以基本的立姿（例如山式）站立時，你會想要把肩膀往後拉，讓髖部接地，同時

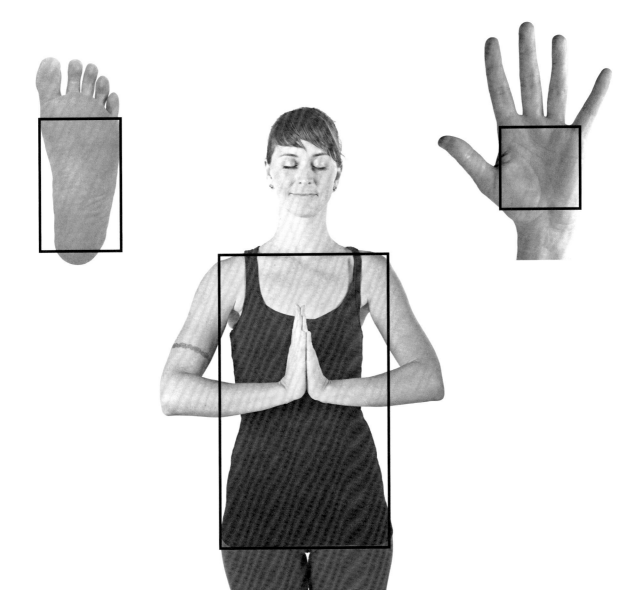

▲ 腳、軀幹和手的四個角

1

刻意把腳的四個角安放在墊子上。

基本生物能接地

要讓根部（海底輪）充滿能量，首先以基本的生物能接地練習打開你腿部的管道（氣脈）。以此做為你練習的開頭來喚醒你的海底輪，同時給與雙腿能量。第一部分讓你在站立時形成基本的接地，第二部分顯示如何利用「向下推以喚醒」的原則來給與雙腿能量。

第一部分：穩固你的地基

1. 站立，雙腳與肩同寬，雙腳的四個角壓向瑜伽墊。讓你的腳跟分開得稍微比腳趾寬一點，讓你的腳有一點點內八字。

2. 膝蓋微彎，位於第二根腳趾上頭，因此你低頭看著自己的腳時，可以看到大腳趾在膝蓋骨內側。

3. 把你的腳向下同時向外壓進地裡面，好像試圖加寬你的止滑瑜伽墊。注意你的腳和腿是如何變得穩固，抓住地面，帶給你整個身體堅實的感覺。保持雙腳的四個角平均的踏實在瑜伽墊上。

4. 這是你基本的生物能接地姿勢，你需要接地的任何時候都可以練習。接下來，我們會運用「向下推以喚醒」的原則，為腿部帶來比較多的元氣或是電荷。

第二部分：活化你的地基

1. 一開始先擺出上述的基本姿勢。吸氣，同時慢慢彎曲你的膝蓋，保持肩膀筆直在你的髖部之上。

2. 吐氣，通過雙腿的核心慢慢的推進，同時向外和向下推，想像你用你的根部穿過土地。當你通過你的腿向下和向外推時，腿會自然的開始伸直。一定要慢慢進行這個動作，而且只讓雙腿打直到大約百分之九十。在這項特別的練習中，絕對不要讓膝蓋繃緊，這樣會阻斷你想要建立的電流。

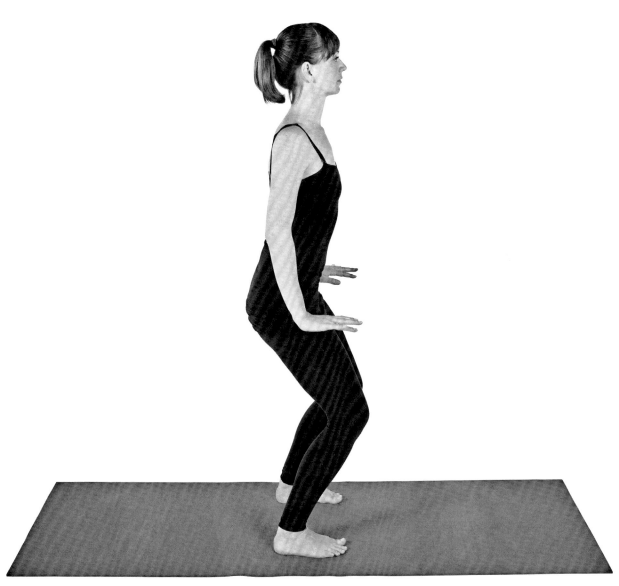

▲ 基本生物能接地

3. 慢慢的重複幾分鐘，吸氣時彎曲膝蓋，吐氣時伸直雙腿，每一次動作都要進行深長而完整的呼吸。

4. 很快的你會開始感覺腿上有微微的顫抖。要花多長時間才會顫抖因人而異，而且差別很大，可能從十秒到整整一分鐘。

5. 當顫抖開始時，觀察是什麼讓顫抖增強，在上上下下的過程中，哪個位置顫抖得最厲害？你如何能剛好找到正確的放鬆程度和肌肉能量來極大化顫抖？你能夠臣服於顫抖，讓它進入你的第一脈輪嗎？

指導原則

- **重要！**膝蓋繃緊會阻斷你試圖建立的電流。當你推向地面時，不要把雙腿完全打直，只要打直大約百分之九十，保持膝蓋柔軟的彎曲。

- 確保雙腳的四個角一直是同等的接地。

- 雙腳下壓同時向外延展，可以跟地面產生動態的接觸，並且給予你堅實的支撐。

- 屈膝時，保持你的肩膀在臀部正上方。不要向前傾。

- 腿彎曲時吸氣，打直時吐氣。

- 要有耐心，允許顫抖發生。慢下來。如果你動得太快，就比較不會產生顫抖。這項練習進行得越久，顫抖的程度會隨之增強。

- 如果你的腿累了，那就休息。如果你感覺過度充電，只要原地跑、踢腳或者跺腳來放電。

- 當你伸直雙腿時，想像你的根部穿透土地，這是反映了第一脈輪的陽剛能量。

- 當你彎曲膝蓋時，想像你把地球的能量吸引上來，沿著你的雙腿進入第一脈輪；這反映的是陰柔層面。留意是陽剛還是陰柔面向讓你比較輕鬆舒適。

- 允許你的腿顫抖。找到產生最劇烈顫抖的動作，注意力集中在那裡，讓它發生。讓你的組織吸收能量，享受你的海底輪啟動！

效益

- 活化不足的第一脈輪。

- 讓遲緩的能量在過度的第一脈輪中運行。

- 刺激昆達里尼。

避免或者審慎運用

- 高度焦慮的情況下（因為會增強活力充沛的充電）。

- 膝蓋有傷。

Apanasana 抱膝式

第一脈輪涵蓋了脊柱底部、雙腿，以及雙腿與軀幹交會之處（就在大腿頂端）。這項練習幫助你感覺自己脊柱的下半部，同時覺察雙腿與軀幹的交會。下行氣（Apana vayu）是向下流動的能量，因此這項練習著重的是下行氣的釋放。對於過度或不足的第一脈輪都有益處。

1. 腿伸直躺下來。慢慢彎曲你的膝蓋，同時朝向你的胸部移動膝蓋。當你的腳抬離地面時，感覺薦骨後面（下背部弧形）的差異。注意尾骨的頂端是如何一起抬離地面的。

2. 隨著膝蓋越來越接近胸部，用你的手臂環抱小腿上方，把你的膝蓋朝著胸部拉近（姿勢 A）。停在這裡呼吸幾次，著重長長的吐氣。

3. 放掉姿勢，緩緩的把腳帶回地面。注意腳碰觸到地面時，下層脊柱有什麼變化。你能感覺有什麼東西釋放了嗎？

4. 把腳舉離地面幾吋，保持不動（姿勢 B），然後再度把腳放在地面

1

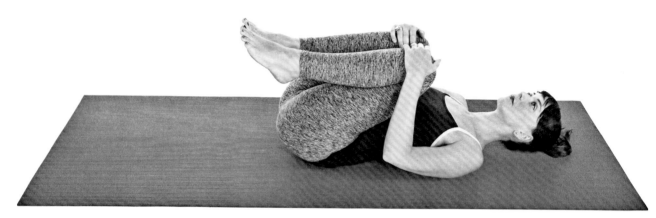

Apanasana 抱膝式 ▲ 姿勢 A

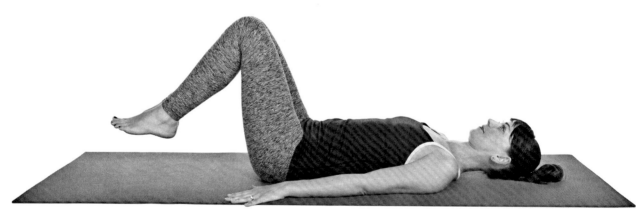

Apanasana 抱膝式 ▲ 姿勢 B

上，比較這兩種狀態。注意腳抬離地面時下半身的肌肉是如何用力的，腳觸地時又是如何放鬆的。

指導原則

- 把軀幹的四角拉向地面，好像是床包那樣。感覺這樣做如何讓你更深入接觸自己的身體。

- 即使在你的腳把尾骨向上抬時，也要用勁把尾骨向下帶接近瑜伽墊。

- 海底輪到頂輪，讓自己的核心對位整齊。

- 當你把膝蓋拉近和推遠時，花點時間感覺地板在按摩你的下層脊柱。

效益

- 打開，同時釋放第一脈輪過度的能量。

- 透過按摩內臟，改善消化。

- 對於便祕和經痛有幫助。

- 紓緩下背痛。

- 在進行更深入打開髖部的瑜伽式之前，是很好的暖身。

避免或者審慎運用

- 膝蓋有傷。

- 疝氣

打開腿部的氣脈

在這項生物能練習中，你運用帶子的阻力來給予腿部能量。帶子取代地面形成限制擋住推力，這會打開腿部的氣脈，累積能量。緩慢而且醒覺的練習，透過抬起的腿不由自主的顫抖來充電。

1

1. 向著胸部彎曲左膝，讓你的右腿筆直躺在地上，腳趾朝上。即使在左腿微微將尾椎骨（脊柱底端）上抬時，也要讓尾椎骨朝著地面向下伸展。

2. 把一條帶子放在左腳的腳弓上，向上抬起你的左腳到髖部正上方，膝蓋微彎（姿勢 A）。
   （**注意**：身體柔軟的瑜伽修行者在這項練習中，常會把腳朝向他們的臉，導致錯誤的對位。這項練習的正確對位是腳在髖部的正上方。）

3. 雙手分別抓住帶子的一端，像個三角形，帶子來來回回滑過你的腳數次，從腳跟移動到腳趾，讓你的腳掌發熱。看看你能否辨識出位於腳弓（感覺最強烈的地方）的腳底脈輪。讓帶子固定在腳弓上，微微彎曲你的膝蓋。如果腿筋（大腿背面肌肉群）非常僵硬，你的

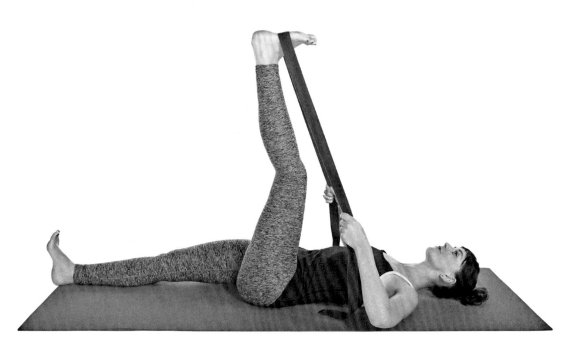

打開腿部的氣脈 ▲ 姿勢 A

膝蓋可能需要多彎曲一點，如果需要，右腿也一起彎曲。

4. 吸氣時，彎曲左膝朝向你的胸部，同時維持腳底與天花板平行（姿勢 B）。這意味著你把大腿向內移動，然而保持你的小腿筆直指向上方，腳在腳踝處彎曲。

5. 吐氣時，腳上推頂著帶子，抓緊帶子以創造阻力。你應該創造出足夠的阻力，因此腿必須相當用力把腳上移，然而不要讓阻力大到你的腿根本動不了。

6. 持續的來來回回練習，吸氣時彎曲膝蓋，吐氣時腳頂著帶子上推，緩慢而穩定的進行，伴隨深長的完整呼吸。向上推時，腿不要完全打直，只要達到完全伸展的百分之九十。不過要充分做到百分之九十，因為絕大多數的充電是發生在百分之八十和九十之間。

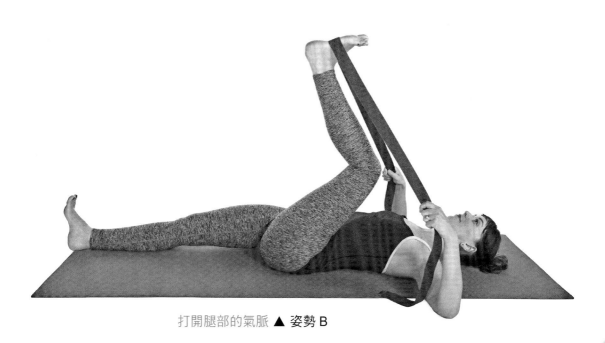

打開腿部的氣脈 ▲ 姿勢 B

1

7. 經過幾回合的吸氣時彎曲，吐氣時伸展，你可能會注意到抬起的腿有輕微的顫動。恭喜！這表示你的練習做得正確，元氣湧向你腿的根部。留意是多大的推力和阻力造成最劇烈的顫抖。允許自己的腿臣服於元氣的運行。隨著你繼續練習，顫抖會逐漸變得顯著，直到成為腿部不由自主的動作。順其自然。

8. 在轉移到另一邊練習之前，接續做下一頁描述的「手抓大腳趾」瑜伽式。

指導原則

- 帶子放在腳弓上，雙手各抓住帶子一端。從腿的核心使力推。利用帶子的阻力來產生腿上的肌肉能量。

- 保持腳和天花板平行。不要讓小腿彎下來，而是把大腿帶向胸部。

- 伸展時，腳應該在髖部正上方，腿和地板垂直。不要把腳拉向臉部，也不要把膝蓋繃緊。

- 這項練習會帶來電能或元氣，進入雙腿。如果這樣讓你不舒服，你想要放電，那就彎曲雙腿膝蓋，雙腳輪流踩踏地面，好像是小孩發脾氣。累了就沿著地板伸直雙腿，花幾分鐘感覺腿上和腳上的刺麻感。

效益

- 加強腿部力量。

- 增強接地和活力。

- 舒緩緊繃和下背痛。

- 打開通道，讓能量進入和離開第一脈輪。

避免或審慎運用

● 膝蓋有傷。

Supta Padangusthasana 仰臥手抓大腳趾式

你在苗圃買一棵果樹時，根部是束縛在一起包裹在麻袋裡的。種植之前，你必須先把根疏散開來，放進土地裡面足夠大的洞之中，讓根可以伸展。這個瑜伽式幫助根擴散到四邊。想像你打開脊柱底端的一團根球。

1. 一旦你的左腿適度的顫抖了一陣子，用左手握住帶子兩端。

2. 雙腳腳後跟向外伸展，同時慢慢把伸長的左腿向外朝左側移動，直到你身體的柔軟度遇上了天然的阻力，試著讓右邊臀部保持在地上（姿勢 A）。維持這個姿勢，同時呼吸，直到你感覺海底輪安定下來。

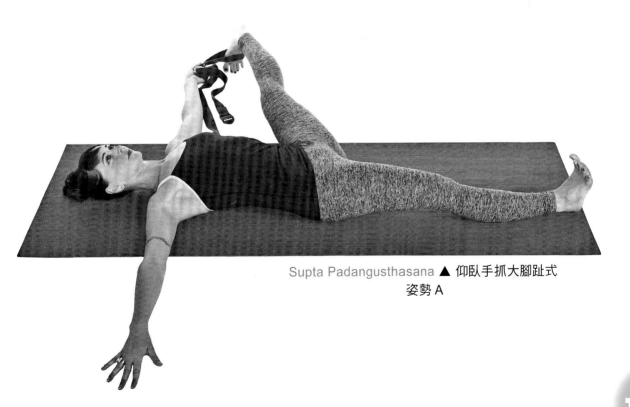

Supta Padangusthasana ▲ 仰臥手抓大腳趾式
姿勢 A

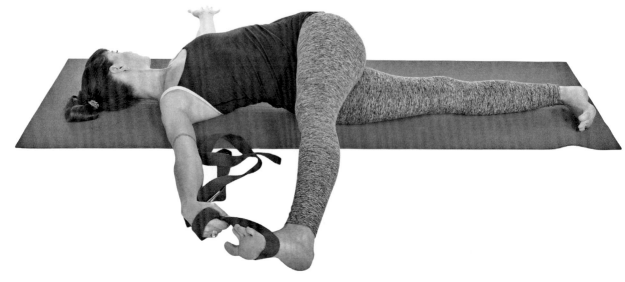

Supta Padangusthasana ▲ 仰臥手抓大腳趾式
姿勢 B

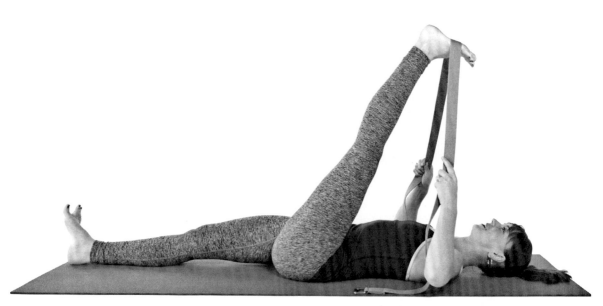

Supta Padangusthasana ▲ 仰臥手抓大腳趾式
姿勢 C

3. 舉起你的左腿回到中間位置。帶子換到右手上，左腿跨過身體放到
   右側，努力讓你的左肩盡可能保持在地上（姿勢 B）。

4. 髖部左側朝墊子底部移動，遠離胳肢窩。尾骨頂端向背後伸展。

5. 放掉，再度向上移動左腿。帶子拉緊一點，慢慢把左腿向臉部拉
   近，伸展你的大腿背面肌肉（姿勢 C）。

6. 慢慢放下左腿回到地板上，腿觸地時鬆開帶子。

7. 等左腿回到地面，比較兩條腿，體驗兩者之間的差異。是否有一條
   腿感覺比較長、比較輕，或是比較重？哪一條腿感覺比較開放？

8. 另一邊重複整套程序，包括之前推帶子的練習，接著把右腿帶到右邊和
   左邊。然後再度比較兩條腿。

指導原則
- 保持軀幹的四角朝墊子下壓。

- 感覺雙腿的核心，想像你推著能量通過核心。想像你根部的能量同
  時從髖部流動到雙腿的腳上。

- 讓放在地上的腿積極參與，腳勾起、推腳跟、膝蓋打直、肌肉抱緊
  骨頭。

效益
- 伸展大腿背面肌肉、腰肌（髖部屈肌）和大腿內側。

- 促進髖部的接地和開放。

- 促進整個下半身比較深層的放鬆和開放。

避免或審慎運用
- 髖部動過手術或者置換過髖關節。

Setu Bandha Sarvangasana 橋式

　　如果你要在天地之間造一座橋，必須從堅實的地基開始。這個瑜伽式為你的橋奠定基礎，刺激雙腿和第一脈輪，同時也刺激了第三、第四和第五脈輪。這是預先為上層脈輪比較深層的後彎做好準備。可以增強臀部力量，打開髖部前面的腹股溝區域。

1. 現在你的腿已經獲得能量了，背著地躺好，雙手放在身體兩旁，膝蓋彎曲，雙腳與髖部同寬，腳跟朝向你的指尖。

2. 通過雙腿的核心用力推，讓雙腳下壓地板，感覺一下腳掌如何跟瑜伽墊有了比較深的接觸，還有身體下面的堅實倚靠。感覺這個動作如何賦與你的雙腿能量，甚至在你還未抬起髖部之前。

3. 繼續把腿推向地板，慢慢抬高你的髖部離開瑜伽墊。

4. 在舒服的情況下盡可能維持這個姿勢，可以的話轉動雙肩互相靠近，雙手交握在身體下方。

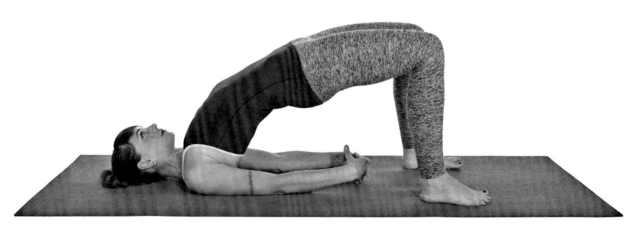

Setu Bandha Sarvangasana ▲ 橋式

指導原則

- 是腿部的動作抬高髖部,而不是腹部肌肉。想著把地板推離而不是抬高髖部。利用地板把你的髖部推得更高。

- 把你的背部中段推向天花板,尾骨朝向你的膝蓋。

- 兩邊膝蓋互相拉近,大腿向內轉。試著在你的大腿之間夾一塊瑜伽磚,以加強這個動作。

- 平均施壓在雙腳的四個角上,腳的內緣要壓得比較深沉,因為腳容易倒向兩側。

- 腳後跟下壓時,把腳後跟拉向肩膀,用上大腿背面肌肉。要加寬和啟動橋,把腳推離肩膀。微微的左右擺動,擺動到你的上臂外緣,讓肩胛骨互相靠近。手臂伸直,手指交握,放在身體下面。

- 手臂壓向地板,讓胸部抬得更高。

效益

- 強化腿部。

- 改善肩膀的柔軟度。

- 刺激神經系統,抵抗疲勞。

- 幫助消化。

避免或審慎運用

- 脖子或肩膀有傷。

- 下背部有傷。

Salabhasana 蝗蟲式和半蝗蟲式

當脈輪正面朝下靠著地上時，可以排泄到地裡面。在開始這個瑜伽式之前，花點時間清空。這項練習可以鍛鍊脊柱底部的區域，活化雙腿背面。

1. 腹部著地趴下，手臂放在身體兩側，手掌向下。如果可能，把手臂帶到身體下面，因此你的手掌下壓地板，而手背頂著你的大腿前側。臉面向墊子，額頭靠在地上。

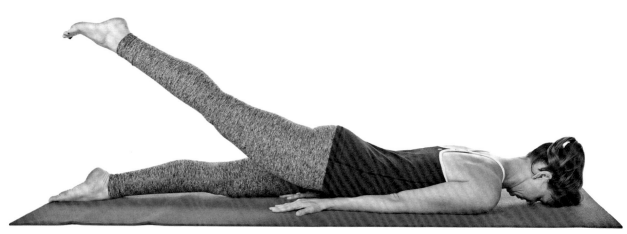

Salabhasana 蝗蟲式 ▲ 姿勢 A

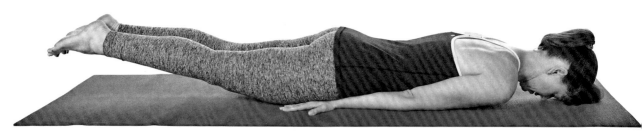

Salabhasana 蝗蟲式 ▲ 姿勢 B

2. 用力伸展你的右腿，一路伸展到腳趾。膝蓋打直，想像你提供這麼多的能量進入你的右腿，因此把右腿抬離地面（姿勢 A）。

3. 維持姿勢進行幾次呼吸，然後吐氣，慢慢放下右腿，保持控制。

4. 換腿重複步驟 2 和 3。

5. 一旦你一次一條腿熱身後，你可以同時抬起雙腿。雙腿和雙腳併攏，彷彿是昆達里尼靈蛇的尾巴（姿勢 B）。

6. 吐氣時，慢慢把腿放回地面，保持控制。

指導原則

• 伸展到腳趾時，要用上雙腿的核心。

• 腳趾併攏，膝蓋打直。

• 手掌下壓地板。

• 臉正對著墊子。

• 吐氣放下腿的時候要保持控制。

效益

• 強化和鍛鍊第一脈輪。

• 強化腿部。

• 幫助消化。

避免或審慎運用

• 懷孕。

• 高血壓。

• 頭痛。

Bhujangasana 眼鏡蛇式

在你還是嬰兒的時候，早在你還不會走路之前，你就開始把自己的頭抬離地面，觀看四周。這是好奇心的開始，刺激你向前移動的渴望，引導你去匍匐、爬行和走路。眼鏡蛇扎根到你的骨盆時，也開始強化你的脊柱。這個瑜伽式能觸及你大腦裡原始的部分，也就是我們所知的爬蟲腦。爬蟲腦是導向生存，是第一脈輪的心理層面。

1. 一開始面朝下腹部著地趴好，手肘彎曲，手放在肩膀兩側，指尖對齊肩頭（姿勢 A）。

2. 雙腿併攏，彷彿把它們變成是一條眼鏡蛇的尾巴。緊實你的腹部，腹肌向內縮，抱向你的核心。

3. 吸氣，同時把頭和胸部抬離地面，肩膀向後轉（姿勢 B）。如果是小眼鏡蛇式（Baby Cobra），只要使用背部肌肉，用雙手撐離地面幾吋。

4. 至於完整的眼鏡蛇式，力量通過兩條手臂的核心下壓，把胸部抬高一點（姿勢 C）。

5. 維持姿勢，呼吸幾次。

6. 在吐氣中回復趴臥的姿勢。把頭轉向一側，手臂放在身體兩側，放鬆。

指導原則

• 從你的海底輪，通過骨盆的核心向上伸展，通過心輪，到達頂輪。

• 上臂向外轉，保持手肘貼近你身體兩側。

• 讓肩胛骨互相靠近，肩胛骨尖端朝下。肩膀下垂離開耳朵。

• 緩慢抬起和放下你的上半身幾次，讓呼吸與動作協調，鍛鍊背部的肌肉。

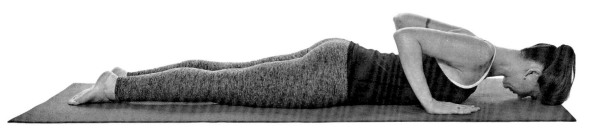

眼鏡蛇式預備動作 ▲ 姿勢 A

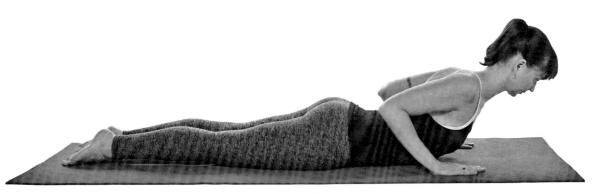

小眼鏡蛇式 ▲ 姿勢 B

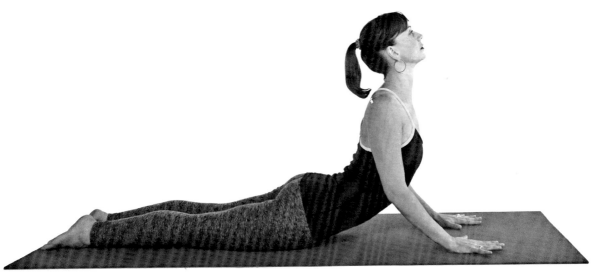

完整眼鏡蛇式 ▲ 姿勢 C

- 如果你打直手臂時，無法保持肩膀下垂，那手臂就彎曲一點，軟化這個瑜伽式。

- 手掌根拉向髖部，利用地板的阻力深化這個瑜伽式。

效益

- 讓骨盆接地。

- 打開心，澄澈心智。

- 增加脊柱的柔軟度。

- 刺激循環和淋巴系統。

避免或審慎運用

- 懷孕。

- 脊柱有傷。

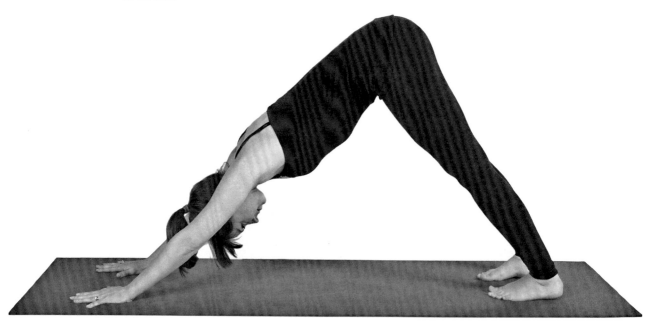

Adho Mukha Svanasana ▲ 下犬式

Adho Mukha Svanasana 下犬式

　　早晨遛狗的人一天的開始是出外，走在土地上。在這個精粹的瑜伽式中，你的手臂和腿都會變成根。你也著重了軀幹的四個角，同時下壓四肢的四個角，穩穩的與之抗衡。雙手和雙腳穩穩的推向地面，你可以真實感受到向下推如何喚醒你向上。這個瑜伽式有利於平衡和整合上層與下層的脈輪，因為倒轉把元氣帶到上層脈輪，同時透過腿和腳跟向下扎根，讓下層脈輪接地。我經常稱呼這個瑜伽式是「臉朝下上帝式」，想像神的智慧俯瞰大地，以慈悲守護這個星球。

1. 以桌式開始。手掌穩穩放在瑜伽墊上，手指張開，食指互相平行，手腕橫紋與瑜伽墊前緣平行。

2. 腳趾緊壓瑜伽墊讓腿使上力，腳和手推向地面。緊實你的肩胛骨，向下拉。在抬高髖部之前感受四肢與地面的密合。

3. 從這樣的密合中，抬高你的髖部直到你的身體形成三角形，地板是底邊。

4. 在你「遛狗」時，你可能想要輪流彎曲和打直你的膝蓋數次，扭動身體調整出這個瑜伽式。

5. 雙腳與髖部同寬，腳後跟壓向瑜伽墊。不要擔心腳後跟是否能觸地，可能需要好幾年的練習，才能讓你的腳後跟完全放下來。

指導原則

- 雙手和雙腳更穩固的壓向地面，彷彿你試著要從頂端到底部加長你的瑜伽墊，把重量平均分配給這個瑜伽式的四個角，也就是你的雙手和雙腳，藉此賦與這個瑜伽式能量。留意這個扎根的動作如何賦與身體能量。

- **腿**：肌肉抱向你的骨頭，抬高膝蓋骨。大腿正面向後推，大腿內側微微向後轉，在骨盆底創造出比較大的空間，同時加寬薦骨背面。

1

- **手臂**：拇指和食指之間的虎口包含了中醫用來接地的一個穴位。把這個部位緊緊壓在地上會讓你的前臂微微向內轉。同時向外轉動你的上臂，打開肩膀和胸部。你從心伸展到你的手腕，並且從心伸展到你的骨盆，這樣就能軟化你的心。

- 提防肩膀過度彎曲。理想上，從髖部到手腕，應該是一直線。

- 實驗看看：彎曲和打直你的膝蓋、用腳趾站起來和放下腳後跟，以及彎曲和打直你的手臂，體驗這個瑜伽式的不同動力。

效益

- 讓全身接地。

- 創造核心力量，增加穩定性。

- 打開手臂和肩膀、伸展大腿背面肌肉、放鬆髖部。

- 改善消化。

- 賦與身體能量。

避免或審慎運用

- 後期懷孕

- 腕隧道症候群

- 高血壓

- 頭痛

Uttanasana 立姿前彎式

這是一個必要而基本的瑜伽式，應該成為任何練習的一部分。這個瑜伽式會延展身體整個背面，尤其是雙腿和下背部，而且會按摩內臟，幫助肝、脾和腎排毒。這個瑜伽式讓軀幹自然放鬆，提升上背部的柔軟度，同時延展大腿背面肌肉。也可以把血液帶到頭部，如果你感覺頭暈，這是好用的瑜伽式。立姿前彎式也是後彎式的良好平衡。對於過度和不足的第一脈輪，這個瑜伽式都是絕佳練習，因為它兼具打開和釋放的功效。

1. 以山式開始，雙腳與髖部同寬，相互平行。在雙腳之間想像第一脈輪的象徵符號，用你的腳形成正方形（參見 52 頁）。雙腳的四個角接地。

2. 向下伸展你的根部，向上抬高你的頭頂，通過你的核心對齊天與地。

3. 身體向前彎成立姿前彎式時，手臂張開置於身體兩側，保持脊柱伸長的狀態。

4. 理想上，你的雙腿打直，但是膝蓋不要過度伸直或是緊繃。如果你的膝蓋需要彎曲一點，經過一段時間的練習你可以和緩的把膝蓋向後推，但是小心不要推得超過你身體的自然限制。

5. 吸氣時慢慢起身，膝蓋放軟。

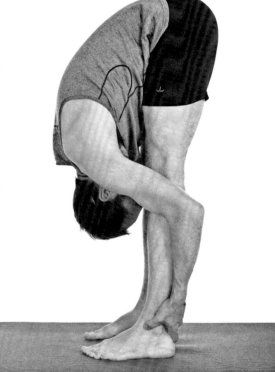

Uttanasana 立姿前彎式 ▶
姿勢 A

75

指導原則

- 大腿內側向後轉，抬高坐骨時加寬骨盆底和薦骨後面。

- 讓你的雙腿強壯如柱子，同時讓你的軀幹柔軟，隨順自然。要達到順其自然需要時間以及呼吸，因此在這個瑜伽式停留久一點，讓你的軀幹逐漸鬆開。想像脊椎骨之間打開了空間。

變型

1. **Ardha Uttanasana 半立姿前彎式**：身體抬高到背部平坦，手放在膝蓋上，從海底輪伸展到頂輪（姿勢 B）。吸氣，然後吐氣，背部下垂。

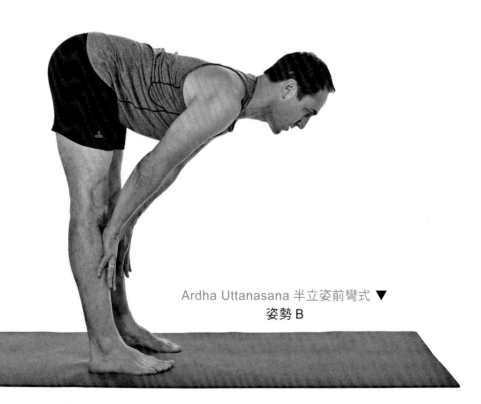

Ardha Uttanasana 半立姿前彎式 ▼
姿勢 B

2. 把手指放在雙腳前半部下面（姿勢C）。

3. 彎曲和打直你的雙腿，彎曲時吸氣，打直時吐氣。

4. 把一隻手放在地上的兩腳之間，另一隻手臂上舉到空中（姿勢D）。

5. 要達到比較深沉的放鬆，把手帶到手肘處，左右擺動（姿勢E）。

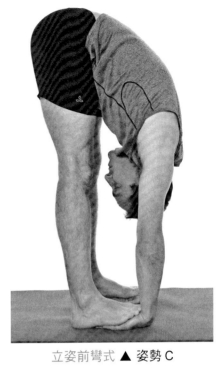

立姿前彎式 ▲ 姿勢 C

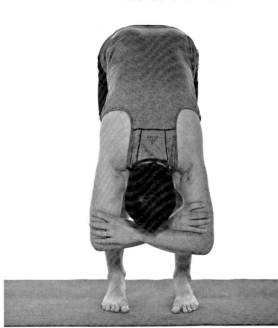

立姿前彎式 ▲ 姿勢 E

立姿前彎式 ◀ 姿勢 D

1

效益

- 延展大腿背面肌肉和小腿肌肉。

- 打開髖部。

- 改善消化，舒緩月經。

- 鬆開背部的緊繃。

- 鎮定神經系統。

- 冷卻身體過度發熱。

避免或審慎運用

- 懷孕後期。

- 低血壓（恢復站立時你可能會覺得頭暈）。

- 下背部有傷。

- 大腿背面肌肉拉傷。

高弓步式

弓步式增強腿部，有助於培養你在練習中的穩定性。保持弓步式是吸引大地能量進入第一脈輪的好方法。彎曲和打直前腳幾次來活化雙腿，就好像之前打開腿部氣脈的練習。

1. 以山式開始，然後向前彎腰成立姿前彎式。

2. 吸氣時，左腳向後邁步約四呎（120 公分左右），保持右膝在右腳踝正上方。

3. 保持後腿堅實而強力。初學者可能選擇將他們後腿的膝蓋放低在地面上。

4. 如下所述，移動成半劈腿式，然後換邊重複這兩個瑜伽式。

指導原則

- 保持你的雙腳與髖部同寬。雙腳壓向地面，使勁讓兩隻腳互相靠近。感覺你的腿變得比較堅實。

- 肌肉擁抱骨頭，讓後腿變得挺直強壯。

- 使勁將打直那條腿的髖部微微向前拉，而彎曲腿的髖部微微向後拉。從左大腿內側抬高，大腿骨朝向腿背面移動。

- 抬起你的眼睛直視前方，擴散軀幹的四個角。

- 身體的中軸與墊子的中央對齊，從底部伸展到頭頂。

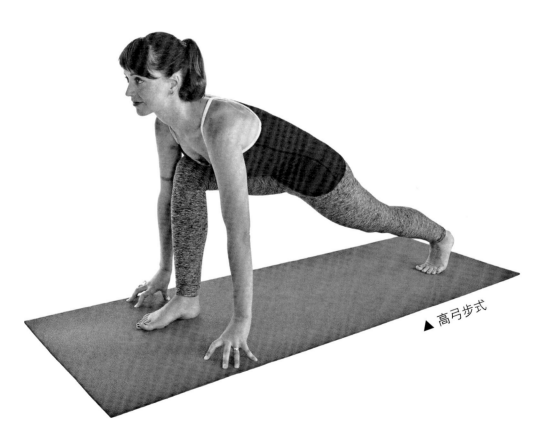

▲ 高弓步式

Ardha Hanumanasana 半劈腿式

半劈腿式有助於把根部從脊柱底部拉出來，向下牽引到腿的背面。這是讓上層脈輪變得平實的方法，把它們帶下來到腿上。當你向前彎時，尊崇帶著你踏上旅程的雙腿。

1. 從上述的高弓步式，放低你的左膝到地上。

2. 力量通過右腿的核心，把右腿推直。慢慢打直右腿時，用上肌肉製造出阻力，把髖部帶到後腿膝蓋之上，手也跟著向後滑動。

3. 吸氣時，伸展頭頂遠離底部，拉長脊柱。

4. 吐氣時，延展位於伸直腿之上的軀幹的中線。維持姿勢，做幾次深呼吸。

5. 吸氣，抬起頭恢復原來姿勢。換邊重複相同程序。

指導原則

• 前腳的腳趾上抬。順時鐘和反時鐘旋轉腳，放鬆和潤滑腳踝關節。

• 前腳腳跟下壓地板，用肌肉力量把前腿拉向髖臼。

• 尾骨向後推，想像在加寬你的髖部。

• 彎身之前向上伸展時，對齊你的核心。前彎時保持脊柱的長度。

• 初學者可以在髖部兩側各放一塊瑜伽磚。

效益

• 打開緊縮的第一脈輪。

• 延展你的髖部、大腿背面肌肉、小腿肌肉和下背部。

• 有益於「腿不寧症候群」。

- 潤滑腳踝、腳趾和膝關節。

- 大劈腿之前的良好熱身。

- 鎮定、撫慰和冷卻。

避免或審慎運用

- 懷孕後期。

- 大腿背面肌肉有傷。

- 髖部或下背部有傷。

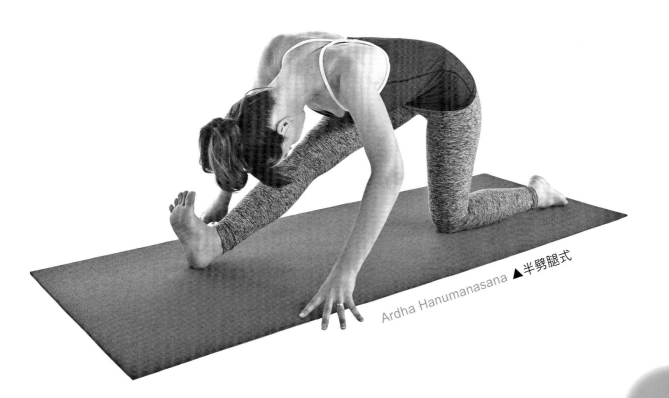

Ardha Hanumanasana ▲半劈腿式

Utkatasana 幻椅式

這個瑜伽式有助於加強腿部，同時培養核心意識。把這個瑜伽式帶進你的日常生活裡，每一次你要坐下來時，先維持幻椅式一會兒！對於不足的第一脈輪，幻椅式是絕佳練習，因為能夠培養出跟大地比較多的連結。

1. 雙腳與髖部同寬。吸氣時雙腳向下和向外推，同時向上舉起你的手臂過頭。此時完整的呼吸一次，透過你的核心連結天與地。

2. 下一次吸氣時，彎曲你的膝蓋，尾骨向後推，抬高胸部，製造出脊柱微微的弧度。

指導原則

- 擁抱核心。腹部內縮時突出你下背部的自然弧度。

- 避免軀幹前彎。抬起你的肩膀，保持肩胛骨向下移動。

- 通過頭頂伸長，眼睛向上凝視你的雙手。讓眼睛引導脖子的動作。如果脖子繃得太緊，那麼只要向前看，維持在眼睛的高度。

- 深化這個瑜伽式，膝蓋多彎曲一點，讓髖部更加下沉，然而依舊保持軀幹向上伸展。

- 至於較大的挑戰，腳和膝蓋合攏重複動作（姿勢 B），雙手在頭上方合掌，後三指交扣。

- 大腿之間夾一塊瑜伽磚，增強擁抱核心的動作。

效益

- 增強力量和耐力。

- 建立能量和焦點。

- 加強腿部。

- 刺激消化和生殖系統。

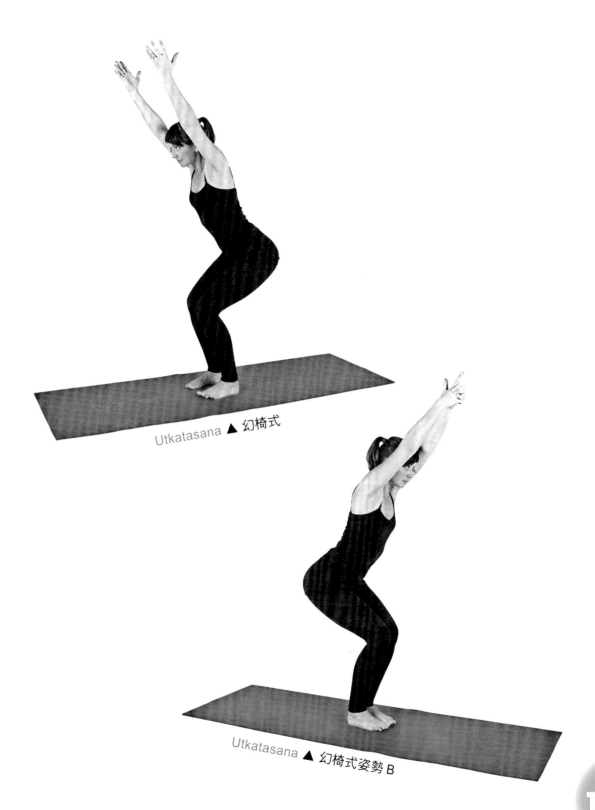

Utkatasana ▲ 幻椅式

Utkatasana ▲ 幻椅式姿勢 B

- 低血壓。

- 失眠。

- 膝蓋有傷。

Utkata Konasana 女神式

男神往往與沒有形體的靈性連結在一起，而女神通常是比較接近土地、有血有肉而且具體的實存。這個姿勢藉由占據廣大的地基，放低根部進入土地，女神完全掌握她的大地之力。

1. 向兩側抬起雙手，手肘打彎，手掌向著前方，手肘接近肩膀高度。

2. 雙腳張開約與手肘同寬，腳趾指向墊子的角落。

3. 吸氣，彎曲你的膝蓋，放低你的根部。

指導原則

- 練習讓自己的大腿漸漸可以跟地面平行，但是不要勉強。

- 雙腳向下和向外推壓以活化雙腿。腳後跟保持在地面上，雙腿要張得夠開才能輕鬆做出這個動作。

- 小心你的膝蓋。讓膝蓋的移動跟腳的方向一致。當膝蓋在腳踝上方時就停止移動。

- 想像拓寬底部，尾骨微微向後，收小腹縮向核心。

- 保持脊柱垂直，朝向頭頂上伸，擁抱你的核心。

- 嘴角輕柔的帶向耳朵，想像女神仁慈的力量流貫你全身。

- 其他可以選擇的手臂姿勢是，雙手合十在胸前（祈禱的手勢）或是

手臂高舉過頭。看看在哪個姿勢中你感覺最有力量。

效益

- 加強腿部。

- 打開骨盆底。

- 建立能量、力量和信心。

避免或審慎運用

- 膝蓋有傷。

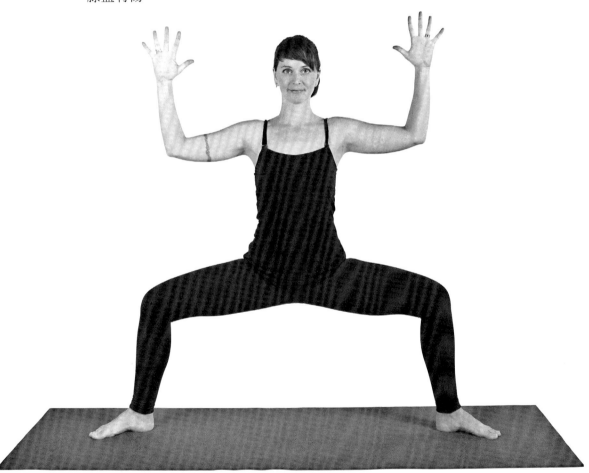

Utkata Konasana ▲ 女神式

Vrksasana 樹式

這是另外一個精粹的接地瑜伽式。樹式邀請你扎根在自己的地面，讓樹幹（軀幹）堅實，同時向上伸出枝椏擴張自己。這個瑜伽式顯示海底輪如何支撐你核心的堅實，以及上層脈輪的自由。

1. 從山式開始。站得高大挺直，找到你的核心，扎根在雙腿上。想像站在第一脈輪的方形上（如 52 頁所描述）。

2. 把重量轉移到左腿上，同時抬起你的右腳，只要稍微離地。腳移動得比較遠之前先穩固你的平衡。

3. 右腳頂著你左腿的內側。如果必要的話，用你的手幫忙做這個動作是可以的。初學者腳可能會放得比較低，放在腳踝或是小腿內側。避免頂在膝蓋上。

4. 雙手合十擺出祈禱的姿勢，放在胸前（姿勢 A）。緊抱你的核心，抬高你的頭頂，同時向下扎根，向下伸展你的尾骨，朝著腳下方形的中央。

5. 當你保持平穩，你可能希望舉起你的手臂，伸展你的枝幹（姿勢 B）。

指導原則

- 動作要慢，每個階段都要保持你的平衡。眼睛固定注視前方幾英呎的一個焦點，幫助你平衡。

- 腳穩穩的頂著大腿，透過抱緊你的核心來穩定自己。

- 試著閉上眼睛，看看你是否能夠藉由真正感覺你的核心來保持你的平衡。

- 至於變型和比較深的打開髖部，把右腳外側放在左大腿頂端（姿勢 C），膝蓋指向地面。

效益

- 培養平衡和焦點。

- 鞏固接地和自立。

- 加強腳、腳踝、小腿和大腿。

- 矯正扁平足。

- 增強對核心的覺察。

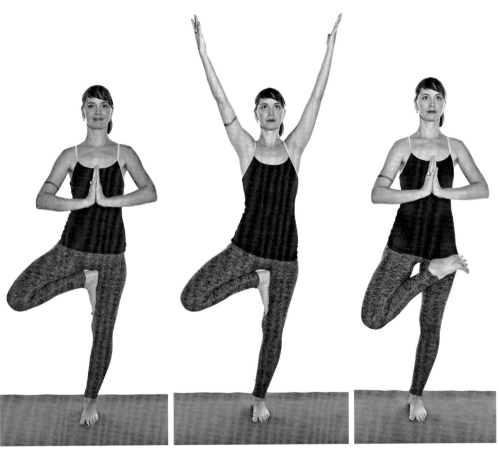

Vrksasana ▲ 樹式
姿勢 A ／姿勢 B ／姿勢 C

Utthita Hasta Padangusthasana 手抓腳趾單腿站立式

這是平衡的瑜伽式，需要扎根在站立的腿上，同時抱緊核心。這個瑜伽式可以分階段練習，掌握了一個姿勢之後再進到下一個姿勢。緩慢且小心的做動作。一旦你開始放掉這個瑜伽式，放下腿比恢復姿勢要容易保持平衡。

1. 以山式開始，接近你的核心。彎曲右膝，手指交握放在膝蓋下面，把右腿帶向胸部（姿勢 A）。恢復你的平衡和穩定。

2. 如果這個姿勢你平衡了，雙手交握放在右腳下（姿勢 B）。再三練習直到你感覺穩定。

3. 如果這個姿勢你平衡了，用大拇指和食指圈住你的大腳趾，右腿向前伸展（姿勢 C）。

4. 扎根在你站立的腿上，並且伸展到你舉起的右腿，慢慢移動你的右腳，把腿舉向身體右側（姿勢 D）。

指導原則

- 動作要慢，每一步都要確保你的平衡和穩定。如果沒有感覺穩定，不要進行下一步。

- 站立的腳要保持堅挺，但是膝蓋不要緊繃。抬高膝蓋骨，把肌肉帶向骨頭，通過腿的核心伸展。站立的大腿正面向後拉，因此你的髖部在膝蓋正上方。

- 保持髖部和墊子的正面成直角。

- 確定你的軀幹保持上挺，肩膀向後拉，頂輪在海底輪上方。

效益

- 改善平衡。

- 加強腿部和腳的所有部位。

- 延展大腿背面肌肉。

- 建立專注、穩定和焦點。

- 增強對核心的覺察。

避免或審慎運用

- 疝氣

- 膝蓋、腳踝或髖部有傷。

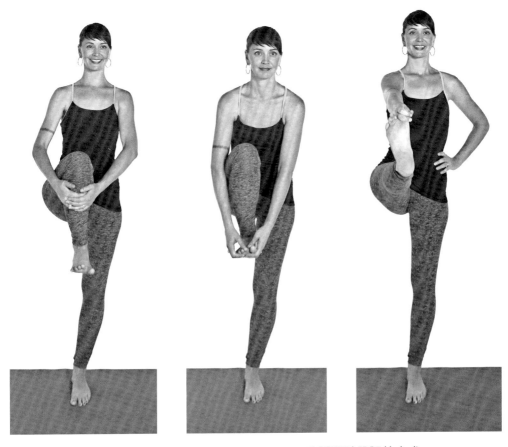

Utthita Hasta Padangusthasana ▲ 手抓腳趾單腿站立式
姿勢 A ／姿勢 B ／姿勢 C

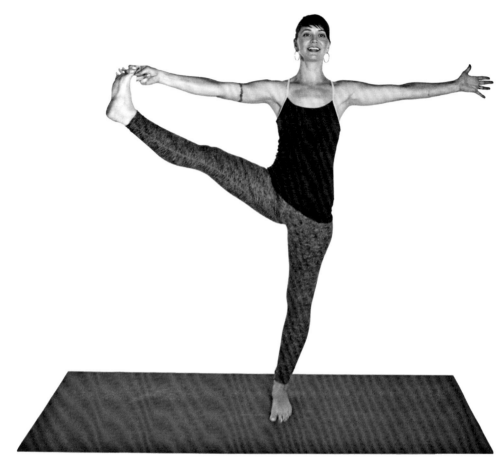

Utthita Hasta Padangusthasana ▲ 手抓腳趾單腿站立式
姿勢 D

Virasana 戰士坐式和 Supta Virasana 戰士臥式

這個瑜伽式會好好延展股四頭肌和髖屈肌，並且打開腹股溝區域，刺激脊柱的根部。對於鍛鍊腿部的所有練習，這個瑜伽式是很好的反向延展，同時讓身體沉入地心引力。

1. 以跪姿開始，膝蓋與髖部同寬。雙腳張開稍微比膝蓋寬。

2. 用你的雙手把小腿肚稍微向外轉，朝向兩側。

3. 朝地板放低你的臀部，把屁股滑進腳後跟之間。腳尖筆直朝後，腳後跟剛好在髖部外側（戰士坐式）。

4. 如果這個姿勢你舒服，膝蓋不會繃緊，那麼把手放到身後，放低你的手肘，慢慢把你的背放低到地板上。

5. 如果你可以舒服的躺下，雙手高舉過頭，抱住另一邊的手肘（戰士臥式）。

6. 要離開這個瑜伽式，由心帶領，首先用你的手肘，然後你的手來支撐，頭最後上來。

指導原則

- 你可以在臀部下面墊塊瑜伽磚或是墊枕，做為額外的支撐，把你的髖部抬高一點。

- 膝蓋骨朝地面下推，同時尾骨指向你的膝蓋。

- 避免讓膝蓋張得比髖部寬。這樣可能會繃緊髖部和下背。

- 這是一個中級瑜伽式。不要期待立即的成效。

效益

- 刺激尾骨。

- 延展骨四頭肌和腰肌。

- 打開下背部。

避免或審慎運用

- 膝蓋、腳踝或髖部有傷——避免任何疼痛。

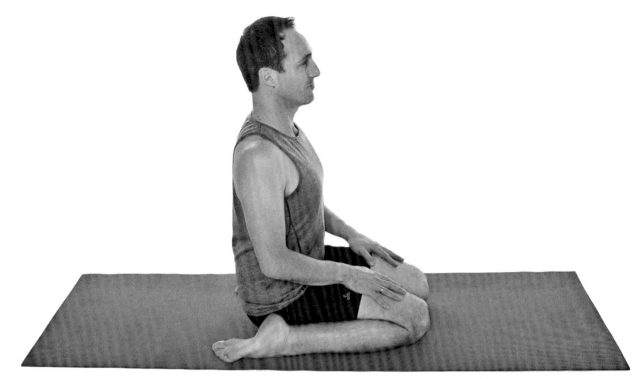

Virasana ▲ 戰士坐式

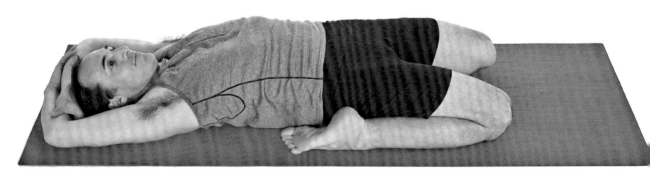

Supta Virasana ▲ 戰士臥式

Siddhasana 至善坐式

植物要生長，根部必須獲得滋養。像抱嬰兒一樣環抱你的腿是滋養自己的好方法。尊崇腿的下半部，同時打開你的髖部。

1. 輕鬆的盤腿坐好。

2. 雙手抓住右腿的腳和膝蓋，左小腿保持在盤腿的姿勢裡。

3. 右小腿上舉朝向胸部，讓右膝滑入右手肘的內彎裡，右腳在左手肘的內彎。如果可能，沿著小腿手指交握（姿勢 A）。

4. 軀幹的四個角後推。

5. 輕柔的來回搖晃小腿，彷彿在搖小嬰孩，慢慢讓腿接近你的軀幹。

6. 以另一條腿重複動作。

指導原則

• 這個瑜伽式比較初階的動作是，兩隻手都放在小腿下面（姿勢 B）。

• 小心脊柱不要成圓弧型；保持脊柱挺直和伸展。尾骨朝地面下推。

• 輕柔的對待你的腿，就像你對待嬰孩一樣。

• 保持你抬起來的腳掌勾起、強壯和投入。

效益

• 打開髖部。

• 改善消化。

• 刺激結腸、肝臟和腎臟。

避免或審慎運用

• 膝蓋或髖部有傷。

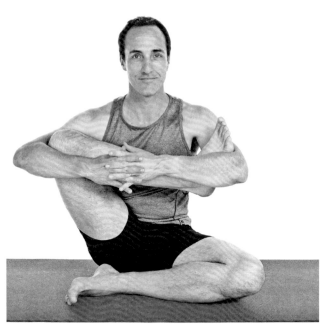

Siddhasana ▲ 至善坐式
姿勢 A

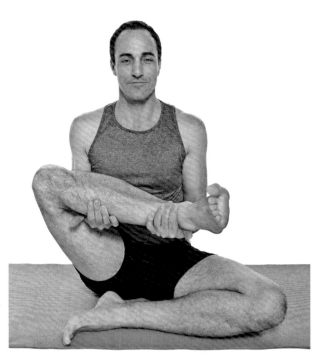

Siddhasana ▲ 至善坐式
姿勢 B

Janu Sirsasana 頭觸膝前屈式

下面兩個瑜伽式能加長整個脊柱，把你的根部向下拉到腿的背面，同時溫柔的按摩內臟。在你的練習將近結束進行攤屍式之前，用這個瑜伽式讓自己冷靜下來。對於過度的第一脈輪這是很好的瑜伽式，學習順其自然和信任大地。

1. 以手杖式坐好。雙腿的背面穩穩的壓在地板上，朝後伸展你的尾骨，脊柱向上朝著頭頂伸展。如果在這個姿勢中你無法保持脊柱的自然弧度，用折疊的毯子墊高你的臀部。

2. 彎曲左膝，把左腳拉向你的會陰部，左腳掌頂著右大腿內側。

3. 吸氣，手臂向上舉高，右腳勾起，伸展右腳一直到腳後跟。向上拉長你的脊柱。

4. 吐氣，同時身體向前彎，在你的右腿之上，保持脊柱拉長，避免背部成圓弧形。

5. 手伸向你的腳趾，雙手扣緊放在腳掌下。如果你的柔軟度不夠，搆不到腳趾，那就把你的手放在你可以舒服搆到的地方，你的腳踝、小腿、膝蓋或是右腿兩旁的地面上。

6. 在這裡休息一下，做幾次深沉而完整的呼吸，每一次吐氣時身體就鬆開多一點，往前推進一點。

7. 離開這個瑜伽式，吸氣同時抬起頭，等你回到坐姿之後，按摩你的腿。

8. 換腿，換邊重複動作。

指導原則

• 初學者或是大腿背面肌肉（腿筋）很緊的人，或許會希望使用一條帶子套在腳上。

• 你的身體中線要對齊伸展的腿的核心。

- 手肘張開以深化這個瑜伽式，把額頭帶到你的膝蓋或小腿。尾骨向身後推。

- 保持脊柱拉長是比較好的，即使這意味著你的額頭無法放下來到你的腿上。

效益

- 延展大腿背面肌肉，伸展脊柱。

- 改善消化，因為按摩了下部器官。

- 刺激肝臟和腎臟。

- 冷卻和鎮靜。

- 打開髖部。

- 打開大腿根部的底線。

避免或審慎運用

- 膝蓋有傷。

- 腹瀉。

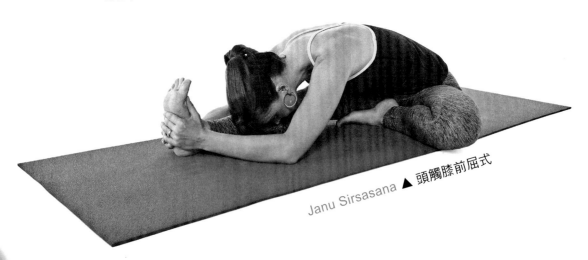

Janu Sirsasana ▲ 頭觸膝前屈式

Paschimottanasana 坐姿前屈式

1. 如上以手杖式開始，雙腿伸在身前，如果需要，以折疊的毯子調整臀部的高度。

2. 勾起你的腳，通過雙腿的核心伸展雙腿，一直到腳後跟，膝蓋內側推向地面。大腿上部微微向內轉，不妨用你的雙手幫忙。

3. 把尾骨朝身後推，身體中線朝你的頭頂上引。

4. 吸氣，同時雙手高舉過頭，抬高你的肋骨，肩胛骨向下拉。

5. 保持雙手上舉，吐氣時向前彎，在兩腿之上。如果這個動作會繃緊你的背，把手臂靠在膝蓋上，向前彎時，讓手臂跟著向前滑向你的腳。

6. 手抓住腳趾，或者雙手交握放在腳掌下。如果做不到，抓住任何你可以到達的部位，你的腳趾、腳踝、小腿或膝蓋。先找出你最遠可到達的地方，然後看看你的手自然落下的地方。

指導原則
• 手肘向外彎，胸部向前移動。

• 伸長脊柱，而不是讓脊柱在腿上成圓弧形。

• 大腿內側朝地板下推，加寬大腿骨之間的空間。

• 不要超過你的限度而導致疼痛。每一次吐氣時，身體再多鬆開一點，往前推進一點。

• 維持一分鐘或久一點，不抵抗的臣服於這個瑜伽式。

效益
• 伸長整個脊柱。

- 延展大腿背面肌肉。

- 增進髖部的柔軟度。

- 冷卻和鎮定。

- 打開大腿根部的底線。

避免或審慎運用

- 背部有傷。

- 懷孕後期。

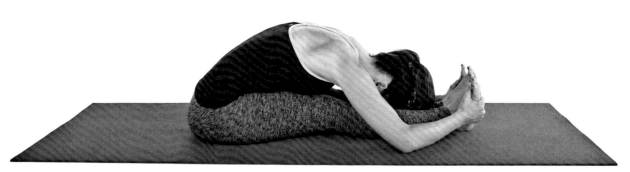

Paschimottanasana ▲ 坐姿前屈式

Balasana 嬰兒式

　　這是你可以做到的最接地的瑜伽式之一。練習當中如果你感覺累了需要休息，或者你覺得因為能量太多而神經過敏，只要讓自己回到這個簡單的瑜伽式，類似出生前你在子宮被安全環抱的姿勢。

1. 腳後跟稍微向外側，雙膝分開約 12~18 吋（30~45 公分），臀部放在腳的底部上。

2. 向上舉起你的手臂，伸向天空，吸氣時伸展你的脊柱。

3. 向前彎越過你的腿部時，從底部到頭頂身體繼續拉長。

4. 你可以選擇伸長手臂，把手放在身體兩旁，或者雙手交疊成枕頭，放在額頭下。

指導原則

- 這應該是一個舒服的休息瑜伽式。如果有困難，不妨用枕頭或毯子放在膝蓋後面或是額頭下，或者以 Apanasana 抱膝式（見 57 頁）取代。

- 深沉的安定下來，讓自己的呼吸變得緩慢。想像成為嬰孩的單純，你所要做的就只是存在。

- 如果你伸長手臂時肩膀會夾緊，加寬雙手之間的距離，直到你舒服。

- 要讓這個瑜伽式更加放鬆安歇，膝蓋打開一點，在胸部下面放個墊枕（姿勢 B）。

效益

- 促進消化，按摩下半部器官。

- 鎮定和安寧神經系統。

- 讓身體從練習中冷卻下來。

- 跟自我產生深沉的連結。

避免或審慎運用

- 懷孕後期。

- 膝蓋、腳踝或髖部有傷。

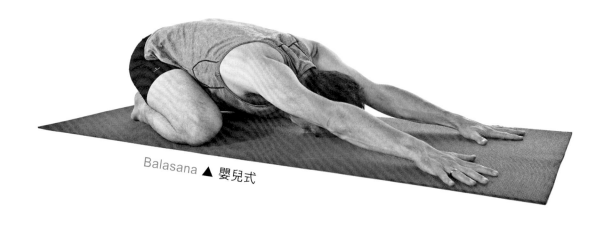

Balasana ▲ 嬰兒式

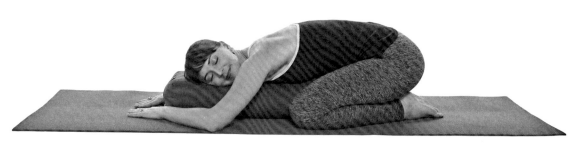

Balasana ▲ 修復的嬰兒式
姿勢 B

Savasana 攤屍式（大休息）

幾乎所有練習都應該結束於攤屍式，而對於海底輪而言尤其是不易的真理。在這個瑜伽式中，你會完全臣服於重力，靜止不動，沉浸在大地裡面，感覺身體下面堅實的支撐。

1. 躺在你的瑜伽墊上，從頭到腳把身體聚集於中心。

2. 朝著腳向下伸展你的尾骨。

3. 手臂和腿對稱的放在身體兩邊，手掌向上。

4. 頭放在軀幹正中央，拉長頸部背面。

5. 肩胛骨轉向你的身體下面，因此你的肩膀朝著你的腳向下移動。

指導原則

• 放任自己深沉的臣服，然而保持清醒和警覺。

• 跟隨身體裡面堅實的線，感覺身體的邊緣和重量。

• 感覺地面是如何完美的支撐你。

• 感謝你的身體，那是帶著你生活和修行的載具。

• 讓你的身體休息，接受來自大地的滋養。

效益

• 給予身體深沉的休息。

• 讓身體整合你的練習。

• 促進臣服和接受。

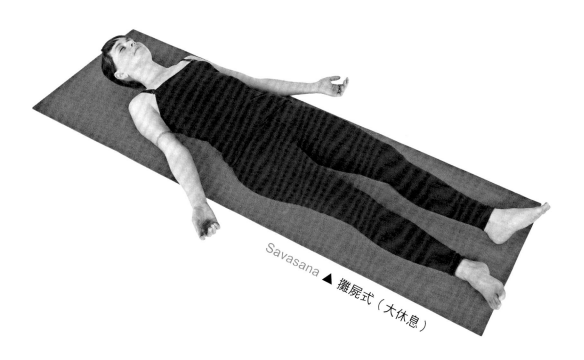

Savasana ▲ 攤屍式（大休息）

1

第一脈輪的姿勢串連

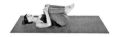

Apanasana 抱膝式

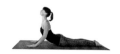

Bhujangasana 眼鏡蛇式

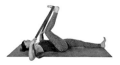

打開腿部的氣脈

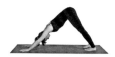

Adho Mukha Svanasana
下犬式

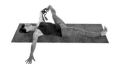

Supta Padangusthasana
仰臥手抓大腳趾式

Uttanasana 立姿前彎式

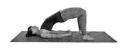

Setu Bandha Sarvangasana 橋式

高弓步式和半劈腿式

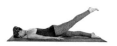

Salabhasana 蝗蟲和半蝗蟲式

站姿的生物能接地

Utkatasana 幻椅式

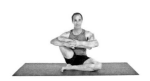

Siddhasana 至善坐式

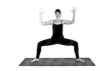

Utkata Konasana 女神式

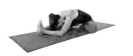

Janu Sirsasana 頭觸膝前屈式

Vrksasana 樹式

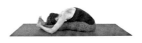

Paschimottanasana 坐姿前屈式

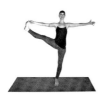

Utthita Hasta Padangusthasana
手抓腳趾單腿站立式

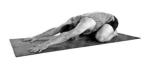

Balasana 嬰兒式

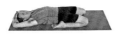

Supta Virasana 戰士臥式

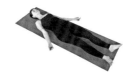

Savasana 攤屍式（大休息）

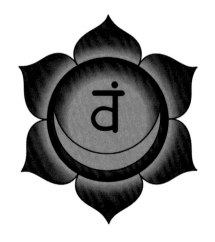

Svadhisthana 性輪
自己的宮殿

元素	水
原則	兩極對立
目的	運行、流動、擴展、愉悅
屬性	流動、感受、善變、柔順、愉悅
身體部位	髖部、薦骨、腹部、性器官、大腿內側、膝蓋和關節
練習	打開和拓寬髖部、接聽感覺和感受做為引導、整體的動作、順應兩極對立的運作
行動	大腿向內轉;平衡兩極對立,尤其是擴展／收縮、向下扎根／向上高舉;向流動、玩笑和嬉戲開放
瑜伽式	打開髖部的瑜伽式、前彎、劈腿
男性	伸展、追尋、穿透、淨化、維持
女性	感受、接受、吸引、滋養、熱情
不足	嚴苛、僵硬、枯燥、麻木
過度	氾濫、潮溼、懶散、陷溺
平衡	飽滿然而克制、優雅的動作

Align…

對位

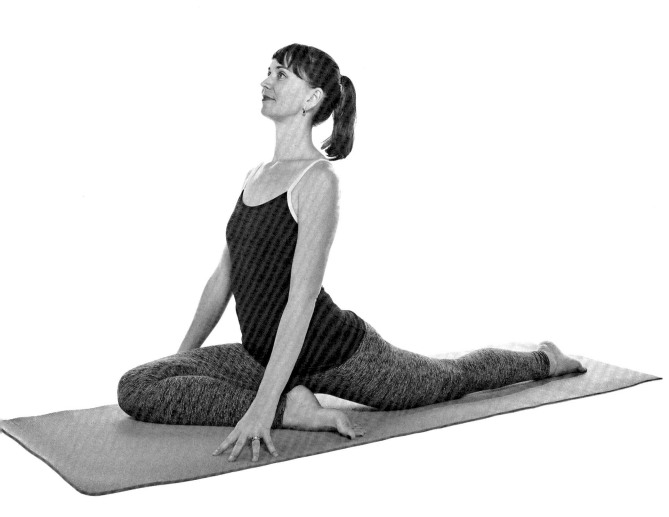

重點並不是在瑜伽式中你可以做到
什麼樣的程度，而是你在做瑜伽式時
感受有多麼深刻。

——艾諾蒂·朱迪斯

　　且你進入身體的殿堂，而且在第一脈輪裡建立好你的地基，下一步就是沿
著貫穿你核心的中軸線讓身體對位。這條中軸線叫做中脈。在瑜伽裡，對
位意味著找出身體各個部位之間的最佳排列，極大化氣的流動和神性的加持。
你的中脈是兩極對立的天與地之間最直接的連結，也是負責組織的中央管道，
讓存有的各個部分對位，包括你的情緒和意志、你的腦和你的心、你的心智和
你的身體、你的價值和你的行動。

　　脈輪瑜伽尋求從內在界定對位，方法是透過感覺氣在全身的流動，於是找
到最好的方法增強氣在核心與脈輪的流動。你可以稱這是精微身的對位。這是
靈魂的神聖構造與身體的構造對位。儘管好的瑜伽老師會指引你在各個瑜伽式
中如何對位，對位終究是你練習瑜伽式能輕鬆到位時感覺到的事。開放自己接
受瑜伽式的加持。

　　對位是你在自己當下所處的位置以及想要到達的位置之間如何安排能量的
運行。舉例來說，搭車旅行時，你在旅途上可能會遇到許多迂迴和轉彎，然而
你可以看著地圖，畫一條線從一個點到另一個點。開車時，你會沿著帶你抵達
目的地的道路和公路前進。讓我們檢視一下從第一脈輪移動到第二脈輪將會如
何開展。

　　第一個脈輪代表一個點。這個點是你的地基，你的身體占據的地方。這是
你自我的奇點（奇異點），因為你只有一個身體，同時間只能占據一個地方。
這個奇點給你一個位置，那是在地球上的一小塊地方。當你從第一脈輪移動到

第二脈輪，你從單一性走到二元性，一個點到兩個點。兩個點就界定了一條線。

對位將你的身體導向一條線，或者有時候是好幾條線。當你以基本的立姿瑜伽式（例如山式）挺直站立時，你對準的是貫穿你的核心的中央垂直線。你讓自己的肉體和精微能量沿著那條線對稱排列，平衡左和右，前與後。藉由在你的瑜伽墊上畫線，無論是實際的線還是想像的線，在你向前彎腰，或是向後邁步成弓箭步時，你可以將自己的核心與瑜伽墊上的中央線對齊。進行比較複雜的瑜伽式時，例如三角式，有幾條線要考慮，一條線通過兩條腿，另一條線從底部到頭頂，還有一條線穿行過心臟通過手臂。

儘管理論很簡單，但核心的對位不一定能輕鬆做到。脈輪中的阻塞會把我們帶離核心，將能量卡死在繁複的防禦之中。這些阻塞之後會顯現在身體上，成為肌肉緊繃、僵硬、結締組織縮短、過重、疼痛或者長期的能量緊縮。外在生活裡，脈輪的阻塞顯現為防禦或分心的行為，以不健康的方式轉移能量，因此可能讓我們焦慮或疲憊。

善用兩極對立的原則

正如同一條線有兩個點，指涉了移動，數字「二」蘊含著兩極對立。就是在這個脈輪你從身體的單一性移動到自我與他人、心與身、上與下、擴張與收縮、內與外的二元性，以及你會看到列在下面表格兩極對立的其他屬性。

兩極對立可以朝著彼此移動，例如右手掌按壓左手掌，或者兩隻手掌分開，例如把手臂向外張開，讓左手和右手的指尖彼此離開。同樣的，一條線可以把兩樣東西連結在一起，也可以界定分隔，例如在沙地上畫一條線。

在瑜伽裡，我們有意識的運用兩極對立的原則來導引氣的流動。向下扎根到你的腳跟時，你也向上伸展指尖越過頭頂，於是創造出一條能量線，在你身體較高和較低的兩極之間流動。你抱向你的核心，並且向外伸展你的手臂，這種同步的收縮和擴張讓兩種表現形式的動能都變得比較強。善用兩極對立同時保持你的核心是第二脈輪的主要任務之一。即使那是拓展你的限制，這樣的行動帶你更深入感知自己的核心。你的核心感越強，就越容易拓展。我們在第一章見識過如何透過擴張與收縮的結合來打開你手上的脈輪。下面的表顯示一些兩極對立的屬性，瑜伽擁抱這些屬性幫助能量運行全身。要拓展你的瑜伽修

行，就要在瑜伽式中找到對立的兩極；找到努力和臣服，抑制和自由。如果你要為一堂課或是你自己的練習規劃一序列瑜伽式，試著擁抱兩極對立的平衡。

向下扎根／向上升高	抑制／自由
左／右、前／後	擴展／收縮
意志／臣服	內／外
心／身	保持／釋放
認知／感受	活動／休息、動／靜
領導／追隨	創造／消融
表達／接受	滿／空
行動／阻力	男性／女性

你甚至可以說，是兩極對立促成脈輪的旋轉，因為往上和向下的氣流經由左脈和右脈交叉通過脈輪，讓脈輪像齒輪那樣循著相反的方向旋轉（如右頁圖所示）。藉由修煉往上和向下的氣流，你事實上是讓比較多的能量通過脈輪。當一個脈輪擴張時，它的運行有助於在它之上或之下的脈輪運行。

譚崔：兩極對立的瑜伽

脈輪系統是在瑜伽哲學的譚崔時期崛起的，大約是公元五百到一千年之間。這是印度許多哲學交融為一體的時期。儘管西方人錯誤的把譚崔看成主要是關於性愛的修煉，事實上那是關於如何統一自我之中原型的兩極對立，並且擁抱更大更大的脈絡。譚崔擁抱的是如何將存在之中原型的兩極對立交融為一，心與身、天與地、精神與物質、神與女神、男性與女性，都交織為一體。透過整合或交織這些對立的兩極，生命的織錦恢復平衡。

在脈輪系統裡，如同譚崔的教誨，最基本的兩極對立是在物質（prakriti）與「意識」（purusha）之間。整合對立的兩極是通往完整的道路，也是瑜伽的目標之一。一旦你接地了，對於較高意識的渴求會喚醒向上的旅程，帶你進入下一步。

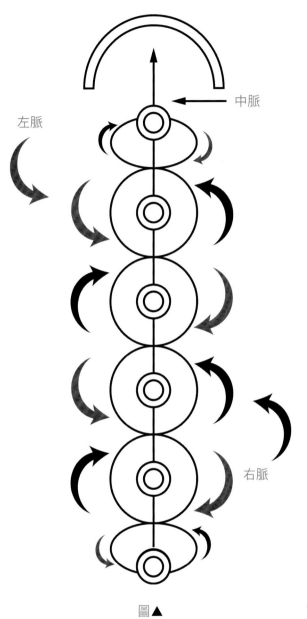

左脈

中脈

右脈

圖 ▲
脈輪的旋轉
是右脈與左脈兩股反向的氣
流動的結果

反映出脈輪系統的真正源頭是譚崔，脈輪瑜伽受益於善用兩極對立中固有的相反力量來幫助平衡脈輪。這樣的助力有時是發生在你練習瑜伽式的過程中。其他層面則是你在身與心、自我與他人、態度和意圖之間創造出來的對位。一旦對位了，就會產生力量，於是帶領你從第二脈輪進入第三脈輪。

感受與感覺

　　第二脈輪的梵文名字是「Svadhisthana」，字意是「自己的居所」。你透過內在的感覺進入自己的居所。因為是內在的，你看不見它，正如你看不見思想，你只能夠去感受。在第二脈輪占據自己的居所，就是去充分感受你的核心，這個核心是從你的根基升起的，它要展開旅程，到達頭頂成為無限綻放的蓮花。

　　你的慾望、需求、渴望和驅力據說都是來自這個脈輪。你經驗到這些慾望、需求、渴望和驅力是愉快或不舒服的感覺，是你想要趨向或遠離的事情。邊緣系統處理你的經驗，尋求的是增加快樂和減少痛苦。邊緣系統是哺乳類的大腦，負責情緒連結和幸福感。邊緣系統是比大腦皮層古老得多的大腦部位，然而又比聚焦於生存、比較原初的爬蟲類大腦進化。當一切順遂時，哺乳類大腦滿盈著連結與幸福的潛在感受。而痛苦時，它會發出有什麼事情不對勁的警報，需要你的注意，意識會固著於此，直到痛苦獲得關照。不過如果痛苦是長期的，意識就會開始封閉感覺，於是造成阻塞。麻痺痛苦讓我們能夠運作，然而付出的代價是降低覺察。

　　我們傾向於追求快樂，迴避痛苦。同樣的，當我們的身體和靈魂處於生機勃勃的愉悅狀態，我們的元氣會擴張，而當我們痛苦時，元氣就會緊縮。因此，如果你想要擴張元氣，就要創造讓全身愉悅的動作和流動。練習瑜伽時，把自己逼迫到疼痛以求更進一步，長遠來說是有害的，因為這樣會促使元氣緊縮，可能導致受傷。

　　不過，有一種感覺在疼痛邊緣，就發生在你的邊界。那是伸展激發強烈的感覺帶來的甜蜜，類似於好的按摩深入你痠痛的肌肉那樣。要找到這條介於有益伸展和有害伸展之間的微妙界線，全部的關鍵是仰賴感受與感覺的領域。什麼時候要進入和離開瑜伽式，你只能在感受和感覺的領域之內尋找，覺知到你

的邊界。這種內在監控對於你的練習是不可或缺的指引。

感受把意識帶入身體，同時把身體帶向意識。感受是覺察與身體終極的連結介面（接頭）。我們感受自己在空間中的位置。我們感受自己受到地心引力的牽制，感受到呼吸的起起伏伏，感受到四肢或恥骨區的刺麻。在發展你的練習，逐漸了解瑜伽帶給你的禮物之時，感受的功能無比重要。社會教導我們否認我們的感受和感覺，導致人們在上瑜伽課時讓自己受傷。因為注意不到身體傳送的關於自己局限的線索，人們逼迫過度，超越局限而受傷。

感覺也是內在與外在世界之間的門戶。我們看到、聽到、聞到、觸到、嘗到一些事物，把環繞於我們周邊的各種外界知識帶入我們的內在意識之中——帶入我們關於自己以及周邊世界的「資訊」。這套知識反過來又讓我們在空間中移動，航行於物質世界中。我們透過感官知覺接觸這個世界。我們會伸展或蜷縮來回應歡愉或痛苦。因此感受與感覺引導了我們由內而外以及由外而內的行動。

生理上，第二脈輪的感受是朝向飢餓感和性慾的滿足移動。情緒上，第二脈輪的驅動力是朝向連結和實現。精神上，強烈的渴望是朝向比較高層的意識、解放、與神連結。

情緒

感覺與感受都有助於情緒的產生。情緒是第二脈輪的另一層面。情緒的英文是「emotion」，源自拉丁文，「e」代表「外」，「movere」則是「移動」的意思。情緒是元氣在全身組織內的運行；情緒總結了儲存在身體內的感受。舉例來說，你可能對某件事有惱怒的感受，不過如果那樣的感受重複儲存在你的組織裡，就有可能成為憤怒的情緒。我喜歡把感覺想成是字詞，感受是句子，情緒則是浮現的故事。

當你壓抑情緒，你限制了身體的自然動作。你變得僵硬，恰恰成為第二脈輪如水般流動的反面，抑制了身體的柔軟。因此，要培養身體的柔軟度可能需要你願意去感受儲存在你身體上的過往情緒。

當你開始比較深入瑜伽式時，你可能會不經意發現隱藏在某個角落的情緒浮現出來，跟眼前發生的事情並無關連。我記得在一場我斷了一根肋骨的車禍

發生大約六個月之後，我在做扭轉側三角式。那根肋骨早就癒合，之後我也多次做過這個瑜伽式，但是當老師幫我調整了一下，帶我比較深入扭轉時，突然那幾個月努力保持自己僵直避免肋骨疼痛的辛苦湧現為啜泣。每當我問學生有多少人曾經沒有明顯的理由在瑜伽墊上淚流滿面時，毫無例外總是大多數人都舉起了她們的手，男士也一樣！如果你能夠允許這些情緒流動和釋放，擁抱它們的真相，你的身體就會重新獲得流動性和柔軟度。

終於你從「土」移動到「水」，或者從固體到液體，憑藉的是融化。當你的內在能夠消融進入瑜伽式，而又堅定的維持住外在身形時，你結合了物質和動作，那也是第一脈輪和第二脈輪的結合。透過這樣的結合，我們創造出第三脈輪的力量。

第二脈輪的練習與姿勢

第二脈輪的精微能量

在第二脈輪，你接收全身，尤其是薦骨區域內的精微感覺。學習去感知越來越精微的能量，是沿著脈輪向上精修的一部分。第二脈輪透過感覺邀請意識進入。

靜坐和感知

1. 找到舒服的坐姿。確定你可以輕鬆保持脊柱挺直。如果你盤腿坐在地板上，而膝蓋位置比髖部高，那麼就坐在折疊的毯子或坐墊上。如果你是坐在椅子上，確定不要翹腿，讓兩隻腳都碰觸到地面，因此你的髖部是水平的。

2. 一開始你的根部向下伸展，你的頭頂向上延伸。找出在你的頂輪和海底輪之間運行的中央線，也就是你的中脈，那是你內在殿堂的中軸。想像這條中線從你的垂直中心一路向上延伸到天庭，同時向下延伸到地球的中心。

3. 隨著你的呼吸加深，去感受彷彿你可以在每一次吸氣時，牽引著呼吸沿核心向上，而在每一次吐氣時讓呼吸一路向下。吸氣時伸展頭

頂的高度，吐氣時延展根部的深度。即使吸氣時也要保持根部的深度；即使吐氣時也要維持伸展的高度。

4. 現在你已經確立了你的核心，和緩的增加你薦骨的弧度，彷彿有人從後面輕輕壓你的薦椎。保持肩膀放鬆，頭頂向上伸展。

5. 保持薦骨的良好弧線，緊實你的腹部肌肉，把第二脈輪的前面和後面互相拉靠近。

6. 同時，大腿內側稍微向下轉，想像你的大腿骨精微的彼此分離，拓寬你的髖部。換句話說，第二脈輪的前面和後面互相靠近，而髖部的左邊和右邊遠離彼此。

7. 現在慢慢的前後移動你的肚臍。注意當你改變骨盆的角度，收縮和伸展你的薦椎時，大腿骨發生了什麼事。你能夠感覺當你增加薦骨的弧度時大腿骨會稍微分離，而你讓薦骨與背部齊平時大腿骨會彼此靠近嗎？你能夠感覺胸廓（肋骨架）上升與下降的細微動作嗎？你的核心呢？你能感覺核心的擴張和收縮嗎？你的脊柱其他部位發生了什麼事？你能透過骨盆動作的帶動，讓從薦骨散發出的波動一路沿著脊柱上升嗎？

8. 感覺身體前面和後面兩極之間的不同，在中間找到一個休止處，在這裡你感覺到第二脈輪的核心安頓在你的中線嗎？感受內在殿堂中你的位置。想像這是你蓮花的莖部，像蛇一樣靈動，通過美麗而神聖的一池水。

骨盆律動

薦骨因為坐得太多、壓抑的情緒，或者只是要防備受傷，而變得僵硬。因此擺動你的薦骨讓它鬆開，讓它開放接受愉悅的臣服，以此展開第二脈輪的練習大有助益。愉悅的臣服正是第二脈輪的關鍵屬性。

1. 背靠地躺下來，彎曲膝蓋，兩腳與髖部同寬，腳後跟離你的臀部一

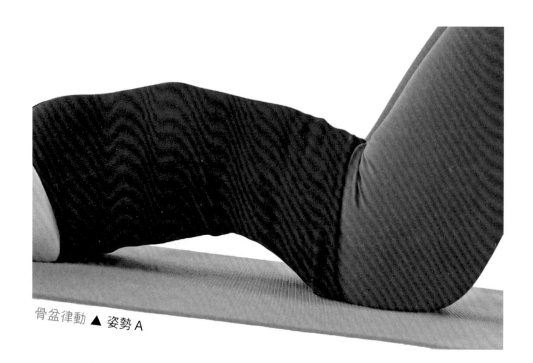

骨盆律動 ▲ 姿勢 A

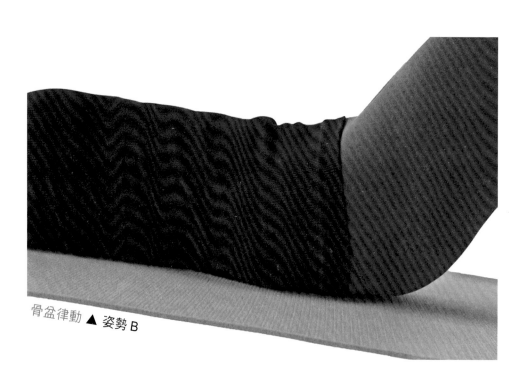

骨盆律動 ▲ 姿勢 B

2

呎（約三十公分）之內。

2. 和緩的施壓你的腳，有韻律而且不費力的前後擺動你的骨盆，從姿勢 A 移動到姿勢 B。

3. 讓全身臣服於律動，彷彿你是用吉利丁做成的果凍。

指導原則

• 讓你的肚子完全放鬆，因此動作只是由雙腿發動，而不會收縮你的腹部肌肉。

• 開放自己臣服於第二脈輪的流動性，讓全身像波浪一樣移動，整個脊柱起起伏伏，同時下巴隨著每次律動上上下下。

• 找出輕鬆的韻律，讓你不費力的臣服。讓這項練習是愉悅的。

效益

• 舒緩下背疼痛。

• 促進腦脊髓液流動。

• 放鬆以及緩和情緒之痛。

• 有時能釋放禁錮的情緒。

• 無論第二脈輪是過度或不足都有益處。

骨盆呼吸

現在你已經鬆開骨盆，你可以開始進行比較專注於第二脈輪的動作。

1. 一開始躺下來，雙腳平行與髖部同寬，腳後跟離你的臀部一呎（約三十公分）之內。想像你兩邊的肩膀、髖部、膝蓋、和腳形成兩條平行線，界定了身體的兩邊。

2. 深長且緩慢的呼吸，吸氣時將尾骨尖端下壓到地面上，以增加薦骨的弧度（114頁姿勢A）。

3. 這麼做的同時，想像把呼吸一路向上牽引到你身體前面。

4. 深長且緩慢的吐氣，把脊柱背面壓向瑜伽墊，從上背部開始向下移動，讓薦骨攤平在地面上，讓骨盆傾斜向上（114頁姿勢B）。

5. 你完成吐氣時，雙腳下壓地面，把能量從大地向上推進你的恥骨。保持薦骨背面壓向地板。

6. 吸氣時重複步驟2和3，吐氣時重複步驟4和5。讓你的呼吸飽滿而深長。繼續進行三到五分鐘，如果你感覺頭暈或不舒服就停止。

指導原則

• 讓呼吸和動作完全結合在一起。用呼吸帶動身體，而且只有在吸氣到頂或吐氣到底時改變動作的方向。想像你能夠透過骨盆直接呼吸。

• 吸滿氣時，你腰背離地的弧度要足以塞進一隻手。

• 吐盡氣時，下壓你的腳，讓你的恥骨向上傾斜，把腰背推向地板。

• 永遠保持腰部以上的身體貼地。不要抬高髖部。

• 讓你的呼吸飽滿、深沉和緩慢。

效益

• 讓元氣上上下下分布於軀幹中。

• 增強薦骨的流動性。

• 放鬆下背部。

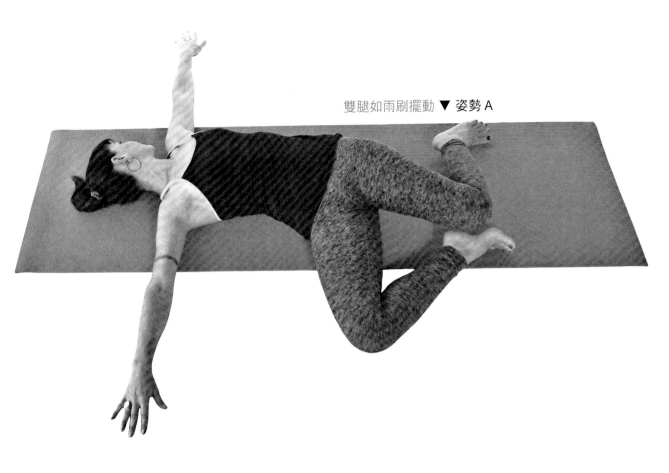

雙腿如雨刷擺動 ▼ 姿勢 A

雙腿如雨刷擺動

1. 膝蓋仍然彎曲，移動雙腳與瑜伽墊同寬。

2. 手臂向兩旁伸出，呈 T 字型，手掌向下。

3. 吸氣，同時轉過你的薦骨背面，讓雙膝都朝向右邊的地板，頭則轉向不同邊（姿勢 A）。停住，吐氣時感覺身體的伸展。

4. 吸氣，把膝蓋移向左邊，頭轉向右（姿勢 B）。停住，感覺這一邊的伸展。

5. 一旦兩邊都慢慢轉動過，開始加快速度。把你的膝蓋向右接著向左轉動，動作要比較迅速，讓薦骨區域能夠鬆開和隨順自然。

2

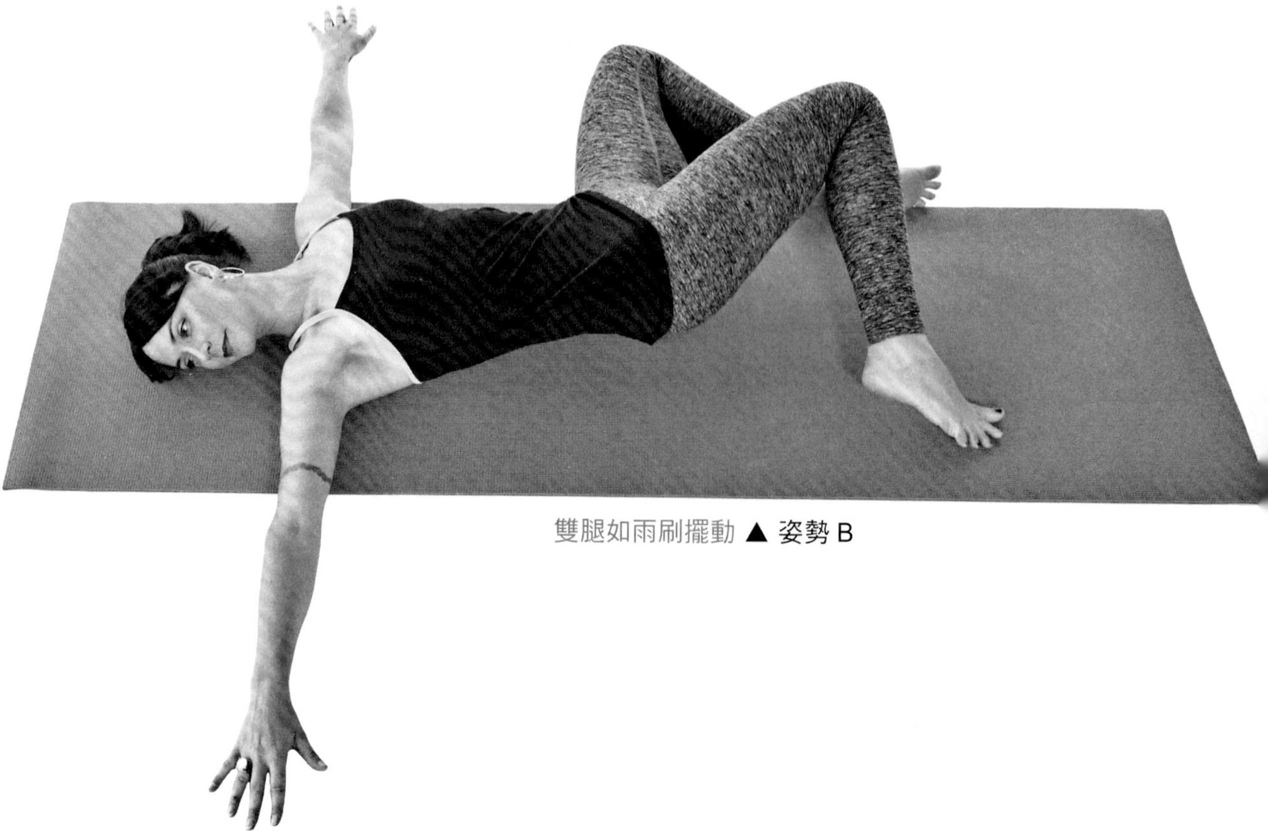

雙腿如雨刷擺動 ▲ 姿勢 B

指導原則

• 在你左右兩邊轉動時，感受地板在按摩你的髖部和薦骨。

• 實驗不同的節奏，快速或緩慢的轉動。動作快速時，要做到順暢和不費力。動作緩慢時，停下來感覺，同時吸氣到感覺阻塞和緊繃的部位。

效益

• 舒緩下背疼痛。

• 按摩髖部和薦骨。

• 潤滑髖關節。

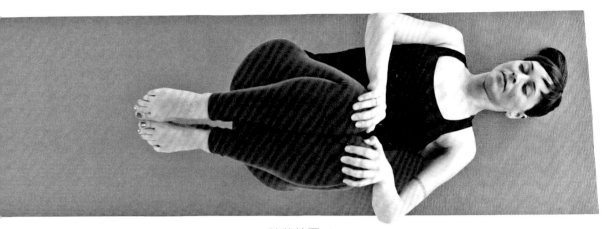

膝蓋繞圈 ▲

膝蓋繞圈

1. 把雙膝拉向胸部，下背部躺平在地板上。

2. 手放在膝蓋上，以順時鐘方向讓膝蓋慢慢繞圈，每當你感覺緊繃時就停下來，藉由呼吸來延展，膝蓋朝胸部移動時吐氣。

3. 完整的繞圈，在呼吸和移動時，感覺在哪個位置你的背部碰觸和離開地板。

4. 慢慢的順時鐘繞三圈之後，改變方向逆時鐘繞圈。

5. 完成時再度把膝蓋帶回胸部，肩膀和髖部朝向地板。

6. 重新對位你的核心。

指導原則

• 保持膝蓋併攏，讓雙腿像一體那樣移動。

• 保持你的肩膀向下拉往瑜伽墊，頭位於中央，跟你的脊柱對齊。

• 放鬆你的腳、腳趾和腳踝。

• 想像你和地板的接觸創造出一個圓，環繞著第二脈輪的背部。

2

效益

- 潤滑髖關節。

- 放鬆下背部。

- 有助於緩解經痛。

- 有益於消化。

避免或審慎運用

- 下背部有傷。

- 髖部有傷或置換過髖關節。

- 懷孕後期。

Supta Baddha Konasana
仰臥束角式（蝴蝶式）

第一部分：仰臥束角式

1. 背著地躺下，膝蓋彎曲，腳靠近你的臀部。

2. 腳掌相對併攏，讓你的膝蓋向外伸展。如果這麼做會不舒服，在兩邊的膝蓋下面放個枕頭、瑜伽磚或墊枕，這樣你就可以放鬆而不會疼痛。

3. 在你繼續緩慢且飽滿的一吸一吐時，想像打開你的第二脈輪，感覺你的薦骨隨著每一次呼吸起伏。慢慢的讓你的大腿內側鬆開。

第二部分：拍擊蝴蝶的翅膀

1. 從第一部分的張開姿勢開始。吐氣時，把薦骨壓向瑜伽墊，慢慢把膝蓋合攏，腳掌轉向地面。

2

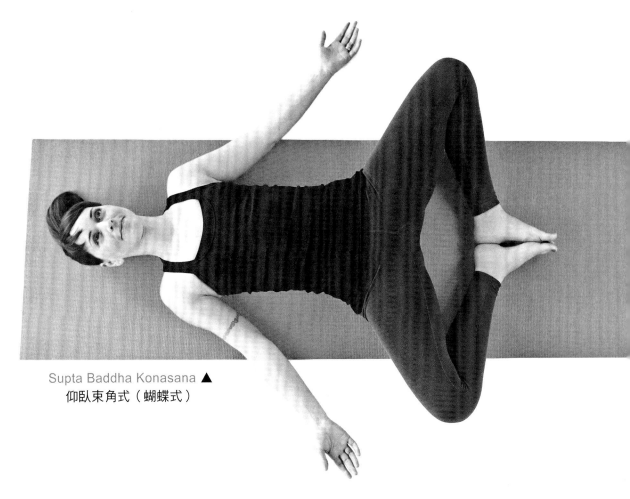

Supta Baddha Konasana ▲
仰臥束角式（蝴蝶式）

2. 吸氣時，慢慢把膝蓋分開，回到完整的仰臥束角式，腳掌碰在一起。

3. 繼續來來回回合攏和分開膝蓋，動作要配合你的呼吸。一開始慢慢
   做，之後實驗看看移動快一點，動作仍然要配合呼吸。

指導原則

• 如果你經驗到大腿顫抖，讓它發生。在張開和合攏的過程中，注意
  顫抖究竟在什麼地方發生得最劇烈，花比較多的時間在那個區域做
  細微動作，增強顫抖的現象。

• 這項練習為骨盆區域帶來許多元氣，或是電。如果會讓你不舒服，
  或是你覺得這個區域過度充電，停止這項練習，或是做一些快速動
  作，例如骨盆律動，或是雙腿如雨刷擺動，把電分送到全身。

效益

- 促進生育方面的健康。

- 潤滑髖關節。

- 有益於第二脈輪不足，因為能增加骨盆的元氣。

避免或審慎運用

- 髖部有傷或置換過髖關節。

- 下背部疼痛——有任何不舒服就要停止。

- 尚未療癒的性創傷。

Ananda Balasana 快樂嬰兒式

讓自己像個歡快的嬰孩，去發現自己的身體，並且喜愛動來動去的感覺。

1. 一開始背著地躺好，膝蓋朝著你的胸部靠近，如同抱膝式（57頁）。

2. 伸長手臂越過你的小腿內側，用手抓住腳的外緣。膝蓋靠近肩膀的同時，把腳底向上抬。

3. 把你的腳輕柔的拉向肩膀。

指導原則

- 對於大腿內側緊繃的人，這個瑜伽式可能比較像是哭泣的寶寶，而不是快樂寶寶。如果你感覺不舒服，或是如果你搆不到自己的腳，拿一條帶子放在雙腳上，用腳去頂帶子。

- 在你左右搖擺時讓自己像個嬰孩那樣歡快，允許你的身體找到自己的表達方式。

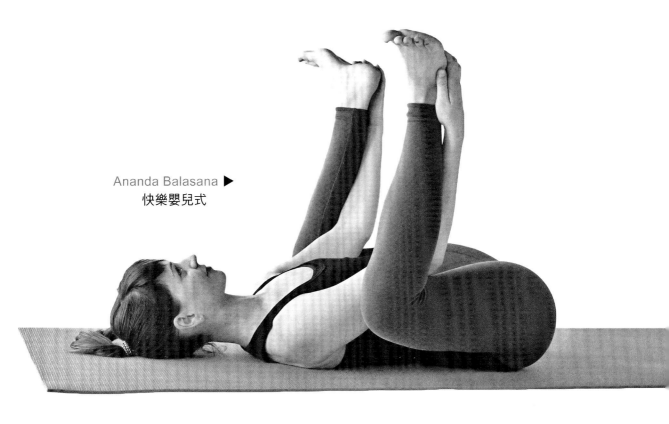

Ananda Balasana ▶
快樂嬰兒式

- 保持軀幹的四個角朝著地板下拉。

- 你可以用手肘去推小腿內側，和緩的將雙腿推得比較開。

效益

- 促進消化。

- 舒緩經痛。

- 潤滑髖關節。

- 良好的產前瑜伽式。

避免或審慎運用

- 髖部有傷或置換過髖關節。

- 膝蓋有傷。

Sucirandhrasana 針眼式

這項練習讓你好好按摩了髖部，是鴿式（150頁）的良好準備。

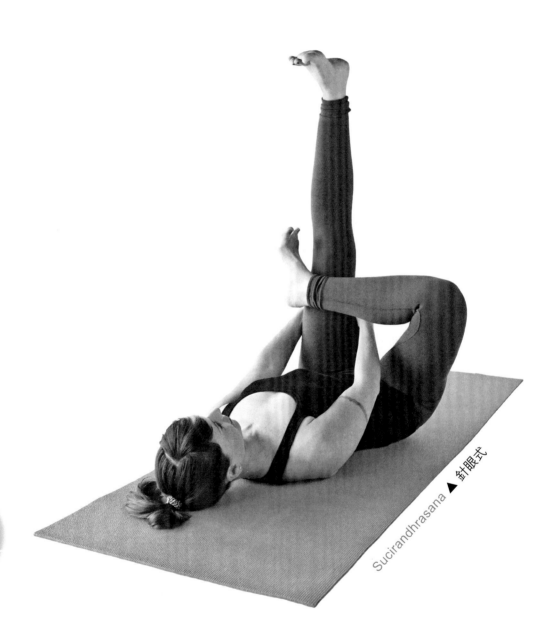

Sucirandhrasana ▶ 針眼式

1. 背著地躺好，筆直的舉起左腿，正好位於左邊髖部之上，腳勾起來。

2. 右腳跨在你的左腿上，跨在膝蓋之上的大腿下面，如圖所示。保持你的右腳勾起，活動自如。

3. 兩手伸出，環在舉起的腿背面，輕柔的將腿拉向你的胸部。

4. 深沉的呼吸，感覺呼吸進入你的右邊髖部。

5. 維持久一點，久到足夠感覺有一點鬆開，然後換腿，另一邊重複相同動作。

指導原則

- 你可以讓這個瑜伽式做起來比較輕鬆，只要彎曲左膝或是用一條帶子套在腳上。

- 把軀幹的四個角朝瑜伽墊下拉。

- 尾骨朝背後下推。

- 腳勾起，腿出力，一直伸展到上方的腳後跟。

效益

- 放鬆和接地。

- 鬆開第一和第二脈輪。

- 潤滑髖關節。

- 延展大腿背面肌肉（拉腿筋）。

避免或審慎運用

- 髖部有傷或置換過髖關節。

- 膝蓋有傷。

2

Jathara Parivartanasana 腹部扭轉式

1. 背著地躺好，把手臂帶到 T 字型的位置，手腕與肩膀齊平，手掌向下。

2. 彎曲左膝，左腳輕輕放在右大腿上，就在膝蓋上方。吸氣，同時加長從頭頂到腳跟的垂直線。

3. 吐氣時，用右手引導左膝朝向身體右側的地板。當你轉向右邊髖部外側時，扭轉下層脊柱。

4. 頭轉向左邊，跟彎曲的膝蓋不同方向。

5. 朝著瑜伽墊上的腳降低你的髖部左邊，加長左邊的身體。

6. 呼吸；維持姿勢進行幾次呼吸。吸氣時加長身體，吐氣時扭轉得更深。

7. 利用一次吸氣時放掉姿勢，然後換腿，換邊重複動作。

指導原則

• 試著讓兩邊的肩膀都放在地上。

• 把尾骨的尖端推向背後，增加薦骨的弧度。

• 反方向的手掌下壓地板，加深扭轉。

• 保持下面的那條腿筆直，腳勾起。把延展的腳外側壓向瑜伽墊，讓你筆直的腿更加緊實。

效益

• 放掉髖部中存留的第二脈輪的緊張。

• 改善消化。

• 強化下背部。

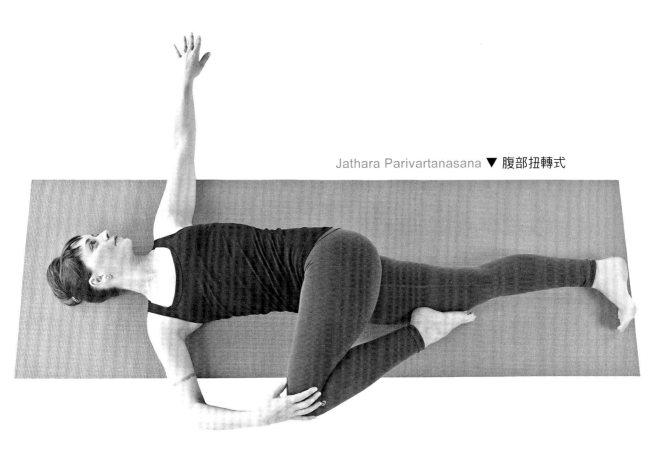

Jathara Parivartanasana ▼ 腹部扭轉式

- 加長脊柱。

- 解除壓力，更深沉的放鬆。

- 冷卻和鎮靜。

避免或審慎運用

- 經血過多。

- 懷孕後期。

2

張開雙腿旋轉

這個動作是由莎莉娜・維嘉（Selene Vega）介紹給我的，我們合作了《七重旅程》（*The Sevenfold Journey*）這本書。這個瑜伽式有益於強化腹部肌肉，延展大腿內側，按摩下背部，而且純粹好玩。要專注才能在你的腿從一邊移動到另一邊時，盡可能保持雙腿張開。

1. 背著地躺好，雙腿向兩邊張開，膝蓋打直（姿勢 A）。如果這樣會不舒服，雙腿靠近一點，或者膝蓋微彎。

2. 腳勾起，推你的腳後跟。

3. 手臂放兩邊，形成一個 T 字，手掌向下。

4. 讓你的右腿朝向右邊的地板移動，同時盡可能保持雙腿張開（姿勢 B）。

5. 當右腿碰到地面時，慢慢的把左腿帶過來跟右腿在一起，讓你的兩條腿在右邊併攏（姿勢 C）。

6. 停在這裡，把腳的邊緣對齊（在上面的腳很容易後退一點）。

7. 尾骨朝背後伸展，輕柔的弓起你的腰背。讓這個動作向上經過你的脊柱，再向外到達你的左手指尖，同時你的視線朝左。呼吸。

8. 接著，保持雙腿筆直，開始抬起左腿，移動左腿離開右腿（回復成姿勢 B）。

9. 當你雙腿張到最開，慢慢的把左腿朝地板移動，保持雙腿盡量張開（姿勢 D）。

10. 當左腿碰觸到地板時，右腿慢慢移動過來，在左邊與左腿併攏（姿勢 E）。

11. 慢慢的在這兩個姿勢之間來來回回，當你進行到位於中間的張開姿勢時，停一下。

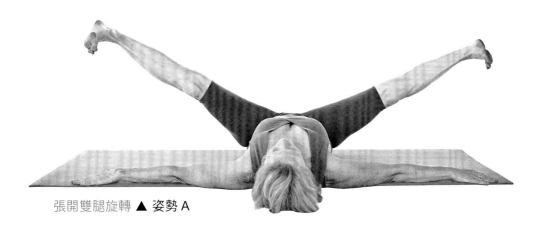

張開雙腿旋轉 ▲ 姿勢 A

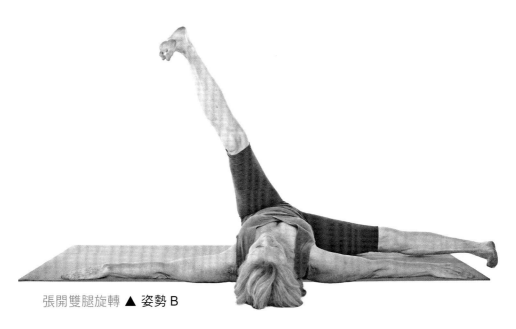

張開雙腿旋轉 ▲ 姿勢 B

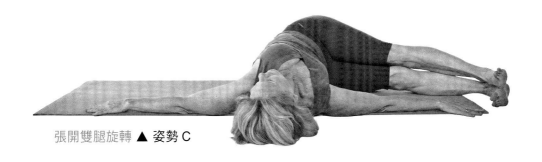

張開雙腿旋轉 ▲ 姿勢 C

2

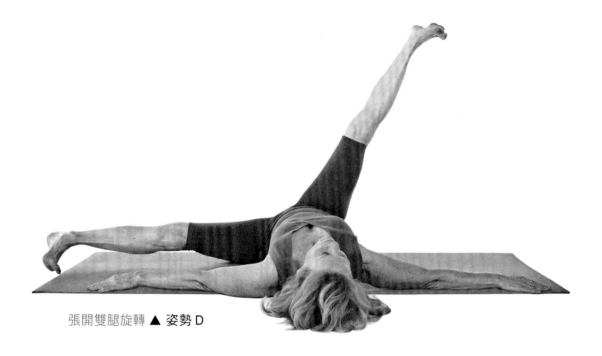

張開雙腿旋轉 ▲ 姿勢 D

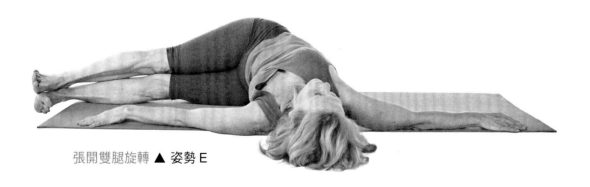

張開雙腿旋轉 ▲ 姿勢 E

指導原則

- 當你來回兩邊移動時，你的頭跟你的腳轉不同方向。

- 移動時感覺地板按摩你的薦骨和髖部的後面。

- 當你來回兩邊移動時，盡可能拉長雙腿張開的時間。

- 保持雙腿筆直，雙腳勾起。

- 當你的腿在一邊併攏時，盡力把腳底對齊，讓上面的腳在下面的腳正上方。在這個姿勢時，把尾骨頂端朝向背後，加大薦骨的弧度，然後沿著脊柱把能量送上去，同時往外送到伸長的手上。

效益

- 按摩腹部器官。

- 增強核心力量。

- 延展大腿背面肌肉。

- 潤滑髖關節。

避免或審慎運用

- 髖部有傷。

- 下背部有傷。

- 疝氣。

- 經血過多。

以之前的練習暖身過後，
現在你可以帶著第二脈輪延展得深入一點。
如果你腹股溝內側肌肉太緊，
用毯子或墊枕墊高你的髖部，以保持脊柱挺直。

· · · · · · · · · · · · · · · · · · ·

Baddha Konasana 束角式（鞋匠式）

1. 以手杖式開始。

2. 彎曲膝蓋，把你的腳拉向腹股溝，在你舒服的狀況下盡可能拉近。
   腳掌相對併攏。

3. 用食指和大拇指圈住你的大腳趾。

4. 伸長你軀幹的正面，抬起胸骨，向上伸展直到頭頂，同時尾骨朝後
   伸展，加大薦骨的弧度。肩膀兩頭向後拉，肩胛骨尖端向下伸展。

5. 慢慢向前移動軀幹，加深你的延展，這麼做的同時要保持脊柱拉
   長，頭頂抬高。

6. 縮回到你的核心，離開這個姿勢，收攏尾骨，和緩的抬起讓脊柱挺
   直。

指導原則

- 如果你把腳合攏時無法把軀幹拉直，坐在折疊好的毯子、瑜伽磚或
  墊枕上把髖部抬高，就很重要了。

- 保持軀幹抬高，骨盆傾斜，髖骨的正面轉向地面。

- 避免為了讓頭放低使得脊柱打彎。寧可保持脊柱的伸展，而前彎的
  動作少一點。

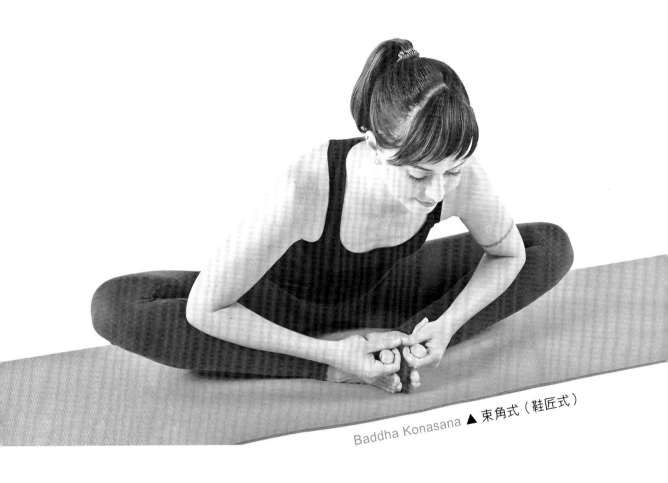

Baddha Konasana ▲ 束角式（鞋匠式）

- 到達你的極限時停下來，小心不要逼迫自己到疼痛的程度。讓呼吸到達你緊繃之處，讓你的意識去探索你可能僵持的地方。隨著每一次呼吸和緩的放鬆，而不是逼迫自己向前。

效益

- 打開和潤滑髖關節。

- 提升普遍的柔軟度。

- 按摩腹部器官。

- 促進消化。

- 有益於不足或緊縮的第二脈輪。

避免或審慎運用

- 懷孕（懷孕第二或第三期）

- 髖部有傷或置換過髖關節。

- 膝蓋有傷。

Upavistha Konasana 廣角（開腿）坐姿前彎式

現在你已經準備好進行髖部和大腿內側更深入的延展。如果你的姿勢看起來不像我們美麗的模特兒莎拉的示範，不要擔憂，絕大多數人的柔軟度都是遠遠比不上的。延展這些關節的結締組織需要花很久很久的時間，而且必須緩慢、審慎的進行。

1. 從束角式開始，讓你的腿打直，向兩側張開，到達你的柔軟度許可的程度（有必要時使用墊枕或折疊好的毯子）。脊柱挺直，手壓地板來伸長和抬高脊柱。

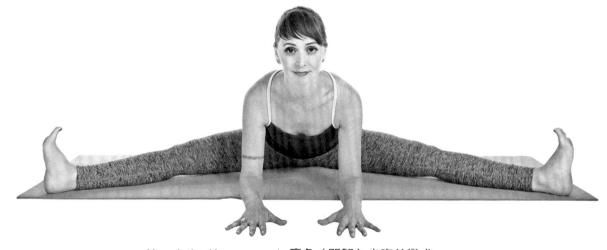

Upavistha Konasana ▲ 廣角（開腿）坐姿前彎式
姿勢 A

2. 大腿內側微微向下轉，在髖臼創造出比較大的空間。把能量向下送，通過腿的核心到達你的腳後跟，雙腳勾起，把大腿的肌肉抱向骨頭，以此緊實你的雙腿。以這種方式保持肌肉的活躍，有助於避免受傷，同時讓你比較深入這個瑜伽式。

3. 朝背後伸展你的尾骨，同時傾斜骨盆，以突出薦骨的自然弧度。伸展脊柱，向上到頭頂，向下到你的根部，抱向你的核心。

4. 抬起胸骨，肱骨的頂端轉向背後。吸氣。

5. 保持脊柱伸展，手伸出去放在你面前的地板上（姿勢 A）。當你的手下壓地板時，可以吸取大地的能量沿著手臂向上。同時把手掌下緣拉向你的骨盆。吐氣時在髖部的地方慢慢向前彎，尾骨向後推，小心不要讓肩膀拱起（姿勢 B）。

6. 找出你的邊界，用你的呼吸和緩的軟化卡住你的組織。不要逼迫自己向前以致於疼痛，因為會導致肌肉收縮。允許你的意識去探索你僵持的地方在哪裡。隨著每一次的吐氣你可以更深入放鬆一點，而不必逼迫。

7. 離開這個姿勢，吸氣同時抬頭，雙手走回來時讓軀幹其他部分跟隨。吐氣時再度鞏固你挺直的姿勢和核心。

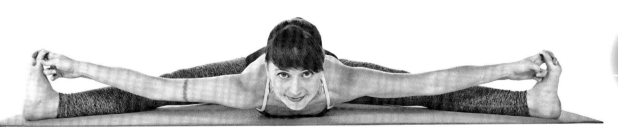

Upavistha Konasana ▲ 廣角（開腿）坐姿前彎式
姿勢 B

指導原則

- 如果你的大腿背面肌肉太緊，無法輕鬆的脊柱挺直坐好，務必要用折疊好的毯子或是坐墊抬高你的髖部。

- 如果你是初學瑜伽，膝蓋會微彎不必在意。練習一段時間後，你會漸漸可以把膝蓋後側貼近地板。比較重要的是伸長你的脊柱。

- 寧可動作小一點也要保持脊柱的伸展。

- 花點時間慢慢做出這個瑜伽式，直到你感覺不會疼痛，或是細微的移動了你的邊界。可能要花好幾分鐘。避免逼迫。如果你不舒服，退回去一點，用你的呼吸來帶動。

效益

- 深度延展大腿內側和腹股溝區域。

- 強化下背部。

- 刺激消化。

- 按摩下半部器官。

- 有益於不足的第二脈輪，因為能對抗收縮。

避免或審慎運用

- 髖部有傷或是置換過髖關節。

- 大腿背面肌肉有傷。

- 下背部有傷。

- 懷孕後期。

Agnistambhasana 踝碰膝式（雙鴿式）

1. 以簡單的盤腿姿勢開始，脊柱挺直。

2. 左小腿放在右小腿的正上方，像堆燒火的木材那樣對齊你的小腿。如果你的髖部太緊無法挺直伸展你的脊柱，那就坐在折疊好的毯子或坐墊上。（如果讓小腿正好堆疊在一起太困難，你可以從比較簡單的盤腿姿勢開始。）

3. 保持你的脊柱伸展，手伸出去放在前面的地上，手下壓地面。吸氣，同時從骨盆向上伸展，通過心到頭頂，尾骨推向背後。吐氣時慢慢從髖部下彎，保持胸部抬高，肩胛骨下滑。

4. 找出你的邊界，用你的呼吸和緩的軟化卡住你的組織。不要逼迫自己向前以致於疼痛。允許你的意識去探索你僵持的地方在哪裡。隨著呼吸慢慢放掉那裡的緊繃。

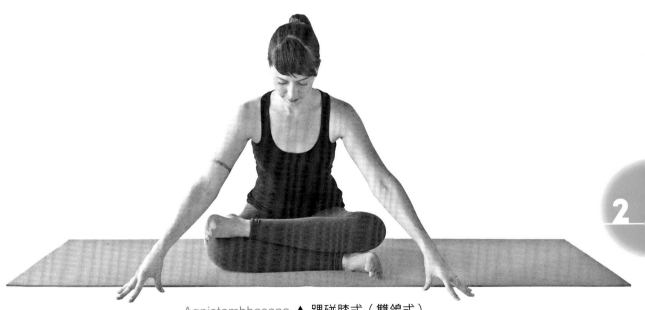

Agnistambhasana ▲ 踝碰膝式（雙鴿式）

5. 離開這個姿勢，吸氣同時伸長並抬起你的頭，雙手走回來時讓軀幹其他部分跟隨。吐氣時再度鞏固你挺直的姿勢和核心。

6. 交換雙腿的位置。換邊重腹動作，注意出現的任何差異。

指導原則

- 小腿堆疊在一起。勾起腳以啟動肌肉。

- 朝身後伸展你的尾骨和肩膀。同時向上和向下伸展你的脊柱，抱向你的核心。如同之前的前彎式，向前彎時保持脊柱的伸展。

- 到達你的邊界就停止，同時呼吸。

效益

- 提升髖部柔軟度。

- 對抗第二脈輪的緊縮。

- 加長脊柱。

- 強化下背部。

- 普遍性的刺激下層脈輪。

- 按摩消化和生殖器官。

避免或審慎運用

- 髖部有傷或置換過髖關節。

- 膝蓋有傷。

- 經期。

現在你已經讓第二脈輪區域好好伸展過了，
你站立的姿勢會感覺有點不同。當你站起來的時
候，你的髖部應該感覺比較開放和廣闊。

． ． ． ． ． ． ． ． ． ． ． ． ． ．

Uttanasana 立姿前彎式

這個瑜伽式也在第一脈輪介紹過。如果聚焦第二脈輪，雙腳內緣下壓瑜伽墊，大腿內側向後轉，同時想像拓寬薦骨背面。向前彎時讓你的上半身流動而且放鬆。實驗看看前後擺動，抬起和放下，去感覺你的脊柱如蛇般靈動。

1. 以山式開始，雙腳與髖部同寬，相互平行。雙腳的四個角接地。

2. 向下伸展你的根部，向上抬高你的頭頂，通過你的核心對齊天與地。把你的大腿骨推向大腿背面肌肉，向下伸展你的尾骨，抬高髖部以上的軀幹，加大腹股溝前面的空間。

3. 身體向前彎成立姿前彎式時，手臂張開置於身體兩側，保持脊柱伸長的狀態。

4. 理想上，你的雙腿打直，但是膝蓋不要過度伸直或是緊繃。如果你的膝蓋需要彎曲一點，經過一段時間的練習你可以和緩的把膝蓋向後推，但是小心不要推得超過你身體的自然限制。

5. 吸氣時慢慢起身，膝蓋放軟。

指導原則

• 大腿內側向後轉，抬高坐骨時加寬骨盆底和薦骨後面。

• 讓你的雙腿強壯如柱子，同時讓你的軀幹柔軟，隨順自然。要達到順其自然需要時間以及呼吸，因此在這個瑜伽式停留久一點，讓你的軀幹逐漸鬆開。想像脊椎骨之間打開了空間。

2

變型

- 參考〈第一脈輪〉（76~77 頁）。

效益

- 延展大腿背面肌肉和小腿肚。

- 打開髖部。

- 改善消化。

- 舒緩月經。

- 鬆開背部緊繃。

- 鎮定神經系統。

- 冷卻過熱。

避免或審慎運用

- 懷孕後期。

- 低血壓（直起身時可能會頭暈）。

- 下背有傷。

- 大腿背面肌肉有傷。

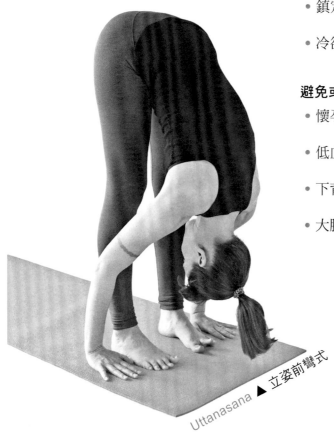

Uttanasana ▶ 立姿前彎式

Adho Mukha Svanasana 下犬式

這個瑜伽式在第一脈輪介紹過。如果聚焦第二脈輪，透過大腿稍微內轉加寬骨盆底和薦骨背面。體驗雙手雙腳推向瑜伽墊產生的能量，焦點放在骨盆。把恥骨向後和向上拉，縮小腹。輪流彎曲和打彎一條腿，扭動你的髖部。

1. 以桌式開始。手掌穩穩放在瑜伽墊上，手指張開，食指互相平行，手腕橫紋與瑜伽墊前緣平行。

2. 腳趾緊壓瑜伽墊讓腿使上力，腳和手推向地面。緊實你的肩胛骨，向下拉。在抬高你的髖部之前感受與地面的密合。

3. 從這樣的密合中，抬高你的髖部直到你的身體形成三角形，地板是底邊。

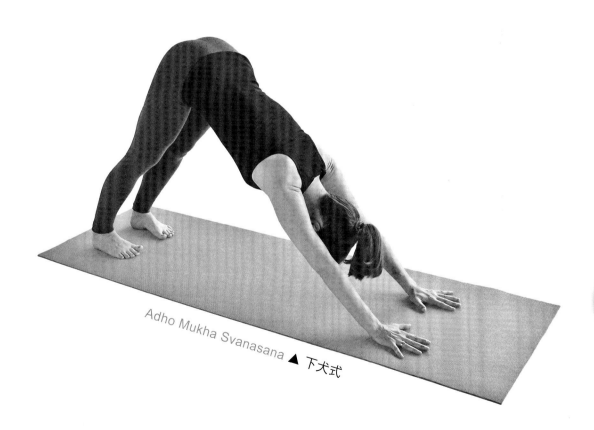

Adho Mukha Svanasana ▲ 下犬式

4. 在你「遛狗」時，你可能想要輪流彎曲和打直你的膝蓋數次，扭動身體調整出這個瑜伽式。

5. 雙腳與髖部同寬，腳後跟壓向瑜伽墊。不要擔心腳後跟是否能觸地，可能需要好幾年的練習，才能讓你的腳後跟完全放下來。

指導原則

- 雙手和雙腳更穩固的壓向地面，彷彿你試著要從頂端到底部加長你的瑜伽墊，把重量平均分配給這個瑜伽式的四個角，也就是你的雙手和雙腳，藉此賦與這個瑜伽式能量。留意這個扎根的動作如何賦與身體能量。

- 腿：肌肉抱向你的骨頭，抬高膝蓋骨。大腿正面向後推，大腿內側微微向後轉，在骨盆底創造出比較大的空間，同時加寬薦骨背面。

- 手臂：拇指和食指之間的虎口包含了中醫用來接地的一個穴位。把這個部位緊緊壓在地上會讓你的前臂微微向內轉。同時向外轉動你的上臂，打開肩膀和胸部。從大地把你手臂的肌肉向上牽引，到達你的肩膀。

- 你從心伸展到你的手腕，並且從心伸展到你的骨盆，這樣就能軟化你的心。

- 提防肩膀過度彎曲。理想上，從髖部到手腕，應該是一直線。

- 實驗看看：彎曲和打直你的膝蓋、用腳趾站起來和放下腳後跟，以及彎曲和打直你的手臂，體驗這個瑜伽式的不同動力。

效益

- 創造核心力量，增加穩定性。

- 打開手臂和肩膀、伸展大腿背面肌肉、放鬆髖部。

- 改善消化。

- 賦與身體能量。

避免或審慎運用

- 後期懷孕

- 腕隧道症候群

- 高血壓

- 頭痛

Anjaneyasana 低弓步式

1. 從下犬式開始，吸氣，左腳邁步向前，放在兩手之間，對齊髖部左側。

2. 把後腿的膝蓋放低到地上，在你讓前腿的膝蓋向前移動以深化延展時，雙手放在前腿的膝蓋上。尾骨朝下，把第二脈輪的前面和後面拉向中線。

3. 吸氣時抬起手臂，高舉過頭，同時背部後仰，掌心相對（姿勢 A）。

4. 離開這個姿勢，手放低回到地板上，前腳退後成下犬式，或者後腳向前成立姿前彎式。

5. 換另一邊重複動作。

指導原則

- 前腳和後膝都壓向瑜伽墊，並且使力將它們彼此拉近。

- 讓你的肩膀和胸部放鬆，同時頭抬高，眼睛凝視正前方。肩胛骨的尖端指向下背。

- 後腿的大腿向內轉，後面的髖部稍微拉向前。

- 保持髖部和肩膀正對前方，避免轉向側邊。

- 要更深入的延展，後腿朝向你的臀部彎曲（姿勢 B）。

效益

- 藉由伸展髖部屈肌和股四頭肌打開第二脈輪。

- 促進平衡和穩定性。

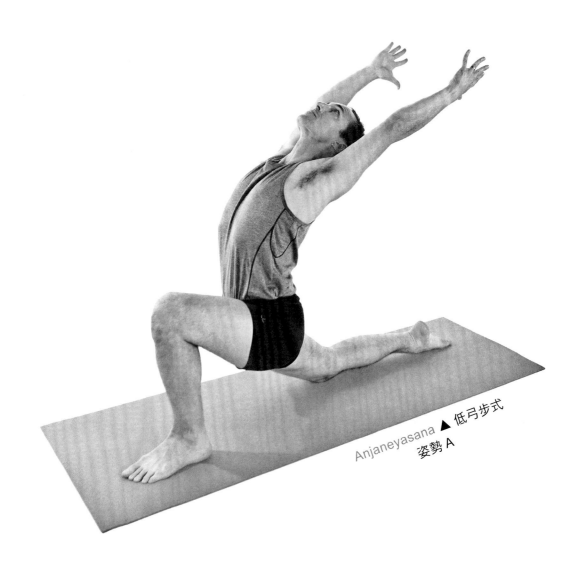

Anjaneyasana ▲ 低弓步式

姿勢 A

- 賦與活力。

- 可以舒緩坐骨神經痛。

- 對於運動員和跑步者是絕佳的練習。

- 刺激心輪。

避免或審慎運用

- 心臟有問題。

- 疝氣。

- 髖部有傷。

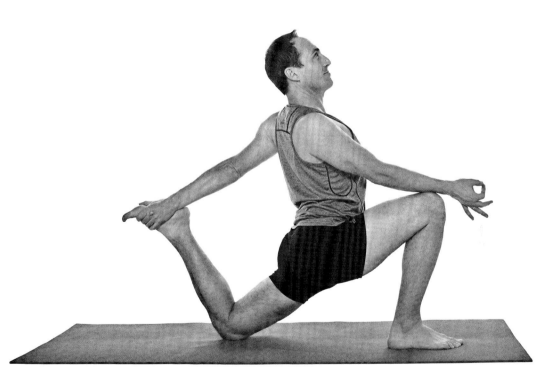

Anjaneyasana ▲ 低弓步式
姿勢 B

Uttan Pristhasana 蜥蜴式（頭朝下戰士式）

1. 從立姿前彎式開始，右腳退後成弓箭步，雙手放在前腳兩側。你的左膝應該在左腳踝正上方。

2. 右膝放低到瑜伽墊上。（如果你想要深化這個瑜伽式，之後你可以再抬起右膝。）

3. 把左手臂放在左腿內側，左手放在右手旁邊，同樣位於左腳內側。如果這樣的伸展對你已經足夠，就停在這裡。

4. 要深化這個瑜伽式，放低你的前臂，左膝靠緊肩膀。

5. 要離開這個瑜伽式，手臂打直，左手回到左膝外側，腳退後成下犬式，或者腳向前成立姿前彎式。

6. 換邊重複動作。

指導原則

- 緊縮小腹，擁抱核心。伸長脊柱，從骨盆向上伸展到心。

- 後腿的髖部稍微向前拉，而膝蓋彎曲的髖部稍微向後，以保持髖部正對瑜伽墊前緣。

- 為了增加伸展，後腳腳趾緊壓瑜伽墊，把後腿膝蓋抬離地面，後腳腳後跟朝向瑜伽墊後緣拉遠一點。

效益

- 藉由打開腹股溝和伸展髖部屈肌來打開第二脈輪。

- 鍛鍊腹部器官，強化雙腿。

避免或審慎運用

- 如果你有低血壓，頭部要保持比心臟高的位置。

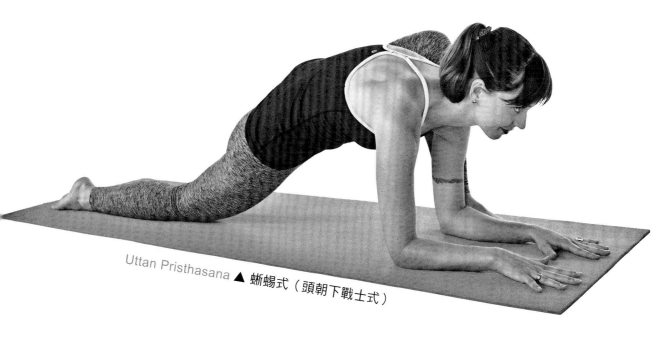

Uttan Pristhasana ▲ 蜥蜴式（頭朝下戰士式）

- 膝蓋或髖部有傷。

- 懷孕。

開腿嬰兒式到懸空眼睛蛇式

　　這不是尋常的瑜伽式串連，但卻是打開髖部的絕佳練習，而且我發現這個瑜伽式同時涵容了第二脈輪的男性與女性層面──在這個層級的重要特質！

第一部分：開腿嬰兒式

1. 坐直在你的腳後跟上，脊柱挺直。

2. 膝蓋分開，大約與你的瑜伽墊同寬，保持雙腳的大腳趾靠攏。（注意：如果是在硬地上，你或許可以墊個毯子在膝蓋下。）

3. 把你的根部向下伸展，頭頂往上伸展，跟你的核心對齊。

2

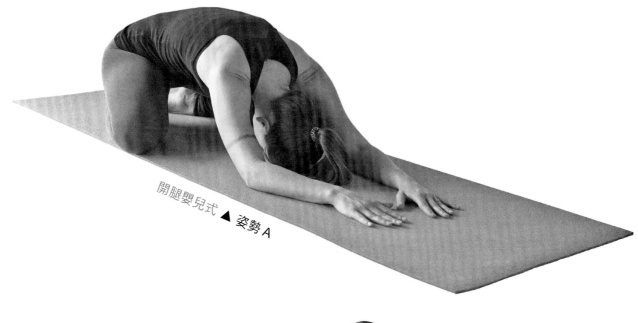

開腿嬰兒式 ▲ 姿勢 A

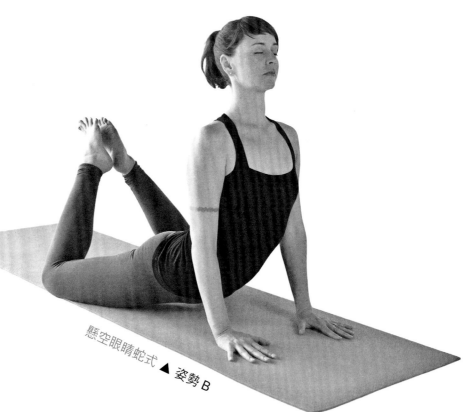

懸空眼睛蛇式 ▲ 姿勢 B

4. 保持脊柱伸長，彎身向前，位於兩膝之間。手臂向著瑜伽墊的前緣伸展。

5. 髖部下沉在大腿之間時，讓你的薦骨放鬆。

第二部分：懸空眼睛蛇式

1. 抬高你的髖部，來到你的手和膝蓋之上，同時保持膝蓋與瑜伽墊同寬。

2. 重量放在手腕上，讓你的髖部向前，懸在空中。

3. 肩膀轉向後面，上臂向外轉，抬起你的胸部和頭，向上看。

4. 手下壓地板，身體左右扭轉，分別著重右邊和左邊腹股溝的延展，然後回到中間的位置。

第三部分：流動

1. 在第一部分和第二部分的姿勢之間慢慢的來來回回，花時間真真切切去感受每個姿勢的延展，包括姿勢之間的過渡。吸氣時身體向前，吐氣時身體後退。

指導原則

• 在開腿嬰兒式中，感受第二脈輪女性、接受的層面。在懸空眼鏡蛇式中感受男性的擴展。

• 對於那些身體極為柔軟的人，你的骨盆或許可以一直下到地板。雙手下面各墊一塊瑜伽磚，讓你的上身抬高一點。

• 懸空時停留久一點，以完全鬆開下背部。如同在正規的眼鏡蛇式中，把胸部推向前，上臂向外轉。

效益

• 延展腹股溝前面，打開髖部。

- 潤滑髖關節。

- 在第二脈輪中，從主動移向被動。

避免或審慎運用

- 下背部有傷或疼痛。

- 雙腿張開把骨盆向前推，如果保持得太久可能會擠壓到下背部。這個瑜伽式的最佳效益來自左右扭轉。

Eka Pada Kapotasana 鴿式

1. 從下犬式開始。

2. 穩穩的壓向你的雙手，右腿往身後抬起，膝蓋打直，腳尖向後伸直。深深吸氣時從你的手掌根一路伸展到你的右腳趾。

3. 吐氣，右腿擺回來，放在兩手之間，彎曲膝蓋，把右小腿外側放在瑜伽墊上，在不會不舒服的狀況下右腳盡量向前移動。

4. 左腿在你背後伸直，後腿頂端向內轉，因此整條腿、膝蓋、腳踝和腳以正面下壓在瑜伽墊上。

5. 尾骨朝瑜伽墊的後端伸展。雙手下壓，抬高你的頭頂，肱骨（上臂骨）頂端向後移，深呼吸（姿勢 A）。

6. 吐氣，朝地板放低你的上半身，保持脊柱伸長，同時你的核心對齊瑜伽墊的中央。你可以用手枕住自己的額頭，或是手臂向前伸直，額頭靠著地面（姿勢 B）。

7. 保持這個姿勢幾分鐘，以獲得這個瑜伽式的完整益處。練習隨著每一次的呼吸隨順自然。

8. 要離開這個姿勢，吸氣，抬起你的頭，手在地上走回來，放在前腿

的兩邊。手下壓瑜伽墊，抬高你的髖部成下犬式。

9. 換邊重複動作。

指導原則

- 重要的事：進入這個瑜伽式之前身體要先熱身好。鴿式的良好熱身式是之前列出的坐姿瑜伽式，例如踝碰膝式（雙鴿式）的髖部伸展，以及弓步式和前彎式。

- 和緩的讓前腳外側逐漸朝瑜伽墊頂端移動，直到你找到自己柔軟度的限度。這個瑜伽式的進階形式是讓小腿平行於瑜伽墊上緣，但是沒有多年的練習幾乎沒有人做得到。

- 保持前腳勾起和用力。你可以用手來移動前腳向前，找到你的邊界。

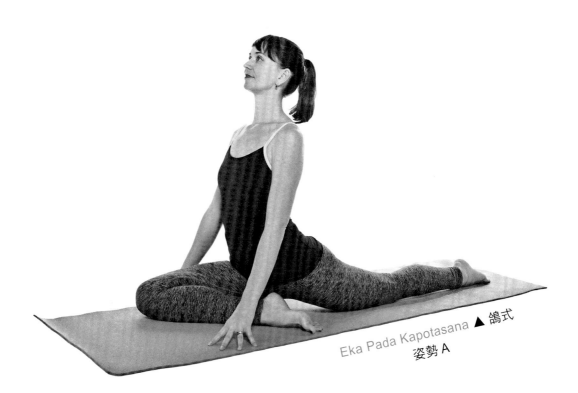

Eka Pada Kapotasana ▲ 鴿式
姿勢 A

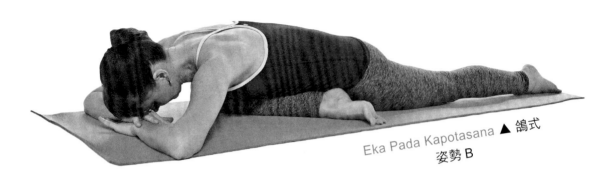

Eka Pada Kapotasana ▲ 鴿式
姿勢 B

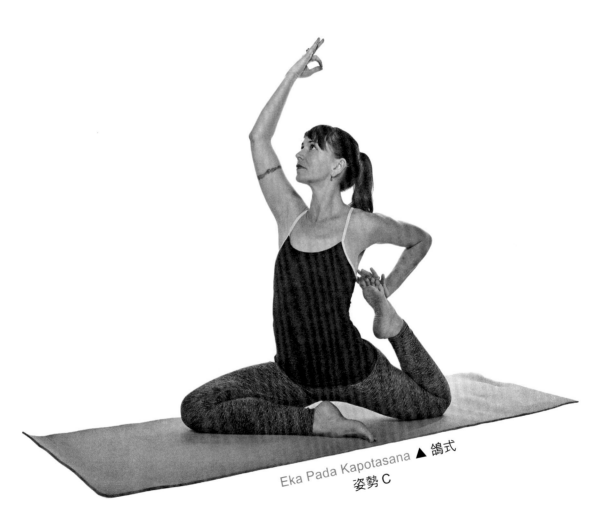

Eka Pada Kapotasana ▲ 鴿式
姿勢 C

2

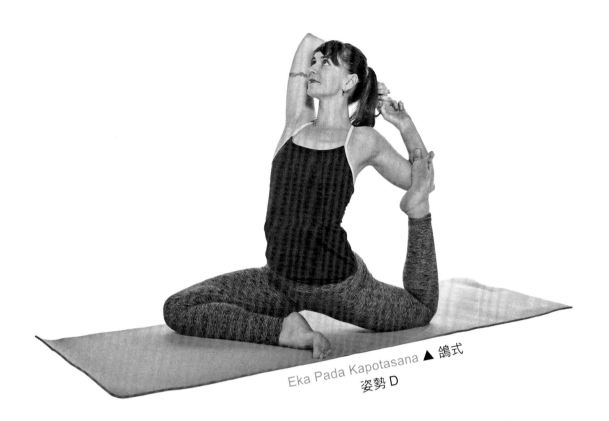

Eka Pada Kapotasana ▲ 鴿式
姿勢 D

- 如果你的髖部沒有正對瑜伽墊，把髖部背面稍微向前伸展一點，而髖部正面稍微向後拉。髖部正面下壓，朝向瑜伽墊。

- 面朝正前方把肩膀擺正，脊柱對齊瑜伽墊的中線。

- 尾骨指向瑜伽墊的後端，頭頂朝著瑜伽墊前面伸展。

- 對於初學者，在膝蓋彎曲的這一邊，髖部下面墊條折疊的毯子會有幫助。

- 要增加延展，後腳的腳趾緊壓瑜伽墊，後膝抬高腿打直，腳跟朝瑜伽墊後端拉。

- 在這個瑜伽式中要停得比其他瑜伽式都要久一點。要讓髖部鬆開順其自然需要一點時間。用呼吸讓自己在這個瑜伽式中放鬆。

2

變型

1. 彎曲後腿的膝蓋，向著臀部抬起你的腳。用同一邊的手抓著腳，按壓腳的上端來加深延展（姿勢 C）。

2. 後腳搭在同一邊的手肘內側。另一邊的手向後伸長，雙手手指相勾。確保肩膀正對前方，因為手向後伸出很容易讓身體朝後腿扭轉（姿勢 D）。

3. 完整的瑜伽式是雙手向後伸出，握住腳頂著後腦勺。沒有示範的圖，因為模特兒做不出這個瑜伽式。這個姿勢非常困難。

效益

• 打開第二脈輪，化解來自髖關節的淤塞。

• 活化全身。

• 增進脊柱柔軟度，對於後仰動作是很好的準備。

• 延展大腿、腹股溝、背部和腰肌。

• 打開胸部和肩膀。

避免或審慎運用

• 髖部或膝蓋有傷，或者置換過髖關節。

• 懷孕後期。

• 肩膀有傷（如果要伸手抓後面的腳）。

Supta Baddha Konasana 仰臥束角式（開腿攤屍式）

　　第二脈輪大休息的焦點是反映水的元素。引導你的意識去充分感受身體的經驗。讓自己臣服於身體裡面元氣的流動。注意哪些部位的流動是自由的，讓這種自由流動的感覺流動到任何緊張或淤塞的地方。注意在良好的練習之後，身體放鬆而能自然流動時，可能出現的深刻愉悅狀態。讓這樣的愉悅深深刻印在你的意識裡，成為你生活中的基準線。

　　關於第二脈輪大休息的選擇，可以考慮仰臥束角式。如果這個姿勢會不舒服，用墊枕支撐你雙腿的膝蓋。確保你大腿內側不會緊繃，你可以完全的放鬆。

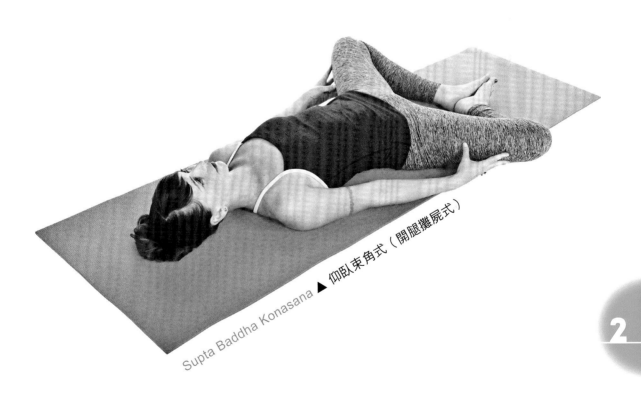

Supta Baddha Konasana ▶ 仰臥束角式（開腿攤屍式）

2

第二脈輪的姿勢串連

骨盆律動

Sucirandhrasana 針眼式

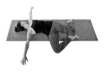

雙腿如雨刷擺動

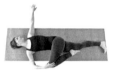

Jathara Parivartanasana 腹部扭轉式

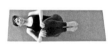

膝蓋繞圈

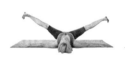

張開雙腿旋轉

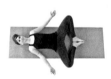

Supta Baddha Konasana
仰臥束角式（蝴蝶式）

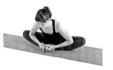

Baddha Konasana 束角式（鞋匠式）

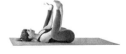

Ananda Balasana 快樂嬰兒式

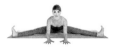

Upavistha Konasana
廣角（開腿）坐姿前彎式

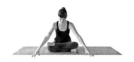

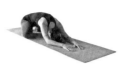

Agnistambhasana 踝碰膝式（雙鴿式）　　　　開腿嬰兒式到懸空眼睛蛇式

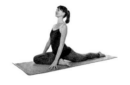

Uttanasana 立姿前彎式　　　　Eka Pada Kapotasana 鴿式

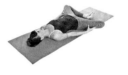

Adho Mukha Svanasana
下犬式

Supta Baddha Konasana
仰臥束角式（開腿攤屍式）

Anjaneyasana 低弓步式

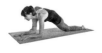

Uttan Pristhasana
蜥蜴式（頭朝下戰士式）

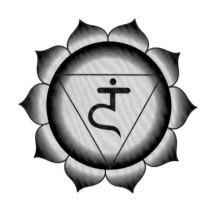

Manipura 臍輪
光輝的寶石

元素	火
原則	燃燒
目的	能量、力量、意志、游刃有餘
屬性	熱、力量、權力、深思熟慮、能量
身體部位	肋骨、腎上腺、太陽神經叢、消化器官
練習	透過紀律強化意志、利用兩極對立創造力量、利用動作產生能量、強化核心、平衡意志與臣服
行動	伸長側邊的身體、結合物質和移動產生能量、引導元氣的流動朝向希望的結果、克服惰性；練習、練習、練習
瑜伽式	平衡、戰士式、鍛鍊軀幹、扭轉式、平板式
男性	創始、意願、出力、製造
女性	溫暖、靈巧、技術、光輝
不足	虛弱、被動、疲倦
過度	宰制、操控、持續活躍
平衡	駕輕就熟

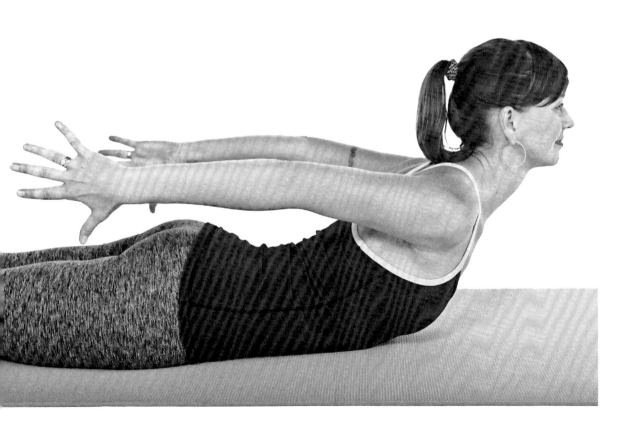

Activate…

啟動

身為戰士就是去學習
在你的人生中時時刻刻保持真誠。
——丘揚創巴

你在第一脈輪進入自己的身體，在第二脈輪於天地之間對位你的核心，之後下一步是啟動你的能量身，游刃有餘的導引這股能量。我們在第二脈輪討論過一條線的兩個端點，現在我們要在第三脈輪加進第三個點。有了第三點就可以界定出一個面。在你的內在殿堂找到比較多的空間，於是昆達里尼開始跳舞，累積能量。

第一脈輪代表搭上你的交通工具，學習它的操作。第二脈輪是關於如何讓交通工具動起來。你可以把車子推下山丘讓它動起來，只要沒有東西擋在路上，而且整條路是下坡，車子就會繼續前進。然而要有一趟成功的旅程，你需要有方法駕駛這輛交通工具，同時提供引擎來維持它的動力，因此它可以爬坡，或是必要時加速。這是位於太陽神經叢的脈輪的任務，我們常常稱此脈輪為「力量脈輪」。

讓我們以另外一種方式來檢視。第一脈輪賦與你基礎，給你一塊扎根的地面讓你可以伸手抓星星。缺少了物質的堅固性，你就不會有框住的邊界或界限，沒有方法累積能量，也沒有東西可以下壓以求上升。

在第二脈輪，你讓物質運行。你移動你的身體、你的關節、你的呼吸、你的情緒和你的元氣。你移動得越快，就創造出越多的熱。這股熱是摩擦造成的，物質與物質在移動中對撞。因此物質和運行結合起來產生了第三脈輪的元素，那就是火。

在吠陀神話中，阿耆尼是火神。祂的名字「Agni」是最古老的經典《梨俱

吠陀》的第一個字詞。祂是原初的火，觸發了其他所有的火，由此我們獲得了「點燃」這個詞。身為祭品的接受者，祂永遠年輕，生命的火焰不斷更新祂的能量。在你開始第三脈輪的練習以點燃你的火之時，召喚阿耆尼。

擁有強盛的內在之火給了你火花去做你人生中的一切事情。在瑜伽體系裡，內在之火稱為「tapas」（陶鑄、苦修），透過練習、紀律、苦行、專注、聚焦的行動和個人意志產生的火。一旦點燃了，就成為靈性之火，燒毀堵塞。陶鑄（苦修）是瑜伽的原則，經常相連的是「svadhyaya」──自我探尋和研習，以及「isvara-pranidhana」──獻身於神。

培養身體內的火

之前你學習了如何藉由迅速開闔手掌來打開手上的脈輪。現在手張開，雙手密合摩擦三十秒左右。注意熱是如何創造出來的。只需要正確結合阻力和自由，就能產生熱。如果你摩擦手的時候動作太少，或是雙手不夠密合，你就製造不了太多的熱。太多的動作，能量就會分散。限制太多，能量甚至無法啟動。物質與運行的結合是第一脈輪和第二脈輪特質的結合，在一起它們創造了第三脈輪的火。

快速活動你的身體，你就會變得暖和。事物開始鬆動，這就是為什麼優秀的瑜伽課程總是以暖身練習開場。你的關節潤滑了、細胞新陳代謝了，你甚至會流汗。能量產生並且釋放了，其他練習則是涉及如何把這股能量導引到身體的不同部位。這是第三脈輪的運作。

脈輪所在的精微身經常稱為「能量身」，因為它是由精微能量或生命力構成。脈輪掌管這股生命力，作用很像是電力設備的電容器和電阻器。脈輪如果不是增加能量（賦能），就是讓它慢下來（阻擋）。脈輪不是能量的來源，而是組織者和經營者。這股能量潛伏在你身體裡面，好像是一座火爐，需要點燃，同時適當導引。

啟動你的能量身意味著你正在點燃你體內的元氣，把元氣分送到你想要它去的地方──由你的意志來指引。啟動能量身會喚醒你的意志；你的意志就是你內在的指揮，導引你的能量沿脊柱上升或是向下運行，把能量送入你的核心或是讓能量擴散出來進入四肢。能量是行動的燃料，以及第三脈輪的火。缺少

能量，意志背後就沒有力量，意圖無法實現，而且意志的強度會衰微。

　　要在練習中產生能量，就得找到阻力和自由、限制和釋放、把持和放手的正確組合。這就是瑜伽的藝術。瑜伽的目標是游刃有餘；游刃有餘的掌控自我和生活。要達到目標所需要的一切就是覺察和努力，以及許多許多年的練習。

你工作的動機應該是，
以身教讓別人走上正道。

‧‧‧‧‧‧‧‧‧‧‧‧‧‧‧‧

——《薄伽梵歌》

力量和游刃有餘

　　人類是唯一能控制火的動物。唯有我們有能力實踐意志主導的複雜行為。唯有我們能夠超越我們的本能，選擇進化，改變我們的世界。人類已經在時間的長河中進化，因此我們現在個人擁有的力量，勝過歷史上的任何時刻。擁有這樣的力量，我們可以拯救或是摧毀我們的世界。

　　我們要拿這股力量做什麼？儘管這道問題的答案眾說紛紜，瑜伽修行者發展他們的力量是為了游刃有餘的掌控。如果啟動能量身是第三脈輪的任務，掌控就是終極目標。這是要經過長時間的磨練和耕耘，精準的組合意志與臣服、目的和練習，才能達成。

　　掌控是把意圖轉化成現實的能力，是深思熟慮的活著，並且懷抱目的創造自己的生活。不過更重要的是，掌控是游刃有餘的實現你的意圖。如果一名肖像畫家迅速的草草幾筆就能捉住小孩臉龐的神韻，你可以說他或她是繪畫大師。一名技藝超群的歌唱家或鋼琴家可以完全沉醉在音樂裡，因為唱歌或彈琴的技巧已經不再需要努力或專注來達成。真正的大師能夠舉重若輕的創造。瑜伽大師能優雅而細緻的做出一個一個瑜伽式，如行雲流水般輕輕鬆鬆。要達到這樣的水準，需要的是專心致志和勤奮練習。

　　關於瑜伽的練習，得要多年的努力和紀律讓你達到輕鬆自如的程度，才能

游刃有餘。在《瑜伽經》中帕坦加利陳述：「要達到瑜伽式的完美，得要等到能夠毫不費力做出瑜伽式，並且能企及內在的無限存有時。」[8] 以瑜伽的術語來說，就是結合了「abhyasa」（修習、努力）和「vairagya」（捨離、放下）。我們專心致志的練習，卻又放掉對目標的執著。

練習需要熱切的努力和嚴格的紀律。需要強大的意志帶你熬過經年累月的努力，才能達到輕鬆不費力的境地。練習的時間久了，就會越來越輕鬆，於是比較能領略瑜伽式的精微之處。過程中動作會越來越優雅，你也越來越享受，因此收穫越大。你的骨頭滲進了瑜伽的感覺，於是當你錯過幾天的練習，你會渴望那個感覺。

意志是第三脈輪的引擎。意志克服了第三脈輪的惰性，因此你可以朝著你希望的目標前進。因為第三脈輪的層級高於第二脈輪，於是當慾望想要朝不同的方向前進時，意志會勝過第二脈輪的慾望。我們可能早晨想要賴床，但是意志會讓我們起身活動，很快的我們就不再愛睏。不過你必須把意志訓練得比第二脈輪的慾望強大。底層兩個脈輪的物質和運行創造出能量，而意志就是利用這股能量。

不過意志也需要意圖，意圖則源自意識。意識下降到第三脈輪，遇到上升的能量。你設定一個意圖，想要靜坐或是想要維持一個瑜伽式多久時間，或者只是想要準時去上課，然而需要能量才能實現你的意圖。當你的意志可以成功駕馭你的能量為你的意圖服務時，你就擁有真正的力量。

培養你的能量以備不時之需。確定意圖，然後讓你的能量流貫其中。對準你的目的，培養你的意志；選擇目標然後去完成。運用你的肌肉——身體的肌肉和意志的肌肉——來建構你的力量。成為自己人生的導演，同時你也會成為人生的創造者。

3

8. 此段《瑜伽經》的英譯見於《*Light on the Yoga Sutras*》（London: Thorsons，1996 年 HarperCollins 印行），159 頁。譯者：B. K. S. Iyengar（艾揚格）。

三種屬性

在第二脈輪你利用兩極對立的原則找到內在的對位。而在第三脈輪，你從駕馭兩極對立，移動到探索基本的三位一體，也就是物質、能量和意識。在瑜伽術語中，實相的這三個基本層面與三種屬性相關，那就是「tamas」（惰性）、「rajas」（變性）和「sattvas」（悅性）。

有如一條辮子的三縷頭髮，物質、能量和意識總是以各種不同的組合方式存在。舉例來說，靜坐時悅性最突出，因為當身體和它的行動冷靜下來時，意識最鮮明。在活躍的流動練習或是充滿活力的操練中，變性最突出，因為你運行和擴張能量，但是你不會有很多思考。而在你檢視身體阻力的物質層面，或者甚至是骨頭和血肉時，你處理的是惰性。吃和睡是非常惰性的，不過任何經驗以及每個瑜伽式中都會同時存在這三種屬性。永遠會存在意識的層面，永遠會有能量的流動，也永遠會有臣服於重力的肉體限制。

此外，脈輪本身也與這三種屬性相關，最下面的兩個脈輪比較是屬於惰性，中間三個脈輪偏向變性，而上面兩個脈輪則是偏悅性。要達到比較好的平衡，你會想在練習中尊崇每個層面，從開場的靜坐到漸入高峰的瑜伽式，再到結尾的大休息。

傳統上，這三種屬性的重要性並不相等，惰性往往被視為靈性成長的障礙。就我個人來說，我不同意這種看法。我覺得身體的接地和限制，以及物質世界，是同等重要，甚至是支撐另外兩種屬性所不可或缺的。不過，如果由惰性主宰，那麼的確我們會感覺遲鈍、呆滯，而缺乏點燃意志所需要的能量。

3

下表檢視這三種屬性在瑜伽中的作用：

惰性	變性	悅性
物質 靜止的慣性狀態	能量 運行的慣性狀態	意識 平衡的中介
第一和第二脈輪	**第三、四、五脈輪**	**第六和第七脈輪**
個人脈輪	人際脈輪	超個人脈輪
身體	**能量**	**意識**

阿育吠陀體質

Kapha（土）	Pitta（火）	Vata（風）

瑜伽焦點

姿勢、身體對位 飲食、營養、健身 休息、靜止	運行、流動、呼吸 調息、情緒、行動 行動瑜伽	靜坐、靜止、哲學 了解、覺察、研究

目的

基礎 穩定 限制 一致 堅定	能量 運行 力量 意志 活力 元氣 勇氣	智力 意識 指引 意圖 知識 智慧 覺察

學生經驗

形式、功能、緊張、 痛苦、抗拒、自由、 緊繃、接地、對位、本體	充電、情緒、顫抖、 擴張、熱、動作、發麻	覺察、洞見、覺醒、知識、 洞見、記憶、 信仰或故事的改變

3

感受精微能量

用力就會產生能量，因為用力需要能量。停止用力時，產生的能量就可以流進組織裡面。當電荷自由的流竄全身時，感覺好像是一陣陣的溫柔暖意滲進你的血肉。就是這股精微能量，你想要透過意志冷靜的發號施令，分送到身體各個部位。

1. 挺直站好，手掌頂在牆上，大約在你的太陽神經叢或是第三脈輪那樣的高度。這使得你的前臂與地板平行，手肘在身體兩側。

2. 找出你的垂直對位和核心，彷彿那是樹幹，而你的手臂是樹枝，從樹幹向外伸展。通過你的腿向下扎根，找到你的地基。朝頭頂抬高你的身體。

3. 手緊緊的壓向牆，直到你感覺手臂溫和的顫抖。進行的時候記得深沉的呼吸。小心身體不要前傾，而是保持核心挺直。從你的核心把力量推出來，但是不要把核心本身推向前。

4. 在舒服的情況下盡量維持久一點，然後非常緩慢的放鬆手臂，但是雙手仍然放在牆上。

5. 感覺用力產生的能量和放掉力氣後流動的能量，兩者有什麼不同？再度用力推牆幾秒鐘，然後再放掉，去體會兩者的區別。想像在練習瑜伽式時，你如何去感受用力和放鬆的區別。

6. 來個有趣的變型，把牆換成人試試看。站直，跟你的夥伴面對面，在你們第三脈輪的高度手掌相對互相推壓。進行的時候眼睛對視，使盡全力，面對同樣使盡全力的夥伴。

7. 從你的核心把力量推到另一人手上，以此點燃能量。慢慢釋放掉能量而不要把手抽離——只要放掉力氣。注意其中的差別，你能夠感覺到能量在你體內流動，也在你們兩人之間流動嗎？

第三脈輪的練習與姿勢

Uddiyana Bandha 腹部收束法（腹鎖）

腹部收束法收縮腹部的第三脈輪區域，牽引元氣向上進入心臟。這套收束法也會按摩許多消化器官，因此改善消化。儘管對於過度活躍的第三脈輪有益處，練習這個瑜伽式時務必要空腹。

1. 以山式開始。膝蓋微彎，背部微拱，雙手放在大腿正面，就在膝蓋之上。

2. 深吸一口氣，擴張你的肋骨，然後把氣完全吐盡。收縮你的腹部肌肉，盡可能把氣從你的胸部和腹部推出去。

3. 憋住不呼吸，避免又把任何氣吸回來，同時擴張你的胸部，彷彿你正在吸氣。結果是一種真空狀態，把你的肚臍朝脊柱拉近。

4. 此時，你可以維持收縮，或是讓腹部來回的縮起再鼓起，仍然不要讓任何空氣進入你的肺部，這個動作稱為「Agni Sara」（火淨）。

5. 當你的身體發出訊號需要空氣時，深沉的吸氣，並且回復站姿。

6. 重複三次。

指導原則

- 利用憋住不吸氣然而擴張胸部的動作，讓腹部內縮。

- 儘管似乎是違反直覺，放鬆腹部肌肉讓收縮更深沉。

- 再度吸氣之前放掉收束法。緩慢而穩定的吸氣。

- 不要在滿腹食物或者尚未消化完全時進行這套收束法。

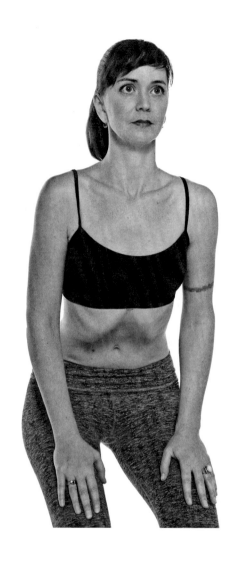

Uddiyana Bandha ◀
腹部收束法（腹鎖）

效益

• 改善消化。

• 有益於緩解便祕。

• 鍛鍊腹部肌肉。

• 淨化。

• 有益於過度或不足的第三脈輪。

避免或審慎運用

- 懷孕。

- 經期

- 高血壓。

- 青光眼。

- 頭痛。

- 胃或腸潰瘍。

Kapalabhati 頭顱發光呼吸法（風箱式呼吸法）

「Kapalabhati」這個名字的意思是發光的頭顱。這是一種快速的橫膈膜呼吸法，以快速的連續動作主動而猛然的將腹部內縮，然後被動的放掉，讓腹部向外。這套動作能鍛鍊太陽神經叢上面的肌肉，既能賦與活動力不足的第三脈輪能量，對於過度活躍的第三脈輪也是放電的好方法。同時反映了第三脈輪「用力－放鬆」的動能。維持挺直的姿勢時都可以自由使用這套方法來活躍第三脈輪。

1. 脊柱挺直坐好，嘴巴閉上，透過鼻子進行幾次飽滿而自然的呼吸。在你聚焦於把氣吸進腹部時，手放在第三脈輪上感覺腹部的移動。

2. 準備好開始時，吸氣，然後橫膈膜快速的猛然一動，向著脊柱收縮你腹部肌肉。注意空氣是如何迅速的一噴就從鼻子呼出去了。這是主動的呼氣。

3. 接著，只要放鬆你的腹部肌肉，觀察在不用力的狀況下空氣是如何通過鼻孔進入體內。這是被動的吸氣。

4. 等到自然的吸氣過程完滿時，再度猛然一動你的腹部。

5. 像風箱一樣快速重複動作，找到韻律之後加快速度。

6. 回復自然的飽滿呼吸。留意觀察效果。

指導原則

- 一開始是 20 ～ 30 回合的橫膈膜快速動作，接著要有至少四次完整的自然呼吸。慢慢增加到一百次或更多次的橫膈膜呼吸。

- 慢慢加快你的速度，達到一秒鐘兩回合。

- 一旦你可以坐著練習這套呼吸法直到精熟，便可以運用在其他腹部挺直的瑜伽式之中。

- 身旁準備好清潔鼻子的衛生紙，往往會派上用場。

- 用兩個鼻孔體驗了這樣的呼吸之後，或許你會想嘗試一次壓住一個鼻孔呼吸看看。要結束練習時，恢復成兩個鼻孔吸氣和吐氣。

效益

- 排毒。

- 鍛鍊腹部。

- 淨化和賦與能量。

- 刺激第三脈輪，同時降低過度活躍。

避免或審慎運用

- 高血壓。

- 心臟疾病。

- 經血過量。

- 懷孕。

- 吃過東西後不要練習這個呼吸法。

立姿側邊伸展

培養你內在火焰來開始第三脈輪的練習是好選擇。在這個瑜伽式中，想像你的火焰從你的核心升起，併攏的雙手成為火焰尖端。在你的火焰左右搖曳時，要保持你的核心穩定。

1. 以山式站好，一路下壓到達你的腳，抬高頭頂，啟動核心。

2. 手臂高舉過頭，雙手合攏後三指交叉成尖塔狀，食指朝上。手臂緊貼耳朵，手肘盡量打直。

3. 抬起你的胸部，肩膀向後拉，縮小腹。向上伸展時進行幾次深沉的呼吸。每一次吐氣時肚子向內縮。垂直站立時你也可以選擇進行頭顱發光呼吸法（風箱式呼吸）。

4. 吸滿氣，然後吐氣，身體向右側彎，保持伸直的手臂緊貼耳朵兩旁。抱向你的核心，讓左邊的肩膀向後，胸骨抬高。

5. 維持姿勢，進行幾次飽滿的呼吸。

6. 吸氣，回到中央，然後吐氣，向左邊伸展。現在要留意讓右邊的肩膀向後，胸部抬高。

7. 吸氣，回到中央。

8. 接下來，從髖部向上抬高你的肋骨，微微向後仰，你的指尖指向身後的牆壁。想像你透過抬高限制你力量的格架（胸廓）為第三脈輪創造空間，向外照耀。

9. 吸氣，回到中央。手臂放低到兩側時，保持軀幹抬高，並且維持身體兩側的長度。

3

指導原則

- 保持手臂貼著耳朵，雙手緊握。

- 位於上方的肩膀要向後拉，避免胸部塌陷，即使這意味著你的側彎弧度不大。

- 想像你在兩片平板玻璃之間練習這個瑜伽式。保持軀幹正對前方，只是向側邊移動。

- 在鬆開和擴張你的上半身時，抱向你的核心，從腰部一路向下到雙腳。

效益

- 強化核心。

- 延展肋間肌，同時擴張胸廓。

- 打開肩膀和胸部。

避免或審慎運用

- 肩膀有傷。

- 高血壓。

- 頭痛。

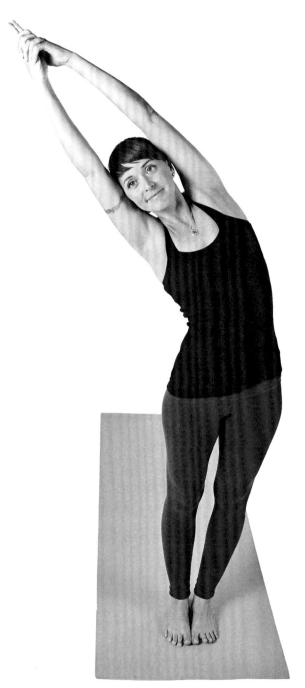

立姿側邊伸展 ▲

Virabhadrasana 戰士式

「Virabhadra」（雄賢，音譯維拉巴德納，濕婆的化身之一）是印度教神話中的古代戰士。「vira」的意思是英雄，而「bhadra」是吉祥之意。當濕婆因妻子薩蒂（Sati）之死扯裂自己的頭髮時，雄賢從濕婆的捲髮中蹦出來。想像這個畫面，你的靈性戰士從第三脈輪的力量之中勝利的升起。這個瑜伽式有許多變型，全部有利於第三脈輪。以堅定的決心練習戰士式，喚醒你內在的戰士。

戰士式 I

1. 以山式開始，手臂高舉，站在瑜伽墊的前端。肋骨上抬，賦與軀幹能量，一直伸展到你的指尖，手肘打直，手臂緊實。手指張開，感覺它們是你第三脈輪之火的火焰。

2. 吐氣，身體向前彎成為「立姿前彎式」。腹部朝向大腿，緊實雙腿，加寬你的髖部，朝地板向下伸展你的肋骨。手放到地面上，位於腳的兩側。

3. 下一次吸氣時，左腳向後邁步，大約四呎（約 120 公分），保持右腳在雙手之間，右膝在右腳踝正上方。肌肉抱向骨頭，緊實你的後腿，同時把後腿的腳後跟放到地面上。

4. 前腿的臀部稍微朝後，而後腿的大腿向內轉。感覺這個姿勢在你的海底輪創造出來的穩定感。

5. 一旦你感覺到了穩定，向上抬高你的軀幹。透過前腿的核心下壓，帶進大地的能量。

6. 穩定後，手臂高舉過頭，透過雙手的核心把能量推向指尖，彷彿你的手臂是光線，從你的第三脈輪放射出來。用這股能量完全伸直你的手臂。

7. 維持姿勢，進行幾次呼吸，抬高和擴張肋骨。你可以選擇進行頭顱發光呼吸法（風箱式呼吸）。

3

8. 離開這個姿勢，回復成山式或立姿前彎式，也可以移動成下犬式。

9. 換邊重複動作。

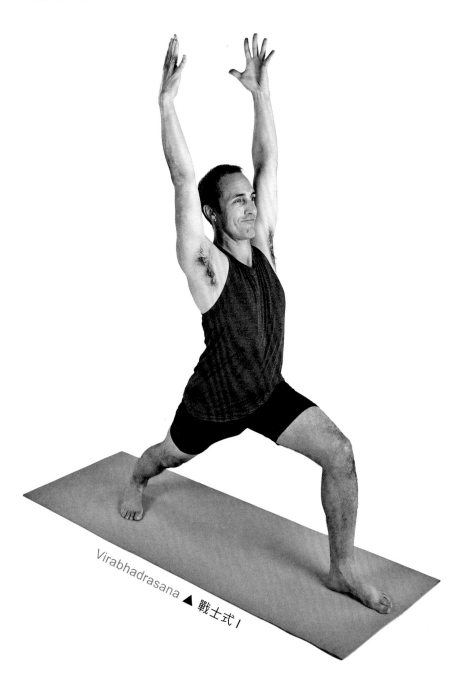

Virabhadrasana ▲ 戰士式 I

指導原則

- 如果你感覺搖搖晃晃，把兩隻手放在前腳的膝蓋上，直到你感覺穩定。

- 雙腳緊緊下壓瑜伽墊，同時微微拉近雙腳。

- 後腿的大腿向內轉，前腿向外轉，藉此讓自己平穩。

- 理想上，前腿的大腿底側應該跟地面平行。

- 後腳的內側應該對齊你的前腳腳後跟。

- 從髖部抬高你的肋骨，不過要保持髖部平穩和接地。

- 讓你的手臂放光，彷彿它們是光線，而你的手指是光芒。手臂的肌肉下拉至肩膀，緊實肩胛骨。

- 就體內來說，把第一脈輪放在第二脈輪正下方。這樣會讓你的上半身擁有比較多的自由，讓你的肋骨可以向上移動，創造出微微後仰的空間。

- 逐漸增加你維持這個瑜伽式的時間，以培養力量和穩定性。

效益

- 強化腿部和髖部。

- 打開肩膀。

- 拓寬胸部。

- 產生能量和焦點。

- 舒緩坐骨神經痛。

- 強化意志。

- 建立焦點。

3

避免或審慎運用

- 高血壓。

- 心臟有問題。

- 脖子有傷──眼睛的高度保持水平。

戰士式 II

1. 面朝瑜伽墊的長邊邁開大步站好，雙腳平行，或者腳趾微微向內。通過雙腿的核心伸展，每隻腳的四個角穩穩的按壓地面。

2. 手抬起到肩膀高度，位於身體兩側，通過指尖向外伸展。

3. 看向你的右臂，右腳向外轉九十度，因此腳趾併攏指向瑜伽墊前端。

4. 彎曲右膝，讓右膝在右腳踝的正上方。比較資深的練習者可以尋求讓右大腿底側平行於地板。

5. 要離開這個瑜伽式，右腿打直，右腳再度轉為平行。

6. 換邊重複動作。

指導原則

- 一開始伸展手臂時，試著把手掌轉向上，讓你的上臂向後轉。緊實你的肩胛骨，尖端朝下，然後手掌轉回來面向地面。保持胸部和肩膀一直是同樣開闊。

- 讓你的手臂像箭一樣從你的核心射出去。保持你的視線穩定不動。

- 彎曲的那條腿往往容易覺得疲勞，這時要把那條腿更加堅實的推向地板；從腿的核心用勁推，如同在「第一脈輪」學習到的。

- 從大地吸取能量，通過你的腿進入你的核心。

- 提升第三脈輪，讓它發散出力量。

- 找出在自己的生活中成為戰士的決心，讓這股精神在你的姿勢中表現出來。

- 你可以選擇使用頭顱發光呼吸法，進一步賦與第三脈輪能量。

效益和提醒

- 同戰士式 I。

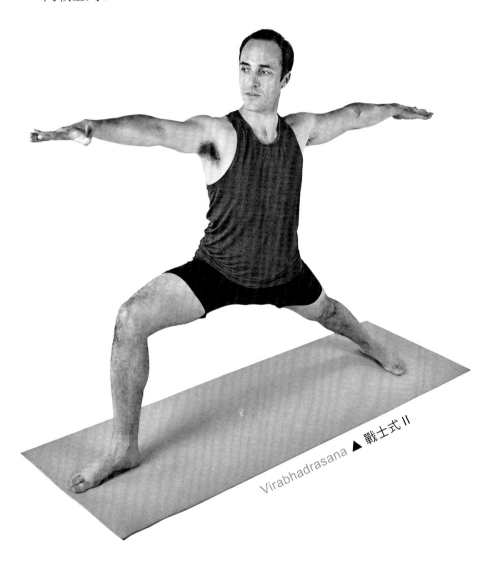

Virabhadrasana ▲ 戰士式 II

3

Viparita Virabhadrasana 反轉戰士式

　　要維持力量，戰士有時候需要向後退。這就像是把箭搭在弓上向後拉，蓄積能量瞄準你的目標。這是關於第三脈輪能量的根本原則——有時候為了保持前進，我們必須撤退。在這個瑜伽式中，戰士是反向的，反求諸己，追求神性。

1. 右腳轉向前，右膝彎曲，如戰士式 II，右手掌轉向上，右手向前伸展超過你彎曲的右膝，身體向著右手微微前傾。

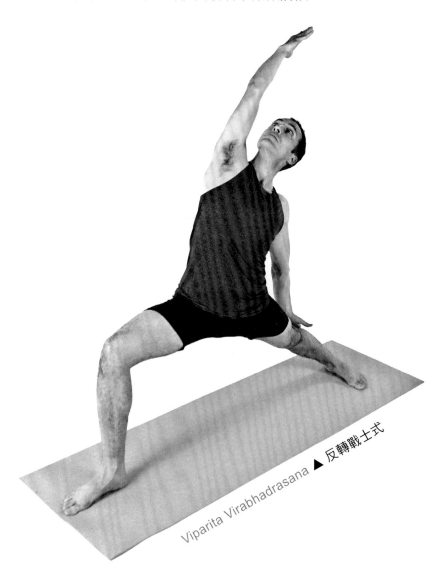

Viparita Virabhadrasana ▶ 反轉戰士式

2. 保持雙手完全伸展，而且用力，左手臂向著後腿下滑，右手臂向上高舉。

3. 右肩向後推壓，伸長右側身體，同時打開胸部。向上看，視線越過你上舉的手臂。

4. 吸氣，離開這個瑜伽式回到戰士式 II。然後換邊從戰士式 II 開始，重複動作。

指導原則

- 從後腿核心往上通過軀幹、上臂，一直到指尖，有一條線，賦與這條線能量。從骨盆伸展，通過心臟到頸部，延展肋骨。

- 保持你的前腿膝蓋彎曲，膝蓋在腳踝上方。前腿下壓地面，帶著守護地基的決心。

- 堅定的伸展你的手，彷彿你要抓取上面來的力量。

Virabhadrasana 戰士式 III

1. 從山式開始。

2. 右腳後退一步，位於左腳後方大約兩呎（約六十公分）。

3. 把你的重量放到左腿上，穩定你的核心。雙手放在髖部，確保你的髖部正對瑜伽墊前端。

4. 整個軀幹傾身向前成水平，同時通過你的後腿延伸出去，右腿抬高與地面平行。

5. 扎根在你站立的腿上，雙手放在髖部，找到你穩定的力量。試著讓髖部正面與地面保持平行。

6. 穩定之後，雙手向前伸展，手掌相對。

7. 從第三脈輪向外放射。把力量向下推進你站立的腿，向外推朝向你舉起的腿的腳趾，向上推通過軀幹的核心進入雙手。感覺頭上的頂輪與你的海頂輪對齊，抱向你的核心。

8. 只要你感覺穩定，盡量維持姿勢久一點。要離開這個瑜伽式時，吸氣，在你要把身體擺正時雙手高舉過頭，雙腳合攏成山式，手臂放在身體兩旁。

9. 換邊重複動作。

指導原則

• 緩慢且審慎的進入動作，每個階段都要尋求穩定和平衡。如果一個不穩腳落地，你總是可以再度恢復姿勢。

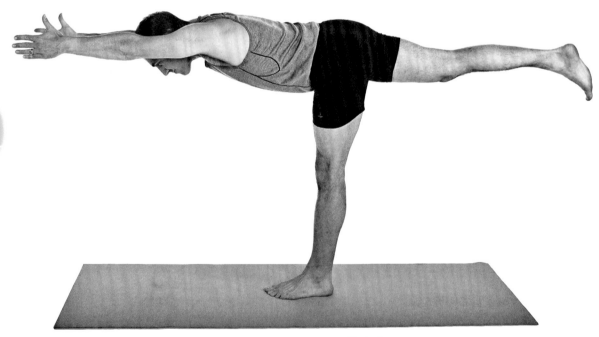

Virabhadrasana ▲ 戰士式 III

- 肩胛骨互相拉近，手向前伸展時緊實你的背部。腹部緊實縮向你的肋骨，朝地面放鬆你的心（上背部）。

- 後面的腿腳趾向下朝著地板，幫助抬起腿的髖部成水平。

- 從後腿腳趾開始伸展，一直伸展到舉在前面的指尖，這是一條賦與能量的直線。

Trikonasana 三角式

這是一個你可以一做再做的基本瑜伽式，經年累月你就會找到更深層的對位。一開始是導引能量線通過腿、軀幹、手臂，全部往不同的方向運行，藉此來協調第三脈輪的複雜屬性。想像這些能量線全部從你的第三脈輪放射出來，就像太陽的光線一樣。

1. 一開始面對你瑜伽墊的長邊，雙腳開大步站好。

2. 右腳向外轉九十度，與左腳以及瑜伽墊的後緣垂直。

3. 通過雙腿確立你的根部。肌肉抱向骨頭，汲取大地的能量向上進入第三脈輪。

4. 手臂抬高到肩膀的高度，手肘打直。

5. 上臂向外轉，讓肩膀向後，緊實你的肩胛骨。

6. 通過右手臂向外伸展，盡你所能越遠越好，保持海底輪和頂輪之間的核心有一條強力的線。

7. 無法再伸展得更遠時，右手臂傾斜向下，去碰觸右肩膀正下方的地面，手放在腳踝後面或前方都可以。另外一項選擇是，手放在瑜伽磚上。舉起左手臂，因此有一條筆直的線從右手指尖到左手指尖。手指張開，讓兩隻手充滿能量。

8. 朝著你上舉的指尖看，保持頸部與脊柱一條線。

3

9. 吸氣，離開這個瑜伽式，緊實你的雙腿和小腹來支撐自己。

10. 換邊重複動作。

指導原則

- 從髖關節而不是腰部彎曲。想像你是在飛機的走道上練習瑜伽，身前身後的空間都非常小。

- 後腳的足弓和前腳的腳後跟對齊瑜伽墊的中線。

- 如果你放低的手無法輕鬆碰觸到地面，用一塊瑜伽磚，或者讓你的手落在你的膝蓋、小腿或是腳踝上。

- 如果向上看時你的脖子會不舒服，你可以向前看或是向下看。

- 如果你的身體已經能夠完全伸展，不妨把手放在腳踝後面的地板上。

- 抬高外側的髖部，下層肋骨轉向前。

- 讓手臂散放能量。手指張開，上方的手臂骨（肱骨）頂端向後拉，擴張肋骨和胸部。

- 理想上你的雙腿要分得夠開，以雙腿的長度和雙腳的距離形成一個等邊三角形。站得太近側彎會比較困難。雙手舉高時，腳踝應該跟手腕同寬。

- 想像能量線從你的第三脈輪流出，到達你各個身體末端部位。每個方向都是同等的放射。

- 移動成下述的立姿半月式，或者換邊重複動作。

效益

- 改善消化。

- 舒緩坐骨神經痛。

- 強化腿部和上腹部。

- 打開胸部。

- 培養力量和穩定性。

- 強化意志。

避免或審慎運用

- 低血壓。

- 心臟有問題。

- 髖部有傷或置換過髖關節。

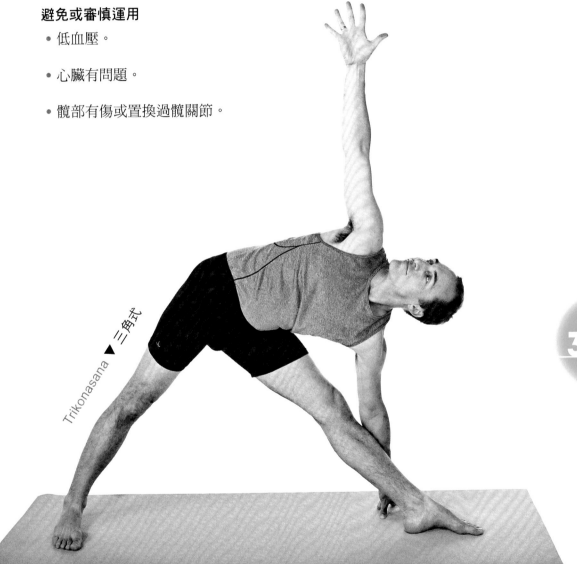

Trikonasana ▲ 三角式

3

Ardha Chandrasana 立姿半月式

我認為這個瑜伽式比較像是發光的星星，而不是月亮。平衡需要核心力量，鞏固第三脈輪，讓伸展的力道進入你的雙腿，並且向外延伸到手臂，鼓動你的能量向星星那樣向外放光。

1. 從三角式開始，彎曲左膝，伸長左手放到地面（或是瑜伽磚）上。手放在左腳前方二十公分左右（姿勢 A）。

2. 右手放在右邊髖部上，舉起你的右腿（姿勢 B）。

3. 通過站立的腿下推，上方的髖部轉向空中，力量一直伸展出去到舉起的腿的腳後跟，腳勾起。

4. 平穩後，舉起你的右手臂，就在左手臂的正上方，因此有一條直線從手伸展到手（姿勢 C）。

5. 伸展到你抬起的右腿；抬起的腿的核心與你的頭頂對位，形成另一條直線。

6. 胸部向上轉，朝著天空。如果可能，向上看著上方的指尖。

7. 這個瑜伽式的完整表現是，用食指和中指抓住上方的腿的大腳趾，把腿舉高。

8. 要離開這個瑜伽式，彎曲前腿的膝蓋，把上方的腿放下來，回到三角式，然後站起身。

9. 換邊重複練習。

指導原則

• 初學者應該在下方的手下面放塊瑜伽磚，這樣比較容易平衡。

• 在你逐漸習慣用這個瑜伽式打開髖部的過程中，用牆壁來支撐你的後側，幫助你平衡。上方的髖部和大腿骨後推，按壓牆壁。

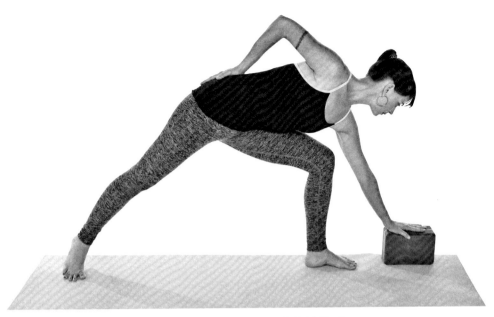

Ardha Chandrasana ▲ 立姿半月式
姿勢 A

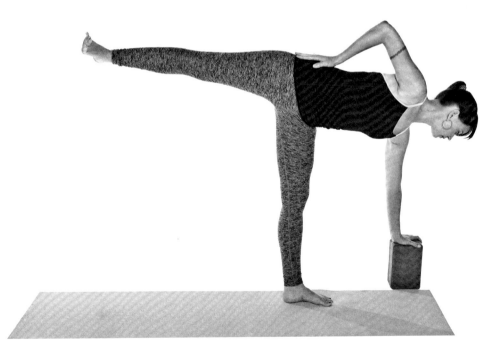

Ardha Chandrasana ▲ 立姿半月式
姿勢 B

- 記得第一脈輪的「手抓大腳趾式」，讓雙腿成為根，從第一脈輪平衡自己。在這個瑜伽式中，讓海底輪的根部支持帶給你自由。

- 如果不舒服，或者會讓你失去平衡，不要為了向上看而強迫你的脖子。向前看就可以了。

- 想要有額外的挑戰，試試半月式變型，也就是「甘蔗式」。用上方的手抓住上方的腳外側，彎曲膝蓋，上方的腳緊緊按壓手，呈現弓形，藉此打開身體正面。

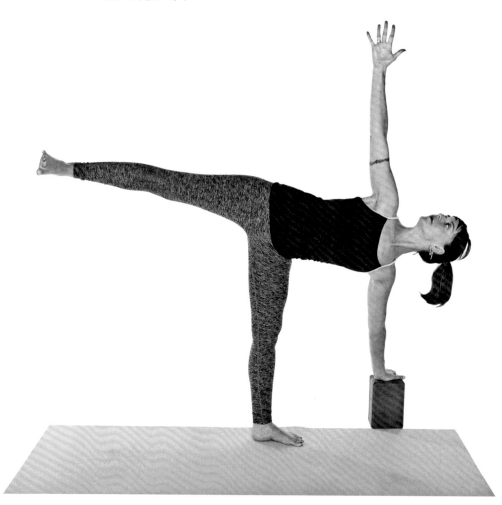

Ardha Chandrasana ▲ 立姿半月式

姿勢 C

效益

- 賦與能量。

- 對抗疲勞。

- 培養力氣和平衡。

- 改善焦點和意志力。

- 強化腿部。

- 打開胸部和髖部。

- 改善便祕。

- 加強消化。

避免或審慎運用

- 低血壓。

- 頭痛。

- 脖子有問題。

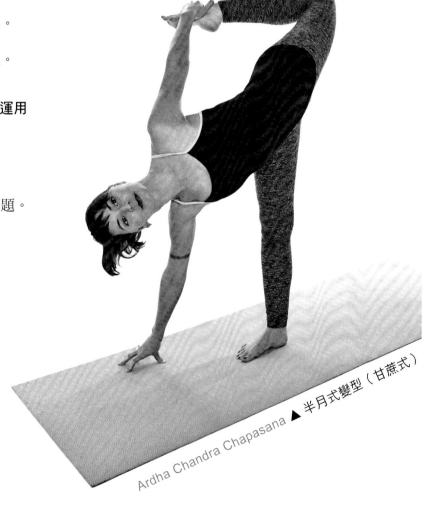

Ardha Chandra Chapasana ▲ 半月式變型（甘蔗式）

Utthita Parsvakonasana 側邊三角伸展式

這是一個基本的立姿瑜伽式，著重在側邊的伸長延展，從腳後跟到指尖，伸展了肋骨之間的肋間肌。從第三脈輪出發練習這個瑜伽式，向下放射到雙腿，向外到你的指尖。這個瑜伽式強化和伸展雙腿、腹股溝以及大腿背面肌肉，同時打開胸部和肩膀。

1. 面對瑜伽墊的長邊，邁開大步站好。

2. 雙手舉到肩膀的高度，手掌向下。上臂稍微外轉讓肩膀轉向後。

3. 從第三脈輪出發，能量向下擴散到雙腿，向外通過兩條手臂，向上進入你的頭頂。

4. 右腳向外轉九十度，後面的腳平行瑜伽墊的後緣。前腳腳後跟對準後腳中間。

5. 右膝彎曲，大腿底側與地面平行，左手放在左邊臀部上。

6. 右手放到地面上，放在右小腿之前或之後，或是瑜伽磚上面。（手放在前面比較容易一點，放在膝蓋後面比較困難，不過就這個瑜伽式的完整形式來說，手放後面才是正確的。）

7. 右手臂向下完全伸展的同時，左手臂筆直向上，和右手臂成一直線（姿勢 A）。

8. 下腹部和胸部向上轉，左手臂貼近左耳，從左腳腳弓到左手指尖成一直線（姿勢 B）。

9. 吸氣，離開這個瑜伽式，前腳下壓地面。回復挺直的姿勢，開大步站好。

10. 換邊重複動作。

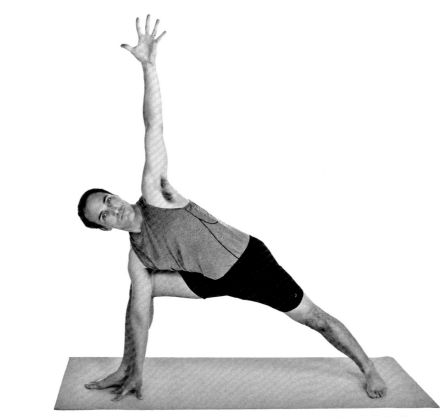

Utthita Parsvakonasana ▲ 側邊三角伸展式
姿勢 A

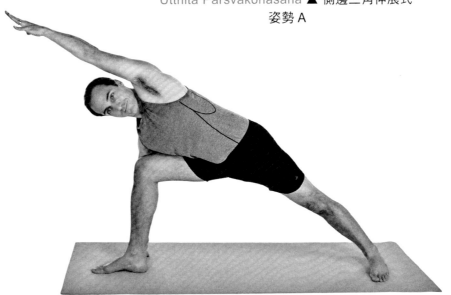

Utthita Parsvakonasana ▲ 側邊三角伸展式
姿勢 B

指導原則

- 要讓這個瑜伽式簡單一點，可以右手肘彎曲放在右大腿上（膝蓋上方）。

- 想要更加延展身體側邊，可以上臂貼著你的耳朵伸展（姿勢 B）。

- 下層肋骨推向前，上層肋骨向後按壓。試著伸長軀幹兩側。

- 緊實你的肩胛骨，頂著背部肋骨。

- 上方的肩膀朝後拉。右手臂按壓你的膝蓋，讓扭轉更多一點。

- 從你的第三脈輪放射能量線，從打直的腿到伸展的指尖。

效益

- 培養全身的能量和力氣。

- 打開肩膀和胸部。

- 刺激第三脈輪，強化意志。

- 改善消化。

- 舒緩便祕。

- 增加肺活量。

避免或審慎運用

- 膝蓋有傷。

- 高血壓或低血壓。

- 疝氣。

- 失眠。

3

Adho Mukha Svanasana 下犬式

　　我在初學者階段練習這個瑜伽式時，記得有位老師說下犬式是用來休息的瑜伽式。我以低不可聞的聲音自語：「你開玩笑吧！」然而這麼多年過去，我漸漸愛上這個瑜伽式，在流動的練習之中或是其他激烈的瑜伽式之間，下犬式是休息的穩定時刻。針對第三脈輪，用這個瑜伽式來建立力量、對位和決心。下犬式強化手臂和腿，幫助身體穩穩的界定邊界和範圍。要讓第三脈輪的焦點比較突出，做動作時想著把你的太陽神經叢帶向大腿。

1. 以桌式開始。手掌穩穩放在瑜伽墊上，手指張開，食指互相平行，手腕橫紋與瑜伽墊前緣平行。

2. 腳趾緊壓瑜伽墊讓腿使上力，腳和手推向地面。緊實你的肩胛骨，向下拉。在抬高髖部之前感受與地面的密合。

3. 從這樣的密合中，抬高你的髖部直到你的身體形成三角形，地板是底邊。

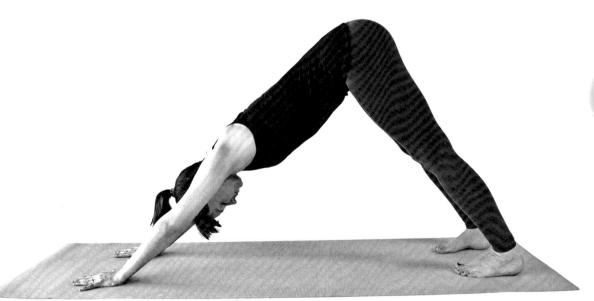

Adho Mukha Svanasana ▲ 下犬式

4. 在你「遛狗」時,你可能想要輪流彎曲和打直你的膝蓋數次,扭動身體調整出這個瑜伽式。

5. 雙腳與髖部同寬,腳後跟壓向瑜伽墊。不要擔心腳後跟是否能觸地,可能需要好幾年的練習,才能讓你的腳後跟完全放下來。

指導原則

• 雙手和雙腳更穩固的壓向地面,彷彿你試著要從頂端到底部加長你的瑜伽墊,把重量平均分配給這個瑜伽式的四個角,也就是你的雙手和雙腳,藉此賦與這個瑜伽式能量。留意這個扎根的動作如何賦與身體能量。

• **腿**:肌肉抱向你的骨頭,抬高膝蓋骨。大腿正面向後推,大腿內側微微向後轉,在骨盆底創造出比較大的空間,同時加寬薦骨背面。

• **手臂**:拇指和食指之間的虎口包含了中醫用來接地的一個穴位。把這個部位緊緊壓在地上會讓你的前臂微微向內轉。同時向外轉動你的上臂,打開肩膀和胸部。你從心伸展到你的手腕,並且從心伸展到你的骨盆,這樣就能軟化你的心。

• 提防肩膀過度彎曲。理想上,從髖部到手腕,應該是一直線。

• 實驗看看:彎曲和打直你的膝蓋、用腳趾站起來和放下腳後跟,以及彎曲和打直你的手臂,體驗這個瑜伽式的不同動力。

效益

• 讓全身接地。

• 創造核心力量

• 增加穩定性。

• 打開手臂和肩膀、伸展大腿背面肌肉、放鬆髖部。

3

- 改善消化。

- 賦與身體能量。

避免或審慎運用
- 懷孕後期

- 腕隧道症候群

- 高血壓

- 頭痛

Phalakasana 平板式

當你踏上架在深坑上的平板時，你信任它有足夠力量而且堅實，能撐住你。同樣的，平板式請你讓自己的身體堅實和強壯。這個瑜伽式可以用來讓全身產生能量。它需要你穩住自己，抱向核心。它會強化你的手臂、背部和你的腹部肌肉，鍛鍊整個第三脈輪的區域。這個瑜伽式往往會融入拜日式，不過單獨練習並且維持一分鐘，可以讓你感知到，如何運用你的力量和意志來創造能量。變型可以用來增加核心力量或是內在之火——第三脈輪的元素。

這個瑜伽式可以從桌式、下犬式進入，或者從立姿前彎式雙腳向後跳進入。這裡我們會從下犬式開始。

1. 從下犬式開始，緊實的推向你的雙手和雙腳，賦與你四肢能量。

2. 吸氣，放低你的髖部，軀幹向前拉，直到你的肩膀在你的手腕之上，通過核心盡力形成一條筆直的線，從頭頂中央到尾骨，一直下到雙腳之間。

3. 如同下犬式，你的上臂稍微外轉，而前臂稍微內轉，通過雙手大拇指的這一側用力下壓。

4. 全部的肌肉抱向骨頭。

5. 要離開這個瑜伽式時，彎曲手肘放到地面上，保持身體直挺，直到碰觸到地面。如果這樣做太困難，先放低膝蓋，接著慢慢把肚子和肩膀放低到瑜伽墊上。你也可以身體向後向上推，回到下犬式。

指導原則

- 初學者可能希望放低他們的膝蓋，讓這個瑜伽式變得簡單一點。

- 緊實你的肩胛骨頂著你的背，內縮到第三脈輪，保持肚子緊實。從頭到腳肌肉抱向骨頭。

- 不要讓背部或肚子向地面下垂。保持肚子緊實內縮，而第三脈輪背後的腎臟區域朝後背抬高。

- 手掌根部拉向你的腳，促進第三脈輪的活躍。

- 維持這個瑜伽式直到你感覺力量到頂了。如果你在維持姿勢時數自己的呼吸，那麼你就可以知道，經過一段時間的練習你維持姿勢的能力是否增強了。如果平板式是串連流動練習的一部分，就像在拜日式中，那麼維持的時間就會很短暫。

- 當你開始疲累時注意會發生什麼事。如果你感覺有趴下的需求，試著再多停留幾秒，看看召喚你的意志是什麼感覺，體驗一下能量通過你的手臂以及身體其他部分產生出來。

- 不要去想撐住自己，那會讓人疲累，想著把地板推開，你會得到比較多的力量來支持下去。

效益

- 增加全身的力量和耐力。

- 啟動核心，鍛鍊腹部；有益於不足的第三脈輪。

- 維持姿勢時賦與身體能量，停止時釋放能量。

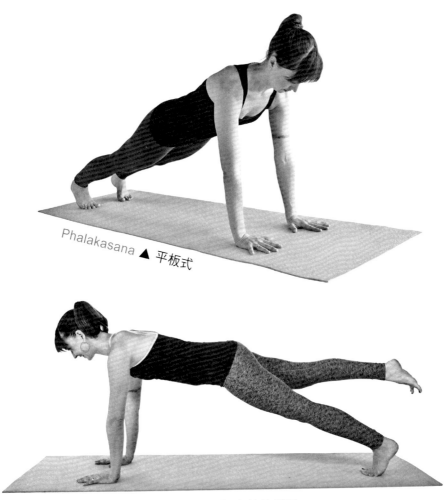

Phalakasana ▲ 平板式

平板式 ▲ 腿上抬的變型

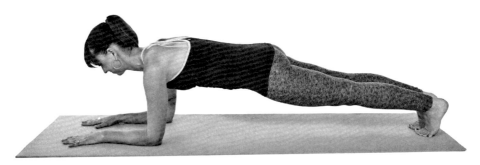

平板式 ▲ 前臂貼地上的變型

避免或審慎運用

- 腕隧道症候群。

- 手腕和肩膀有傷。

變型

1. **抬起腿**：要挑戰比較困難的平板式，培養比較多的核心力量，那就練習一次抬起一條腿。兩腿的膝蓋都要打直。試著不要失去身體的中央線，但是更用力擁抱你的核心。

2. **前臂平板式**：倚靠前臂而不是手腕來進行平板式，挑戰會稍微大一點，不過如果你的手腕有痛點，這個姿勢對你也是個好的變型。

- 手肘位於肩膀下，前臂互相平行，手指張開。

- 抬高髖部直到你的身體筆直和平穩，維持姿勢直到達到你的邊界。

- 要多一點挑戰，分別抬起左右腿，各自數到十～二十。

3. **律動平板式**：要真正點燃第三脈輪的火，體驗即時產生的熱，試試律動平板式。注意，這個瑜伽式不推薦孕婦或有腕隧道症候群的讀者嘗試。

- 維持平板式，首先吸飽氣，吐氣時迅速把髖部往上推，彷彿要變式為下犬式，但是不要做到底成為下犬式。

- 下一次吸氣時恢復成平板式，然後重複動作，隨著呼吸律動，大約十次（每一次針對這個脈輪的一片花瓣）。

- 律動十次之後，再度維持平板式片刻，然後放鬆身體回到地面上。感覺由第三脈輪之火產生的熱流。

3

Paripurna Navasana 船式

這個瑜伽式有益於培養核心力量，鍛鍊腹部肌肉，以及集中意志。除非你會疼痛，不妨迎向挑戰，每次練習時都維持得比上一次久一點。

1. 從坐姿開始，膝蓋彎曲跟大腿成直角，雙腳放在地上，與髖部同寬。

2. 雙手放在膝蓋內側，手指環抱大腿。

3. 軀幹後仰，與大腿成直角，胸部或肚子不要塌陷。

4. 從你的尾骨伸展到頭頂。抱向你的核心，把肌肉拉向骨頭。緊實你的腹部，抬高肋骨，肩胛骨穩固在背部。

5. 視線固定在眼前的一個焦點，雙腳抬離地面，用坐骨平衡自己。從姿勢 A 開始，如果足夠平穩和強壯，繼續移動到姿勢 B。

6. 只要你能保持脊柱挺直、胸部挺起，從底部伸展到頭頂，就繼續舉高雙腳，越久越好。

7. 完整的瑜伽式要筆直伸展雙腿，跟地面成 45 度，手臂與地面平行，胸部挺起（姿勢 B）。

8. 盡可能的維持穩定幾個呼吸。如果你垮下來，重複以上的步驟，再度回到這個瑜伽式。

9. 要優雅的離開這個瑜伽式，慢慢彎曲你的膝蓋，把腳放回地面。

10. 脊柱挺直坐好，以簡單的方式盤腿。

11. 呼吸幾次，感覺對於第三脈輪產生的效果。

指導原則
- 彎曲膝蓋能讓這個瑜伽式比較容易。在培養力量時，初學者可能會希望抓住大腿背面。你也可以用條帶子套在大腿後面。

3

- 把你的根部按壓到地面，通過骨盆向上伸展。小心背部不要拱起，而且要保持薦骨的自然弧度。

- 雙腿併攏，拉向核心。

- 腳踝半勾來鍛鍊你的腳，腳趾勾起同時張開。

- 保持胸部挺起。用肌肉力量把手臂拉向肩膀，上臂骨（肱骨）的頂端向後轉，肩胛骨往背後下壓。

效益

- 培養全身的力氣和能量。

- 著重核心。

- 鍛鍊第三脈輪上面的腹部。

- 增強意志。

- 改善平衡。

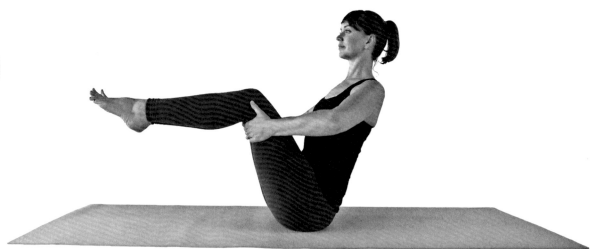

Paripurna Navasana ▲ 船式
姿勢 A

- 促進循環。

- 改善消化。

- 對於不足的第三脈輪是絕佳練習。

避免或審慎運用

- 懷孕。

- 下背部有問題。

- 低血壓。

- 經期。

- 心臟有問題。

- 失眠。

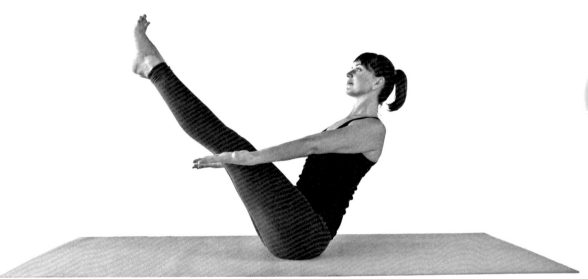

Paripurna Navasana ▲ 船式
姿勢 B

平台式（桌面式）

平台式（桌面式）是個好瑜伽式，可以抵消老是坐在桌前的後果，儘管它的名稱源自這個瑜伽式就像是張平坦的桌面。平台式強化你對脊柱的感知。脊柱就在第三脈輪後面，是產生熱的地方。以這個姿勢展開律動，可以啟動更多的熱。

1. 從手杖式開始。

2. 彎曲膝蓋，腳掌放在瑜伽墊上，與髖部同寬。

3. 手放在瑜伽墊上，就在髖部兩旁，指尖朝前。

4. 尾骨向下扎根，抬高你的頭頂，藉此加長脊柱。強化你的腹部。在這個瑜伽式中，初學者胸部常常會塌陷，因此要保持挺胸，上臂向外轉，肩胛骨往下。

5. 吸氣進入你的核心，下壓一直到腳，尤其要把腳的內緣推入地面。

6. 向上抬高髖部，從你的膝蓋，通過髖部到肩膀，努力形成一條直線（姿勢 A）。

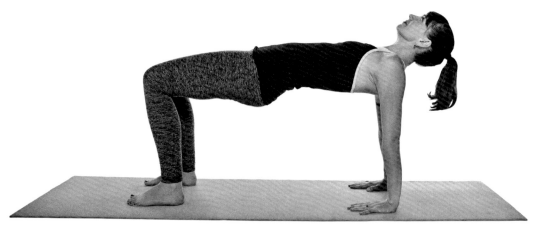

平台式（桌面式）▲ 姿勢 A

7. 維持姿勢進行幾次呼吸，然後髖部放低回復成手杖式。

指導原則

- 保持胸部挺起，尾骨朝向膝蓋伸長。

- 從第三脈輪向外推。

- 如果手腕會疼痛，可以把手腕放在捲起來的瑜伽墊上，或者手腕微微向外轉。

變型

- 想要有更多的挑戰，可以維持這個姿勢，同時一條腿向前筆直抬高（姿勢 B），然後換腿。

- 要產生比較多的熱，可以快速律動髖部，吐氣時向上，吸氣時放低，類似律動平板式。感覺那股熱流！

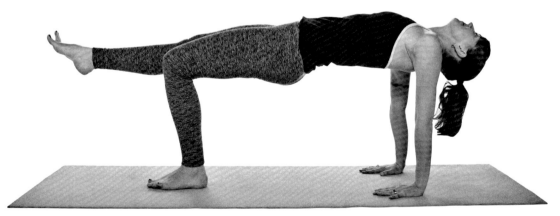

平台式（桌面式）▲ 姿勢 B

Purvottanasana 東方強烈伸展式（後仰支架式）

如果桌面式有困難，繼續練習，直到你的髖部可以跟膝蓋齊平。等到你做起來比較舒服時，後仰支架式會帶你進入下一步。

1. 以手杖式開始。

2. 雙腳併攏，腳趾也併攏朝前。

3. 雙手放在臀部後面不遠的地方，指尖朝前。

4. 向上伸展到頭頂，向下扎根到底部。

5. 吸氣，抬高髖部，直到你的身體從腳跟到頭頂形成一直線。抱向核心。上臂向外轉，保持胸部挺起，肩膀擴張。

6. 做幾次深呼吸，或是採行頭顱發光呼吸法（169頁）。

7. 要離開這個瑜伽式，吐氣時將你的髖部放回到地板上，恢復成手杖式。接著來一個前彎的瑜伽式，例如坐姿前屈式（97頁）也是不錯的。

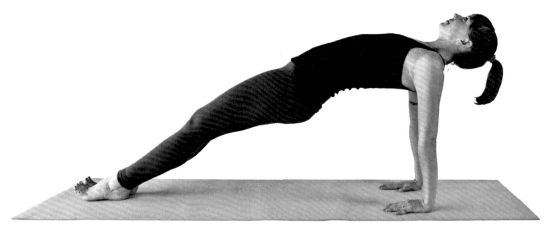

Purvottanasana ▲ 後仰支架式

指導原則

- 如果你的手腕有痛點，雙手稍微向外轉，或者把手放在捲起的瑜伽墊上。

- 雙腿和雙腳併攏，讓它們更強壯。

- 肩膀抱向背部的核心。

- 朝著腳伸長尾骨。

- 吐氣時抬高身體。

- 如上述律動身體，以啟動更多第三脈輪的熱。吐氣時上抬，吸氣時恢復齊平的直線。

- 有一進階和比較困難的版本是用來培養背部的力氣。前臂放低到地面上，手肘位於肩膀下，以此為起點抬高身體。

效益

- 產生熱，增加能量。

- 培養焦點和意志力。

- 強化手臂、手腕和背部。

- 鍛鍊腹部。

- 著重核心。

- 釋放肩膀的緊張。

- 緩解便祕。

- 促進循環。

避免或審慎運用

- 腕隧道症候群或手腕有傷。

- 肩膀有問題。

- 高血壓。

- 懷孕後期。

Vasisthasana 側邊平板式

「Vasistha」（瓦希斯塔）是位偉大的智者，這個字的意思是「最卓越的」。這個瑜伽式需要力量和平衡，有助於培養強大的核心。在這個瑜伽式中，如果你感覺到顫抖，讓它發生——通過顫抖去找到你手臂、軀幹和腿的核心。

1. 從平板式開始，但是雙腳併攏。

2. 轉到右邊去，以右手和右腳外側支撐自己，左腳直接放在右腳上。

3. 緊實你的核心，右手臂直接推向地板，左手放在你的髖部上。右手不應該位於肩膀的正下方，而是稍微偏向瑜伽墊的前緣，如圖示。手臂的肌肉抱向骨頭，手掌後緣向地面扎根，讓自己得以平穩。

4. 肩胛骨向背後緊實，雙腿併攏，透過你的腳後跟扎根。全身沿著中線對位。朝著腳向下伸長你的尾骨。

5. 如果你在這個姿勢平穩了，左手臂向上舉起，通過肩膀形成一條直線，右手下壓，力量上推到左手（姿勢 A）。

6. 要離開這個瑜伽式，上方的手臂轉回地面上，身體跟著向左側轉，回復成平板式或進入嬰兒式。在換邊練習之前，下犬式也是很好的休息姿勢。

7. 換邊重複動作。

指導原則

- 找到從手流過肩膀和胸部再到手的能量線。下方的手堅實的推向地面扎根,讓能量上升到上方的手。

- 把支撐的肩胛骨按壓到心臟正後方。

- 保持頸部和軀幹一直線,上方的肩膀向後。

- 腳勾起,雙腿併攏。

- 找出並且維持你的中線。

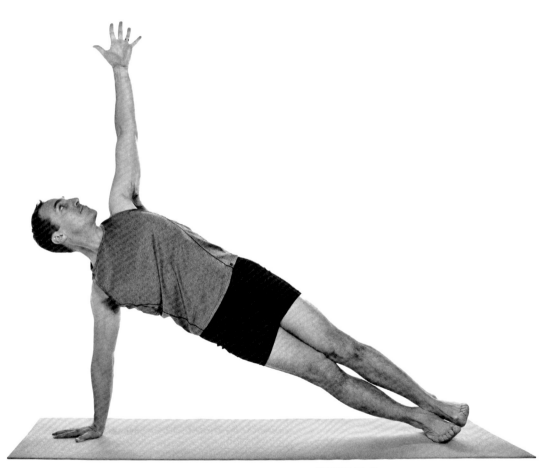

Vasisthasana ▲ 側邊平板式
姿勢 A

變型

- 要讓這個瑜伽式簡單一點，彎曲上方的膝蓋，把腳放在地上，位於筆直的腿前方以平衡自己（姿勢 B）。

- 舉起上方的腿，跟地面平行。如果這個姿勢你能平穩，彎曲你的膝蓋，用前兩個手指抓住你的大腳趾，然後把腿舉高，做出完整的瑜伽式（姿勢 C）。

- 另外一項選擇是上方的腳頂著下方的小腿或大腿，如樹式。

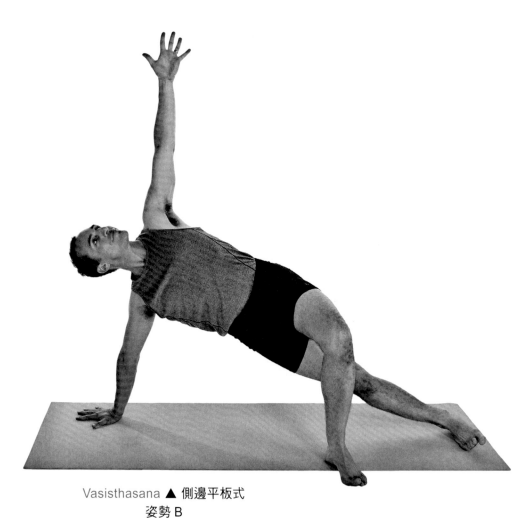

Vasisthasana ▲ 側邊平板式
姿勢 B

效益

- 培養平衡。

- 培養上半身、雙腿以及軀幹整體的力氣。

- 著重核心。

- 為將來手臂的平衡建立手腕的穩定性。

- 賦與能量。

- 培養意志和焦點。

避免或審慎運用

- 腕隧道或手腕有問題。

- 肩膀有傷。

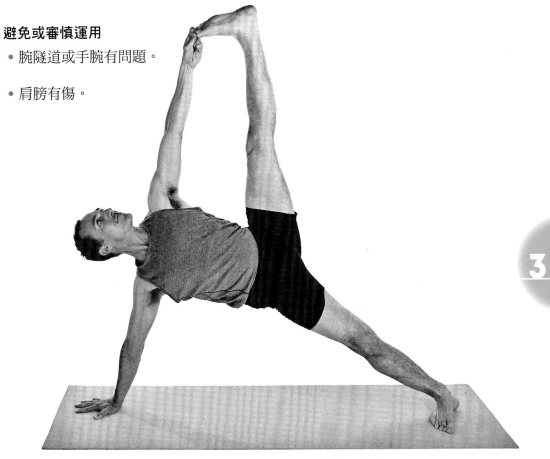

Vasisthasana ▲ 側邊平板式
姿勢 C

Parighasana I 門閂式

在這個瑜伽式中，當你伸展肋骨時，想著你是在打開門閂，通往你的力量。用上方的手抓取能量，用下方的手接收能量。回到中間的位置時，手掌覆蓋在第三脈輪上面。

1. 從跪姿開始，膝蓋與髖部同寬。抬起你的胸部和頭頂，肩膀向後，伸長你的脊柱。

2. 右腿向右邊伸展出去，膝蓋打直，轉動腿讓膝蓋朝上，腳趾也併攏朝上。如果你想要的話，可以捲條毯子放在伸出去的腳趾下，也可以把腳勾起來。挺起膝蓋骨讓腿部肌肉都使上力。

3. 雙手向兩旁伸出，與肩膀相同高度。通過心臟，手臂張開，盡力延展。吸氣。

4. 吐氣時，軀幹彎向右邊，和打直的腿在同一個平面上，右手下滑到右腿上。根據自己的柔軟度，手放在腳踝、小腿或膝蓋上。

5. 向上伸展左手，越過耳朵。保持肩膀與髖部成方形，小心不要讓胸部塌陷。側彎時保持脊柱伸長，胸部微微轉向上。

6. 吸氣時離開這個瑜伽式，抬起身體，回到原來的跪姿。

7. 換邊重複動作。

指導原則

- 骨盆微微轉向膝蓋彎曲的那一邊。

- 伸長腿的膝蓋骨朝向天花板。

- 伸長腿的腳後跟下壓，避免過度伸展。

- 下層肋骨朝上方的肩膀抬高。

- 如果跪著會不舒服，折起瑜伽墊放在膝蓋下面。

效益

- 伸長身體側邊，伸展肋間肌。

- 鍛鍊腹部和身體中段。

- 打開肩膀。

- 增加肺活量。

- 賦與能量和溫暖身體。

- 培養意志和焦點。

- 改善消化。

避免或審慎運用

- 膝蓋有傷。

- 高血壓。

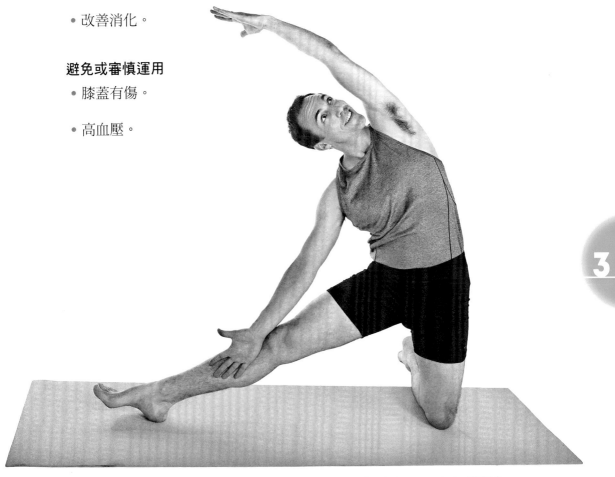

Parighasana I　▲ 門閂式

Salabhasana ▲ 蝗蟲式

我們在第一脈輪提過這個瑜伽式，那時只有把雙腿抬起來。接著我們學習了小眼鏡蛇式，只用到背部肌肉來抬高胸部和肩膀。現在這兩個瑜伽式要結合起來。這需要第三脈輪聚焦的決心，而且可以帶來非常多的能量。維持這個瑜伽式有益於不足的第三脈輪，而離開這個瑜伽式會釋放掉過度活躍的第三脈輪淤滯的能量。

1. 腹部著地躺下，下巴居中靠在瑜伽墊上，對位你的核心。

2. 放在身體兩旁的手臂向外轉，手掌向上。

3. 雙腿互相靠近，一直下推到腳趾，讓雙腿使上力。

4. 吸氣時向上抬起身後的腿，同時抬高肩膀和頭。

5. 雙手朝著腳向後抬高，運用你背部和腹部的肌肉。

6. 吐氣時離開這個瑜伽式，把頭轉向一邊靠在地上，放鬆。

指導原則

• 首先用蝗蟲式、小眼鏡蛇式或其他後仰的瑜伽式熱身。

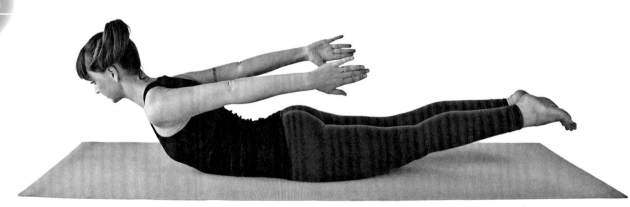

Salabhasana ▲ 蝗蟲式

- 用呼吸抬高和降低你的肋骨。肩胛骨向背後拉。

- 用力併攏雙腿，通過大腿內側伸長。保持膝蓋打直。

- 尾骨向下扎根。

- 手臂用上力，一直伸展到指尖，肌肉抱向骨頭。

效益

- 強化脊柱。

- 賦與能量和啟動第三脈輪。

- 鍛鍊腹部器官。

- 改善消化。

- 打開胸部和肩膀。

- 培養雙腿的力量，鍛鍊大腿背面肌肉。

- 刺激循環。

- 將壓力導引為力量和焦點。

避免或審慎運用

- 懷孕。

- 頭痛。

- 胃痛。

- 高血壓。

Dhanurasana 弓式

抬起身體做這個瑜伽式時，想著把意圖的箭架在意志的弓上。想像那枝箭從你的第三脈輪直直射出去，命中你需要處理的無論是什麼任務。弓式會幫助你營造能量，刺激你的消化，同時打開你的脊柱，幫助你做出後仰姿勢。這個瑜伽式同等的刺激第三和第四脈輪，然而跟第三脈輪比較相關，因為它要求努力和決心。用你的呼吸來前後擺動身體。

1. 腹部著地躺好，手放在身體兩旁，手掌向上。呼吸幾次，感覺每一次吸氣時第三脈輪壓在瑜伽墊上。

2. 彎曲膝蓋，把腳帶向臀部。腳趾張開賦與你的雙腳能量。向後伸出手，用手環抱腳踝外側，手指朝內。

3. 壓出一條能量線，從第三脈輪到你的膝蓋，賦與大腿正面能量，因此它們開始抬離地面。

4. 抬高胸部、肩膀、脖子和頭時，從第三脈輪送出另外一條能量線，往上送到頂輪。

5. 維持姿勢，進行幾次呼吸，前後擺動。

6. 吐氣，身體慢慢放下來，鬆開你的腳踝，把頭轉向側邊，雙手放在身體兩旁。花幾分鐘放鬆，讓產生的能量分送到全身。

指導原則

• 讓雙手和雙腿出力，避免拉傷背部肌肉。用腳去推你的手。練習的目標是，腹部用力，而讓背部肌肉軟化。

• 保持肩膀下垂，離開耳朵。肩胛骨朝背後下壓，讓第三脈輪的火融化心。

• 深呼吸，體驗呼吸如何帶你前後擺動。

• 抓不到你的腿？用條帶子套在腳踝上，兩端抓在手裡（參見變型）。

- 在這個瑜伽式中，膝蓋很容易張得太開。大腿互相拉近，讓膝蓋保持與髖部同寬。

- 想要深化這個瑜伽式？大腿、膝蓋、和腳互相靠近。腳舉高一點。

效益

- 打開肩膀以及身體整個正面。

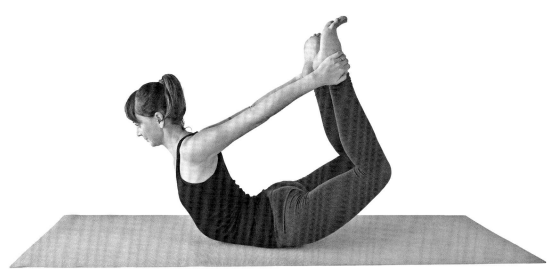

Dhanurasana ▲ 弓式

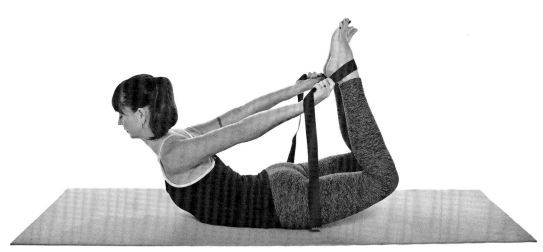

Dhanurasana ▲ 弓式，運用帶子的變型

- 後仰的良好準備。

- 賦與第三脈輪能量。

- 增加肺活量。

- 改善消化。

避免或審慎運用
- 懷孕。

- 下背部有問題。

- 肩膀有傷。

- 偏頭痛。

- 失眠。

Ardha Matsyendrasana 半魚王式（坐姿扭轉式）

第三脈輪掌管新陳代謝，要按摩消化器官這是絕佳的瑜伽式。扭轉通常是冷卻的瑜伽式，有益於從火熱的第三脈輪練習中緩和下來。這個瑜伽式讓肝臟、胰臟和消化器官出現「擰乾再浸透」的現象。這意味著扭轉把血液和毒素排擠出去，而放掉扭轉讓新的血液進來。因此半魚王式能淨化和刺激與第三脈輪相關的器官。

1. 以簡單的盤腿坐姿開始。

2. 左腳放到地上，位於右大腿外側。左膝會自然朝上。（右腿打直可以讓這個瑜伽式簡單一點。）

3. 左臀會有抬高離開地面的傾向，因此試著平均使力把兩邊坐骨推向地面。找到你的中心線，上半身挺直，讓軀幹的四個角向後扭轉，從海底輪到頂輪向上伸展。

4. 左手放在地面上，位於脊柱後面。右手舉高，伸長你的脊柱，同時向下扎根到你的坐骨。

5. 彎曲右手肘，放在左膝外側（姿勢 A）。如果這個動作太困難，可以改用右手臂環抱膝蓋外側（姿勢 B）。

6. 確立你的垂直軸線，因此在扭轉時仍然保持挺直。

7. 吸氣時身體抬高。吐氣時向左扭轉，保持頭頂在底部之上，視線越過你的左肩。以右手臂為槓桿，扭轉到你的邊界。每一次吸氣時，把能量向上送到頂輪，向下送到你的海底輪。每一次吐氣時，再扭轉多一點。

8. 吐氣時離開這個瑜伽式，回到簡單的盤腿姿勢。

9. 換邊重複動作。

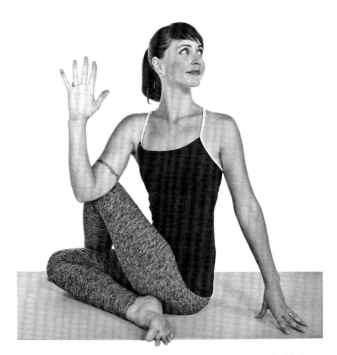

Ardha Matsyendrasana ▲ 半魚王式（坐姿扭轉式）
姿勢 A

指導原則

• 扭轉你的軸線（你的垂直核心），不過扭轉時要保持軸線上下挺直。

• 扭轉時由外側的肋骨帶動。如果你要轉到左邊，就由右邊的肋骨帶動。如果你要轉到右邊，就由左邊的肋骨帶動。

• 盡可能保持兩邊的坐骨穩穩實實的在地面上。

效益

• 消化器官、肝臟、腎臟的淨化與再生。

• 伸展肩膀。

• 打開胸部。

• 冷卻與釋放第三脈輪。

• 古書說能夠消滅疾病，喚醒昆達里尼。

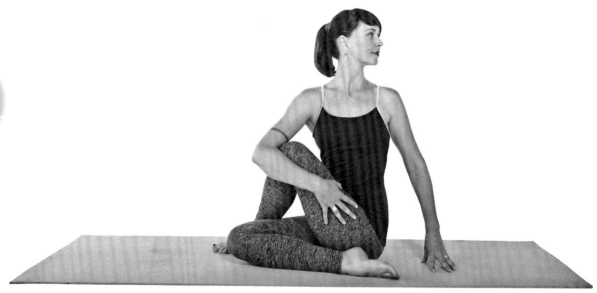

Ardha Matsyendrasana ▲ 半魚王式（坐姿扭轉式）變型
姿勢 B

避免或審慎運用

- 脊柱有傷。

- 懷孕後期。

- 吃東西之後。

Savasana 攤屍式（大休息）

針對第三脈輪好好鍛鍊之後，攤屍式是最需要，也是最歡迎的。現在不再用力，轉成完全的臣服，行動變成靜止。如此就能讓練習中產生的能量進入身體的細胞裡。

以攤屍式躺下時，整個人靜止不動，想像你的肉身逐漸融入你的能量身。想像你的能量身——因為元氣而發光和律動——是瑜伽墊上的唯一。注意哪個地方氣最足，哪個地方氣可能不見了。想像備用的元氣流入最需要的地方。讓你的元氣流動，直到均衡分布在你的全身。

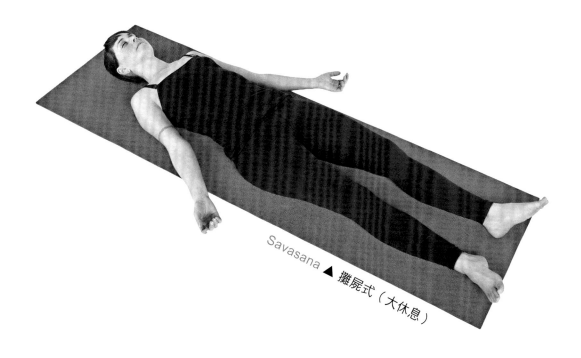

Savasana ▲ 攤屍式（大休息）

第三脈輪的姿勢串連

Kapalabhati 頭顱發光呼吸法
（風箱式呼吸法，無圖）

Uddiyana Bandha 腹部收束法（腹鎖）

Viparita Virabhadrasana 反轉戰士式

立姿側邊伸展

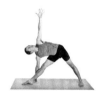

Trikonasana 三角式

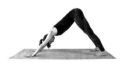

Adho Mukha Svanasana
下犬式

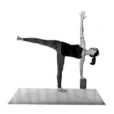

Ardha Chandrasana 立姿半月式

Virabhadrasana 戰士式 I、II、III

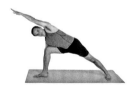

Utthita Parsvakonasana
側邊三角伸展式

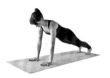

Phalakasana 平板式和律動平板式

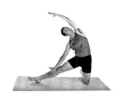

Parighasana I 門閂式

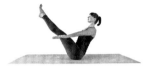

Paripurna Navasana 船式

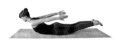

Salabhasana 蝗蟲式

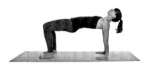

平台式（桌面式）

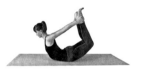

Dhanurasana 弓式

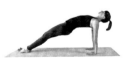

Purvottanasana
東方強烈伸展式（後仰支架式）

Ardha Matsyendrasana
半魚王式（坐姿扭轉式）

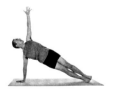

Vasisthasana 側邊平板式

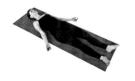

Savasana 攤屍式（大休息）

3

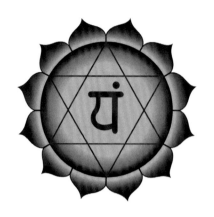

Anahata 心輪
不受打擊，不受傷

元素	風（空氣）
原則	均衡
目的	愛、消融自我和分隔、擴展
屬性	柔軟、開放、擴展、整合、光輝
身體部位	胸部、肺、橫膈膜、肩胛骨、肋骨、心臟、呼吸系統
練習	打開胸部、擴展呼吸、放下自我、慷慨、寬恕、同理心、從核心照耀
行動	抬起胸骨、肩膀向後、調息、收束法
瑜伽式	打開胸部、打開肩膀、打開呼吸、後仰
男性	保護、引導、支持
女性	給與、滋養、連結、加入、發光
不足	害怕親密、好判斷、孤立
過度	互相依存、極度渴望愛與關注
平衡	發光、喜樂、慷慨

Soften...

軟化

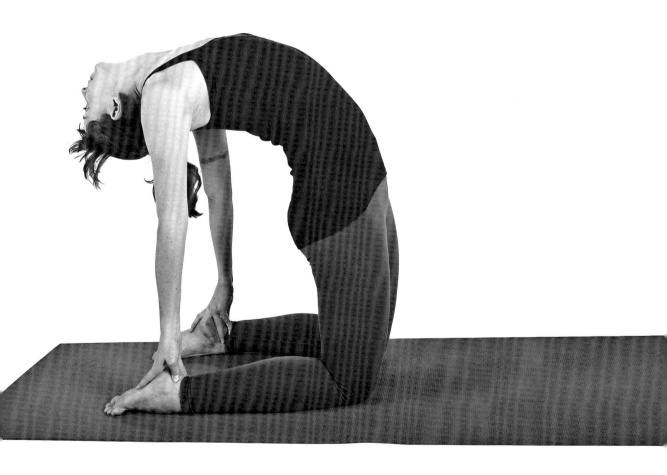

你的任務不是去追尋愛，
而是去追索和發現你內在建構的
所有反對愛的屏障。

——魯米

用片刻時間讚頌你的呼吸。每次呼吸都是免費的，而且供應源源不絕，永遠不會窮盡。每一次吸氣都是新的契機；每一次吐氣都是放掉過去的機會。每一次呼吸擴張你的內在，軟化你的抗拒，讓你比較開放。從你的第一口吸氣到最後一口呼氣，呼吸界定了你生命的長短。呼吸是不會改變的範例，說明了內在與外在世界的永恆交換。

歡迎來到旅程的中心！現在你已經進入、對位和啟動了你下層的三個脈輪，打開第四脈輪的鑰匙是軟化，讓你能夠開放和擴張。在今日堅硬、男性的世界裡，太少著墨柔軟了，在瑜伽課室和其他任何地方都是如此。第三脈輪瑜伽用的是努力和力氣推進到新的層級。而第四脈輪瑜伽則從「行動」轉移到「存有」，從努力到臣服，從男性的力氣到讓步的溫柔。

軟化打開通往心的門戶。這可能意味著軟化你的身體或你的呼吸，不過也指向軟化你對別人或情境的判斷或姿態。下一次你發現自己對別人態度強硬時，試著軟化你的姿態，看看會發生什麼事。軟化讓事物連結，讓邊界相交。軟化迎來開放、連結和接納。一旦你在瑜伽式中找到對位，注意看看自己是否僵硬，或者你是否有能力軟化你的臉龐、你的眼睛、你的肩膀，還有最重要的，你的心。

現在你的脈輪之旅走到半途，你擴展到了脈輪系統的中點。上面有三個脈輪，下面有三個脈輪，心輪帶你到達你的核心的正中央。在這間神聖的廳室裡面，安放著心輪的寶石。那是受到珍愛的內在，其中的教誨永遠是關於愛。深

刻感知宇宙之愛，同時連結到宇宙之愛相關的一切，讓你打開心帶進擴展和喜悅。身為脈輪系統的心，心輪整合你之所以為你的一切，帶你更進一步接近瑜伽就是結合的本質意義。

愛是存有的自然狀態，不僅在你的內在殿堂裡是如此，而且貫穿了所有造物——交錯連結的無數關係、能量和訊息的交換、一起歌唱、振動、發光。儘管愛是連結與療癒的宇宙力量，我們會同時畏懼和渴望愛，於是製造出心理障礙。打開心輪也就打破了那種衝突帶來的束縛，進入忘我的狂喜、發光的愛、溫柔的慈悲、以及跟自己（還有他人）內在深刻的親密。

從點移動到線、到面（脈輪一、二、三），現在你要進入第四脈輪的廣闊維度（次元）。當你在自己的內在創造出空間——如同在你的生活中打開廣闊的天地——你就有了餘裕真正進入自己的內心。廣闊可能意味著自由的時間、和平與寧靜、身體的放鬆，或是開闊的物理空間，例如在戶外。

如魯米在開頭引言所表達的，找到愛的關鍵是移除我們建造起來阻擋自己對愛開放的屏障。構築這些防禦的理由很多，過往的傷害和背叛、童年的傷口，以及承載我們核心本質與統整生命力量的中心是那麼纖細敏感，因此蘊含了潛在傷痛。

打開心輪包括卸下那些防禦去體驗愛，而愛是我們存有的自然狀態。不幸的是，防禦會固著在我們身上，成為永久的身體盔甲。這就會讓上層脈輪、胸部和肩膀僵硬，結果壓縮了呼吸，甚至會縮短身體正面的結締組織，把肩膀向前拉，使得胸部塌陷。於是呼吸和姿勢的對位變得比較困難，心也感覺到枯竭。

打開心輪包括卸下那些防禦去體驗愛，
而愛是我們存有的自然狀態。
· · · · · · · · · · · · · ·
——艾諾蒂・朱迪斯

如果心輪阻塞，人們往往會體驗到胸部承受某種壓力，彷彿有人在推擠胸部。這個部位的周圍組織可能會疼痛或是一碰就痛，尤其是胸骨之上。為了保護，肩膀可能會向前拱起，或者心臟部位可能會因為缺乏能量而塌陷，顯示了

第四脈輪的不足。另一種狀況是，胸部可能會凍結在鼓起的樣子，像是軍人的胸膛，變得很難把氣吐乾淨，於是就比較難放鬆或讓步。

針對心輪的瑜伽，目標是打開胸部和上背，還有練習調息，以解除心的武裝狀態。成果是內在殿堂會比較廣闊，胸部和肩膀獲得比較多的自由和放鬆，比較軟化，同時有比較多的餘裕享受愛與喜悅。這麼一來，在第三脈輪啟動的精微能量在第四脈輪獲得擴展，逸出界限，逐漸融解了內在與外在之間的壁壘。

有穩固的地基支持你，加上第三脈輪的熱切努力，軟化身體打開了內在殿堂的窗戶，向甜蜜的臣服開放，讓夏克蒂的涼爽微風吹遍你的脈輪。正如心輪的蓮花連結的元素是「風」，這股微風既能淨化也能軟化。你開放自己去呼吸，反過來呼吸的軟化作用也讓你能夠更加擴張。

你如何到達彼處？

當你沿著脈輪上升，你的內在活動會變得比較複雜。在心輪，你有幾項任務要完成：

- 把下層脈輪的能量提升到心輪。

- 離開你的頭部，把上層脈輪的能量帶入心輪。

- 善用呼吸，因此你可以臣服，從心輪擴張。

- 向著愛發散的狂喜開放時，保持心神集中。

讓我們一一檢視這些任務。

- **把能量向上帶到心輪**。要達成任務必須正確整合下層的三個脈輪。透過物質和運行產生足夠能量，然後靠著適當的把持和釋放將能量導引到身體的不同部位。身體是讓你保持心神集中的容器，第二脈輪產生動作，而意志引導能量溫和向上。火會自然向上移動，促使事物擴張，因此你培養越多的內在之火，就越能燒熱下層脈輪蒸騰的熱情，讓熱情上升進入心輪。

- **下降到心輪**。據說你一生中會進行許多次旅行，或許最困難的一趟

旅程是你的頭和心之間的十八英吋（將近四十公分）。如果身體過於緊縮，那麼內在殿堂的內部就沒有足夠空間讓能量降落和進入，於是沒有選擇只能活在你的頭腦裡。藉由擴張和軟化身體，深層的內在打開一塊地方，可以接收你本身俱足的神性。

- **調息**。想一想風這個元素。風是柔軟的。風沒有堅固的邊界或是界線。然而風可以有很大的力量。同樣的，你的呼吸擁有很大的力量，能夠把廣闊帶進你的體內，並且幫助你的肌肉軟化和鬆開。我們透過緊繃和硬化身體來護衛愛的脆弱。不過，心需要柔軟，需要融化你的邊界。呼吸是軟化的核心工具。心比較是關於接納而不是推擋；比較是關於存有而不是行動。

- **集中心神於自己**。在進行上述所有任務時，你必須時時集中心神於自己的核心，才能擴張和軟化。有一個已經啟動和對位的強壯核心，你就可以安全的擴張，比較不需要界限和保護。強壯的核心讓你可以臣服。愛自己，你可以愛別人而不會失去自我。你比較不需要靠別人來填補自己，於是留下比較多的空間給真誠的愛。永遠根據你內在的軸線來定位自己，連結上面的靈性和下面的大地。

心是偉大的整合者，整合上／下、內／外、自我／他人、男性／女性，以及心／身；心是「自我」的中心。此外，每個瑜伽式有個聚焦的中心。練習的時候試著琢磨出每個瑜伽式的中心，透過呼吸納入自己的中心。與愛同在，鼓勵軟化而不是成就。在每個瑜伽式中，把你的呼吸當成是引導的真言咒來運用。

身心整合不只是個人的健康策略，
而是可以改變世界的意識行動。
. . . .
——馬修·善佛德

感受精微能量

1. 安靜坐好，對位你的核心。

2. 根部下壓，坐骨推向瑜伽墊或坐墊。

3. 微微增加薦骨的弧度，同時緊實腹部肌肉（縮小腹）。

4. 從髖部上抬肋骨，頭頂隨之向上伸展。

5. 放鬆你的肩膀，手臂骨（肱骨）頂端朝背後轉。

6. 輕柔的把心微微向前、向上推，想像有人把手溫柔的放在你心輪背後支持你。

7. 想像你被宇宙之愛的場域包圍著，這份愛以完全的同情與理解包裹著你。你每一次呼吸，無條件的愛就充滿你、擁抱你。

8. 觀呼吸，見證呼吸自然的流進與流出。

9. 吸氣時，想像軟化你整個胸部區域，因此你可以接收到比較多愛的奇妙氣息，感覺你的全身像氣球一樣擴張。注意哪裡會出現抗拒，不讓你接受愛的氣息。

10. 吐氣時，保持胸部挺高，腹部肌肉內縮讓氣吐出來。讓下半身的肌肉收縮，而上半身保持柔軟和開放。

11. 保持脊柱堅實而挺直，然而軟化脊柱周圍的一切。軟化你的皮膚、你的眼睛、你的下巴，以及你的肩膀。

12. 想像你的下層脈輪形成你的根和莖，而心輪是向上開出的花朵，向著正面、兩側和背面開放，形成完整的圓圈環繞著你。想像你喜愛的花朵有許許多多片花瓣，花是柔和的粉紅色，有著綠色的葉子。

13. 想像每一次呼吸是深刻而親密的了解你、無條件愛你的愛撫。想像那樣的愛撫是溫柔的呼喚你開放，邀請你成為比較開闊的存在。

14. 繼續緩慢而深沉的吸氣與吐氣，直到你感覺心輪裡面是那樣的廣闊，感覺你全身是那樣的柔軟和平靜。

15. 雙手合十，位於心的前方，嘴巴的四個角輕柔的向著耳朵上揚。

> 呼吸，一切都會顯露。
> 愛，一切都會療癒。這就是瑜伽。
>
> ● ● ● ● ● ● ● ● ● ● ● ● ● ● ● ● ●
>
> ——席恩・孔

Pranayama 呼吸法（調息）

呼吸是鬆開身體和打開心的主要鑰匙。透過每次呼吸你持續與周遭世界進行交換。因此，每一次呼吸是一種關係——接受以及從裡到外的表達。儘管呼吸是任何瑜伽練習的根本部分，與每個脈輪都相關，心輪的元素「風」（空氣）讓呼吸特別有助於軟化、開放和擴張。

呼吸將廣闊帶進身體裡面。你要做的一切只是吸氣，去感覺這條準則發生作用。每一次呼吸會擴張你的胸部和腹部，在體內創造出更大的空間。當你學會引導呼吸到你身上緊繃的地方，尤其是在伸展時，你就緩慢而溫和的鬆開這個部位了。成果會是喜悅的擴張加上溫柔的軟化。

氣息長久以來等同於靈性，當我們充滿氣息時，我們充滿靈感。最近我坐在一位朋友的床榻旁，她快要死了，僅剩下一點意識。她吸氣少吐氣長，在下一次吸氣前憋住呼吸半分鐘或更久。我可以理解為什麼我們說某件事結束了是「沒氣了」。要活著，更不用說要活得生機勃勃、靈光四射，呼吸是根本的。不過你可以吸進多少氣，取決於你的心有多麼開放。

在瑜伽術語中，呼吸練習稱為「pranayama」（調息）。「prana」（元氣）代表生命的基本能量，也就是「第一單位」，而「yama」意思是駕馭，好像把二輪戰車連結到拉車的馬上。在瑜伽中，這樣的控制會產生巨大的力量。調

息就是控制或者駕馭呼吸。呼吸練習具有強大的力量，會帶來意識上的直接改變。少了調息，瑜伽練習就不完整。

這一章的內容並不是要針對呼吸法寫篇完整的論文，因為關於這項主題有一堆優秀的著作，我只是要分享整合呼吸和脈輪的方法。

脈輪和五種風息（生命能量）

透過探索瑜伽和呼吸，古代的瑜伽士發現，「氣」產生自不同的「vayus」（風息），也就是風。這些風息反映了氣在全身的流動，而且是由呼吸引導的。

apana vayu 下行氣（出息）：跟最下面的兩個脈輪相關，遍行於下腹部。下行氣的流動是向下和向外，是唯一會下降的風息。下行氣滋養生殖和排泄器官，包括毒素的排泄。只要吐氣時觀想氣息向下運行，鬆開你的骨盆底。下行氣不平衡會導致排泄過程的停滯和堵塞。

Samana vayu 平行氣（均等息）：是第三脈輪的氣息，與消化的火相關。平行氣從身體的周圍向內運行，到達肚臍以及整體的核心。平行氣主宰消化，吸收所有的物質，包括食物、空氣、經驗、情緒和思想。感受你的呼吸在軀幹的正面、側面和背面一上一下。平行氣的不平衡會導致消化問題。

prana vayu 命根氣（入息）：運行到第四脈輪，通過心、胸和肺。這是向內運行的風息，可以賦與能量，提振精神。命根氣阻塞時，可能會影響心臟和能量的水平。

udana vayu 上行氣（上息）：與喉輪相關，以循環的模式環繞著頸部和頭部流動。上行氣主宰說話、自我表達、成長和比較高層的意識。勝利呼吸法（喉式呼吸法）是接觸上行氣的良好練習。如果堵塞，可能會影響自我表達。

vyana vayu 遍行氣（周遍息）：跟全身相關，主宰所有層級的循環。遍行氣從核心運行到各個末端。不足會導致循環不良，以及四肢麻木。

瑜伽式和呼吸法鍛鍊不同的風息，將元氣分送到整個系統。有些瑜伽式，例如抱膝式，會刺激特定的風息。收束法則扣住風息，將元氣集中在特定區域。

吸氣，於是神接近你。

保持吸氣，於是神與你同在。

吐氣，你接近神。保持吐氣，臣服於神。

・・・・・・・・・・・・・

——奎師那阿闍梨（ Krishnamacharya ）

協調呼吸：吸氣和呼氣

要記住的主要事情是，呼吸就是能量。吸進比較多的氣就是充電，能夠加強你的敏感度、生命力和活力。氣吐出來則是放電，可以促進放手和放鬆，協助消解疼痛和緊繃。根據你要完成的目的，加長你的吸氣或吐氣。如果你想要比較多的能量，聚焦於帶進更多的氧氣。如果你想要釋放、順其自然、放鬆，或是軟化，就吐氣久一點。

吸氣跟「brahmana」相關，意思是指擴張。吸氣補充、滋養、加熱和蓄積能量。進行活動量大、需要耗費精力的瑜伽式，或者你需要力氣和力量時，要增加吸氣量。

吐氣與「langhana」相關，意思是戒斷。吐氣是用來放鬆、收縮、淨化、冷卻，以及保留能量。

一般而言，站起身、手臂高舉過頭、打開身體的正面，或是後仰，最好是用吸氣來輔助，因為吸氣讓你擴張；前彎、扭轉，以及任何讓身體內縮的動作，最好是一邊吐氣一邊進行，因為吐氣讓你能夠隨順自然，然而生物能接地（54頁）是例外——進行這項練習時，你在推壓地面時吐氣，彎曲膝蓋時吸氣，從大地吸取能量。

除此之外，吸氣到腹部能刺激副交感神經系統。副交感神經系統負責鎮定和調節。吸氣到胸部刺激的是交感神經系統，帶來比較多的能量。然而過多的

胸部呼吸可能會讓我們陷入驚慌狀態，因為刺激了逃跑或戰鬥的反應。過多的腹部呼吸則可能讓我們過度鬆弛或放鬆。

　　理想上，我們希望平均分配元氣到所有的脈輪裡，想放鬆時能放鬆，需要額外的提振時就變得精力充沛。

Kapalabhati 頭顱發光呼吸法（風箱式呼吸）

　　這種呼吸法能淨化和賦與能量，同時強化呼吸。在〈第三脈輪〉那一章能找到詳細描述（169 頁）。

Ujjayi 勝利呼吸法（喉式呼吸）

　　勝利呼吸法要靠喉嚨微微的收縮，因此也會刺激第五脈輪。這項技巧會在〈第五脈輪〉那一章討論（292 頁）。

Nadi Shodhana 鼻孔交替呼吸

　　因為這樣的呼吸有助於神經系統的平衡，因此對於心輪或者任何上層脈輪的意識狀態是絕佳練習。鼻孔交替呼吸兼具淨化和鎮定的功效，能平衡大腦兩半球，也推薦給失眠的人。

1. 以舒服而挺直的靜坐姿勢安靜坐好。如果難以維持脊柱的自然弧度，用坐墊把臀部墊高。

2. 進行幾次深沉而完整的呼吸。

3. 右手的中指和食指下彎，做出「毗濕奴手印」。這個手勢方便拇指和無名指在換邊呼吸時用來壓住鼻孔。

4. 吸氣到盡頭時，用右手大拇指壓住右邊的鼻孔（姿勢 A）。

5. 透過左邊鼻孔吐氣。

6. 透過左邊鼻孔吸氣。

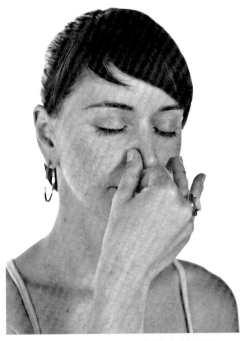

Nadi Shodhana ▲ 鼻孔交替呼吸
姿勢 A

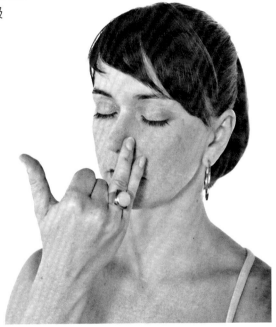

Nadi Shodhana ▲ 鼻孔交替呼吸
姿勢 B

7. 吸飽氣時，用左手無名指壓住左邊鼻孔（姿勢 B）。

8. 透過右邊鼻孔吐氣。

9. 透過右邊鼻孔吸氣。

10. 這樣就構成一個完整的回合。重複步驟 4 到 9，循環 10 ～ 20 次，然後回復靜坐片刻，放鬆以自然的方式呼吸。

指導原則

• 保持頭位居中央，在身體的中線之上。頭不要傾斜，也不要左右晃動。

• 呼吸時開始慢慢數數，讓吸氣與吐氣的時間相等。隨著你的肺活量擴大，逐漸增加每次呼吸的時間。

• 道行比較高的修煉者可以把吐氣的時間延長為吸氣的兩倍長。

• 更厲害一點的，看看在一呼一吸時，你能否用意念追蹤左脈與右脈在脈輪之間交叉運行。

效益

• 鎮定和澄清心智。

• 降低心跳率。

• 據說能讓大腦的兩半球同步。

• 刺激左脈和右脈（環繞脈輪的八字型氣流）。

• 有益於緩解失眠。

• 淨化。

• 讓心沉靜，有益於舒緩焦慮。

避免或審慎運用

- 如果你因為感冒而鼻塞。

- 不要使勁用力去練習。

次第呼吸法（Kramas）

「Krama」這個字的意思是「步驟」（次第），因此次第呼吸法是把呼吸分解成一道一道步驟。這種呼吸方法是，一連串短吸氣接著一次長吐氣，或是一次長吸氣接著幾次短而保留的吐氣，或者吸和吐都短促的呼吸。次第呼吸是把注意力聚焦在每個脈輪上的好方法，對於初學者來說也是很好的靜心冥想技巧。

「順向調息」（Anuloma krama）聚焦於入息，有助於把能量向上帶經過每個脈輪。這種呼吸技巧是先短吸氣，停頓不要吐氣，然後再吸氣、停頓，繼續吸氣、停頓，直到氣吸飽了，接著一次長吐氣。要採用這種呼吸進行脈輪的冥想，那就做七次短吸氣，從海底輪到頂輪依次聚焦，到頭頂時憋氣片刻。吐氣時想像一一清潔脈輪。這樣能刺激向上運行的解脫氣流。

「逆向調息」（Viloma krama）聚焦於出息，是一次長吸氣和七次短吐氣。先來一次長而飽足的吸氣，然後吐氣，分成七次，從頂輪到海底輪每次吐氣聚焦一個脈輪。氣吐完了，再度短暫停頓，然後進行一次飽足的吸氣。這樣的呼吸有助於接地，把能量向下帶經過每個脈輪。

間斷調息（Pratiloma krama），在吸氣和吐氣的步驟中都保留氣息。這項技巧有助於聚焦在核心，同時平衡上升和下降的氣流。

昆達里尼脈輪呼吸

這是一組與快速呼吸協調的動作，設計來刺激能量通過脈輪上升。昆達里尼脈輪呼吸可以用來快速提振精神，或者是瑜伽練習或靜坐的準備。這是適合早上進行的好運動，讓你一整天能量充沛。長久以來都是我工作坊的學生偏愛的練習。

注意：每項動作一開始都是盤腿坐姿，脊柱挺直。每次呼吸都是透過鼻子吸氣，嘴巴吐氣。

第一脈輪

1. 雙手放到肩膀上，手肘向外，位於兩側，與肩膀同高（姿勢 A）。

2. 透過鼻子吸氣，雙手高舉過頭，同時抬高膝蓋（姿勢 B）。

3. 經由嘴巴吐氣，迅速的放下你的手臂和膝蓋，回到姿勢 A。

4. 重複 10 ～ 20 次，加快速度，然後回復正常呼吸。

5. 閉上眼睛，感覺元氣充滿你的海底輪。

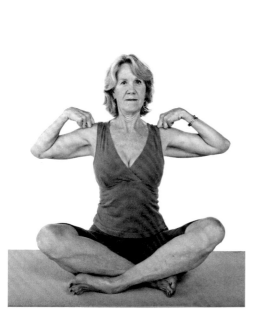

第一脈輪 ▲ 姿勢 A

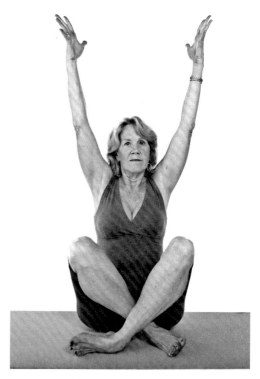

第一脈輪 ▲ 姿勢 B

第二脈輪

1. 雙手放在膝蓋正面，手掌向下。

2. 吸氣，同時把薦骨背面向前推，把肚臍帶向正面。輕輕拉住你的膝蓋，加深脊柱的幅度，讓胸部抬得更高（姿勢 A）。

3. 吐氣，拱起你的背，把肚臍帶向脊柱（姿勢 B）。

4. 重複 10 ～ 20 次，然後回到正常的呼吸，脊柱挺直。

5. 花片刻時間去感受這項練習在你第二脈輪部位產生的效果。

4

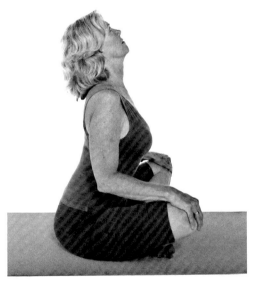

第二脈輪 ▲ 姿勢 A

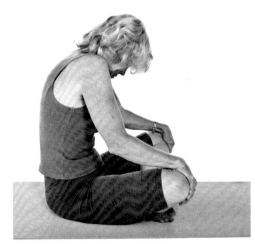

第二脈輪 ▲ 姿勢 B

第三脈輪

現在你要移動身體的中段，繞圈圈；好像你試圖用身體中段的側面去碰觸一個酒桶的邊邊。慢慢開始，掌握訣竅後加快速度。

1. 吸氣，如同第二脈輪的動作腹部推向前，接著吐氣，身體右側繞過右方向後。

2. 吐氣完畢時，吸氣，同時身體左側繞過左方向前。

3. 繼續繞圈，慢慢加快速度，試著保持肩膀不動，維持在髖部之上。

4. 由於這個脈輪有十片花瓣，順時鐘繞圈十次，然後重複動作，逆時鐘繞圈十次。

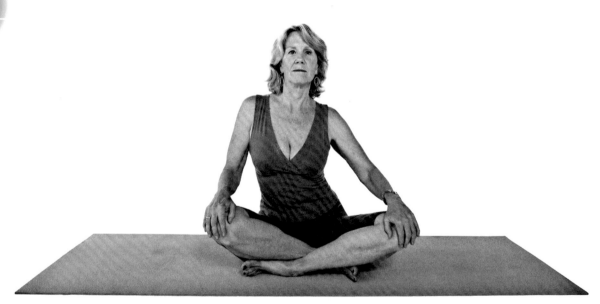

第三脈輪 ▲

第四脈輪

1. 再度把你的手放在肩膀上，手肘向外，位於兩側，與肩膀同高。

2. 吸氣，向右邊扭轉你的軀幹和手肘。

3. 吐氣，一路扭轉到左邊。

4. 重複至少十二次（每一次針對這個脈輪的一片花瓣），吸氣轉向右邊，吐氣轉向左邊。

5. 接著吸氣向左，吐氣向右，重複十二次。

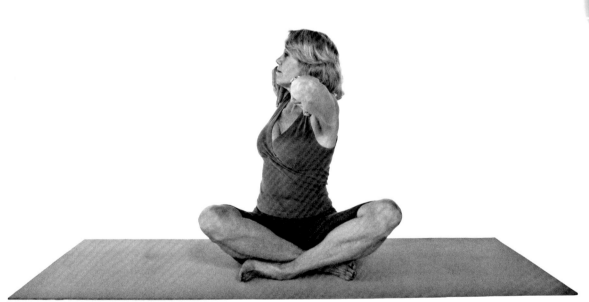

第四脈輪 ▲

第五脈輪

1. 手指交叉，雙手放在下巴下面，手肘朝下。

2. 吸氣，抬高你的手肘，同時保持手指交叉，頭部水平（姿勢 A）。

3. 吐氣，發出聲音。

4. 吐氣時，抬高下巴，頭往後仰，同時手肘互相靠近（姿勢 B）。

5. 重複十六次，一次針對這個脈輪的一片花瓣。

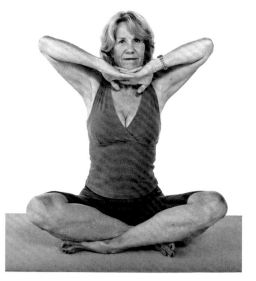

第五脈輪 ▲ 姿勢 A

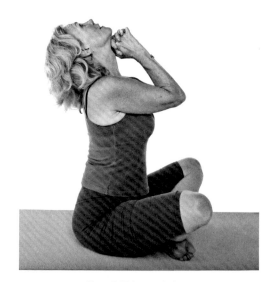

第五脈輪 ▲ 姿勢 B

第六脈輪

隨著你朝上層脈輪移動，現在氣息會變得比較精微。運用這項呼吸技巧時，想像你在早晨時打開窗簾，浸淫在晨光之中。

1. 吸氣，雙手向前伸出，張大眼睛（姿勢 A）。手臂張開彷彿是在打開窗簾，沉浸在你可以看見的任何光亮或顏色之中（姿勢 B）。

2. 吐氣，閉上你的眼睛，雙手帶向眼睛的同時，把剛才的光亮或顏色的記憶帶入你的內在世界。

3. 重複 10 ～ 12 次。

4. 結束時眼睛閉上，靜靜的呼吸，想像你的內在世界充滿光亮、顏色和美麗。

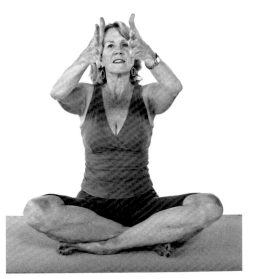

第六脈輪 ▲ 姿勢 A

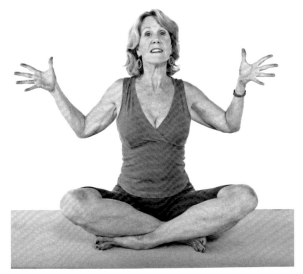

第六脈輪 ▲ 姿勢 B

第七脈輪

1. 雙手合十（anjali mudra）或者只是單純的祈禱手勢，放在心臟前方。

2. 手掌保持合十，同時吸氣，手臂向上高舉過頭（姿勢 A）。

3. 吐氣時，手掌分開，向左右兩側伸出，彷彿是盛開的蓮花（姿勢 B）。

4. 重複 10 ～ 20 次，然後安靜的休息，感受效果。

5. 結束時，用心去掃描身體的內部，注意哪個部位感覺獲得能量了。有需要的話，如果感覺哪個脈輪保持的能量不夠，就為不足的脈輪重複呼吸動作。

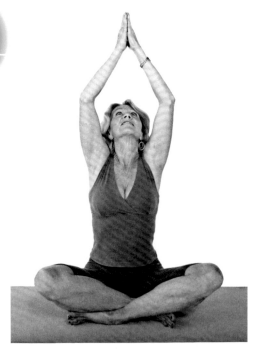

第七脈輪 ▲ 姿勢 A

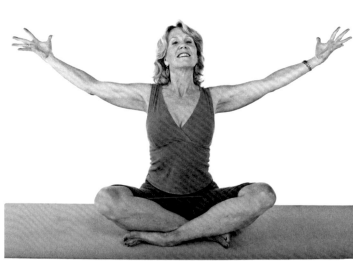

第七脈輪 ▲ 姿勢 B

清潔氣脈

我發現這種呼吸是清潔精微身的強力方法，而且能夠創造比較深刻的存在感。審慎運用，因為這種呼吸的力量非常強，對於偏頭痛或高血壓患者，這項練習是禁忌。

1. 以舒服的盤腿姿勢坐好，背部挺直，但是不要僵硬。記住，根部向下，頭頂向上。

2. 一開始進行一回合的頭顱發光呼吸（我們在「第三脈輪」探討過的橫膈膜快速呼吸，169頁）。一回合應該是橫膈膜猛然動個四十次左右，不過對於比較有經驗的修練者來說，可以高達八十次或更多下。

3. 進行四十到八十次快速呼吸後，深吸一口氣，憋住氣達到你能力所及的三分之二程度。同步練習會陰收束法（根鎖，參見51頁）和收頷收束法（頷鎖，見295頁），此時用手拉住你的膝蓋，把胸骨向前推，肩胛骨向下。想像把能量導引到你的心輪，感覺這個區域元氣在增加。

4. 準備好要吐氣時，讓你的氣一大口咻一聲呼出來，背部拱起來。

5. 接著再度挺直你的脊柱，等待片刻，讓你的呼吸恢復自然狀態。

指導原則

* 在憋氣到你能力所及大約三分之二的程度就開始吐氣。不要催逼到你的最大限度，可能會有危險。感覺你的身體什麼時候提醒你吐氣。

* 你可能會感覺一陣暈眩、發麻，或是感覺微風穿行你身體內部。只要靜坐不動，直到這一波感覺過去。閉上你的眼睛或是視線聚焦在一特別的事物上，例如你供桌上的雕像，或是一幅美麗的畫、一盞燭火。暈眩過去時，你會比較清晰感覺到自己在房間裡。

* 你可以重複練習幾次，不過這種呼吸方法力量非常強大，你不會想

要進行太多次，三到五回合就夠了。重要的是，每一回合要等到你的身體恢復正常，而且要去感覺那個轉變。這樣的呼吸方法可能帶來深刻的意識狀態。

- **警告**：如果在吐氣之前你憋住呼吸太久，這套呼吸練習有可能會讓你昏倒，跌落在地。因此，如前所述，不要憋氣到你的最大限度。永遠要以坐姿在安全的地方練習，以防你不巧憋氣太久時不會傷到自己。

第四脈輪的練習與姿勢

立姿瑜伽身印式

這個瑜伽式的好處是，你可以在任何時間、任何地點進行，有沒有瑜伽墊都可以。如果你是坐在桌前工作，這是一個簡單的反向伸展，反轉因為弓身在電腦前而拱起的脊柱，整天工作時應該每二十或三十分鐘就做一次。立姿瑜伽身印式打開胸部、肩膀和喉嚨，刺激第四和第五脈輪。向前彎則把血液帶入大腦。

1. 以山式開始。從天到地對位你的核心。通過雙腳下壓、尾骨扎根、空出腹股溝區域來穩固下層脈輪，同時抬高肋骨。

2. 雙手交叉放在背後。手肘互相靠近，手臂伸直，同時肩膀轉向背後（姿勢 A）。

3. 吸氣，抬高心臟，擴展胸部。頭微微向後仰，小心不要壓縮你的脖子，或是壓抑了你的呼吸。

4. 吐氣時，從髖部向前彎，保持手臂交握在背後，雙腿打直（姿勢 B 和 C）。

5. 完全下彎，讓手遠離脊柱。

6. 吸氣，離開這個瑜伽式，回到姿勢 A，然後鬆開手，以山式站直。

指導原則

- 胸骨向上抬，同時向下扎根到雙腿。

- 把手腕拉離脊柱，深化站姿。

- 向前彎時，讓手臂的自然重量撐開上背部。

- 大腿內側向後轉，加寬薦骨背面。

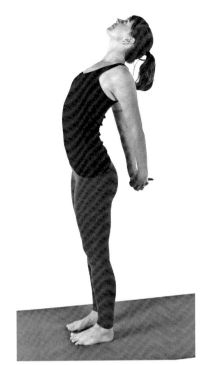

立姿瑜伽身印式 ▲ 姿勢 A

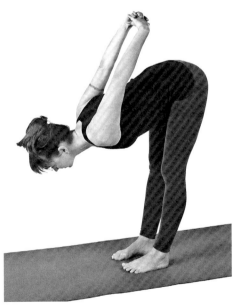

立姿瑜伽身印式 ▲ 姿勢 B

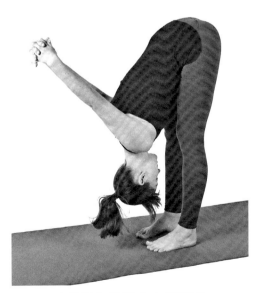

立姿瑜伽身印式 ▲ 姿勢 C

- 輕柔的搖搖頭，確定脖子是鬆弛的。

- 上身抬高到一半，讓背部平直，胸部向前拉離開髖部，藉此擴展心（姿勢 B）。

- 如果雙手交握有困難，那就使用帶子輔助。

效益

- 打開肩膀，延展上背部。

- 把血液帶到腦部。

- 放鬆頸部。

- 刺激心臟。

- 打開肺部——有益於舒緩氣喘。

- 延展大腿背面肌肉。

- 有益於緊縮或不足的心輪。

避免或審慎運用

- 頭痛——保持你的頭高於你的髖部。

- 肩膀有傷。

- 高血壓。

抓帶子伸展

　　這是一項很棒的練習，適合在早上練習以打開胸部。如果你沖完澡出來，使用你的毛巾；或者你在穿衣打扮那就利用你的皮帶或圍巾。此外，久坐之後做這個動作也很好，抗衡我們在電腦上工作、低頭讀書或者窩著身體看電視時容易產生的駝背。而且當然，是進行後仰式之前很好的暖身，因為這個動作延展了胸部正面的胸肌，並且打開肩膀。這項練習的構想來自莎莉娜·維嘉，發表在我們的著作《七重旅程》之中。

1. 雙手放在皮帶或帶子上面，手指圈住帶子。

2. 吸氣，手臂高舉過頭，手肘打直（姿勢 A）。

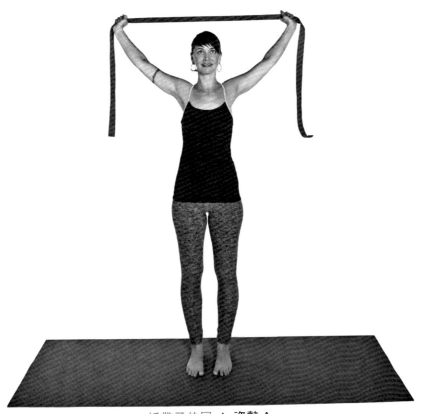

抓帶子伸展 ▲ 姿勢 A

3. 吐氣時，手臂帶到身後，保持手肘打直，胸部抬高且開放，同時向下扎根到你的雙腿（姿勢 B）。

4. 向左右兩側彎身，打開肋骨。吐氣時發出聲音，讓自己釋放。

指導原則

- 雙手要離得夠遠，才能把手臂帶到身後同時保持手肘打直。延展胸肌時你的雙手要足夠靠近才能感覺到胸肌（胸部正面）的延展。如果把手臂移動到背後太容易，讓雙手靠近一點。如果這個動作太困難或是你必須彎曲手肘，就把雙手移開一點。對大多數人來說，適當的距離大約是 30 ～ 36 吋（約 76 ～ 90 公分）。

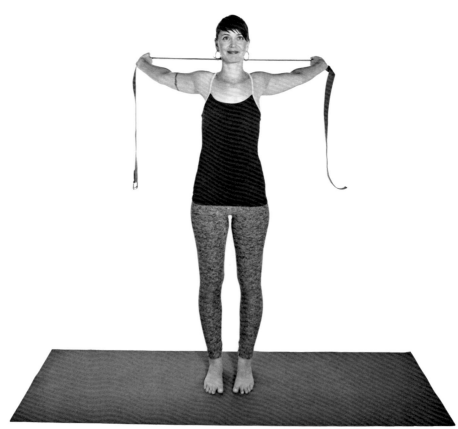

抓帶子伸展 ▲ 姿勢 B

效益

- 打開肩膀和胸部。

- 促進比較深沉的呼吸。

- 強化手臂。

- 擴展心臟。

避免或審慎運用

- 肩膀有傷。

Gomukhasana 牛面式

傳統上這個瑜伽式是以膝蓋交叉的坐姿來進行，但是我喜歡接在「抓帶子伸展」之後做這個瑜伽式，保持站姿，把帶子掛在肩膀上做為輔助。

1. 以山式開始。

2. 右手臂高舉過頭，貼近右邊耳朵。右手肘彎曲，手指朝下。

3. 左手臂帶到身體後面，手肘彎曲，手指朝上。

4. 兩手互相靠近，手指相扣（姿勢 A）。

5. 如果，就像大多數人，你的雙手抓不到彼此，那就雙手扣住垂在你肩膀上的帶子。然後移動雙手互相靠近，直到達到你的邊界（姿勢 B）。

6. 呼吸！

指導原則

- 下方的手掌朝外，上方的手掌朝內。

- 上方的手臂向外轉，而下方的手臂內轉。

- 保持脊柱挺直。不要偏左或偏右。

- 保持頭位於中央，在底部上方。

- 手肘拉向脊柱中線，向前打開胸部。

- 要更進一步深化這個瑜伽式，移動雙手離開軀幹背面。

效益

- 打開胸部和肩膀。

- 促進比較深沉的呼吸。

- 軟化心。

避免或審慎運用

- 肩膀有傷。

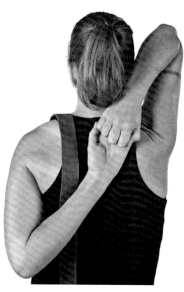

Gomukhasana ▲ 牛面式
姿勢 A

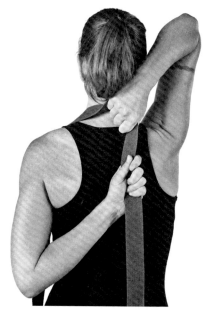

Gomukhasana ▲ 牛面式
姿勢 B

Marjaryasana 貓式和 Bitilasana 牛式

這項練習促進脊柱的靈活和柔軟度，而且永遠是好的熱身式。貓式和牛式透過擴張和收縮的過程打開心，很像是我們張開和合上手掌來打開手上的脈輪。向上拱起和向下彎曲你的脊柱時配合呼吸，讓呼吸引導和完成每個動作。

1. 以桌式開始。

2. 吸氣，抬高你的頭和尾骨尖端，同時下腰讓脊柱其他部分呈弧形。
   這是牛式，因為跟牛的背面相像（姿勢 A）。

3. 吐氣，尾骨縮起來，反方向拱起你的背，頭隨著尾骨開始的動作移動（姿勢 B）。這是貓式，像一隻貓從打盹中醒過來。

4. 慢慢的重複動作，每一步都要配合呼吸，在貓式和牛式之間來來回回。

5. 幾回合之後，結束在你的脊柱齊平的位置。軟化心，同時感覺這項練習的效果。

指導原則

- 讓呼吸開啟每個動作。吸氣，然後開始下腰打開胸部的動作，完成這個動作也完成吸氣。接著開始吐氣，同時開始拱起背，完成動作也結束吐氣。讓呼吸帶動你的身體。

- 動作從尾骨開始，脊柱的其他部分追隨。

- 在牛式中，上臂向外轉。

- 吸氣和下腰時，撐地的雙手往膝蓋方向用力，著重打開胸部。吐氣和拱背時，雙手則往前方用力。

效益

- 促進脊柱的柔軟。

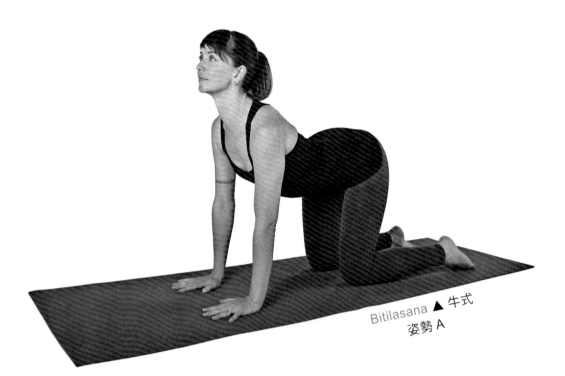

Bitilasana ▲ 牛式
姿勢 A

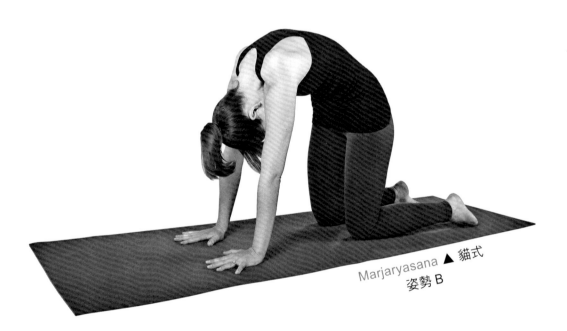

Marjaryasana ▲ 貓式
姿勢 B

- 深化呼吸。

- 打開心。

避免或審慎運用
- 如果膝蓋不舒服，墊條毯子在膝蓋下面。

Anahatasana 貓伸展式

這個瑜伽式是以心輪（Anahata）命名，是一個特別平靜的姿勢，讓自己臣服同時打開心。你可以名符其實的把自己的心和大地交融在一起。

1. 從桌式開始，雙手在瑜伽墊上向前移動，讓手腕與肩膀呈一直線。初學者可能手腕會張開一點。

2. 雙手向前移動時，確保髖部在膝蓋正上方。大腿應該上下筆直與地板垂直，膝蓋與髖部同寬。

3. 等你雙手伸展到最遠處，而且髖部不會降低時，額頭或下巴放低在地面上，如果需要，使用一塊小坐墊或是捲起來的毯子。

4. 軟化身體，讓心融化，隨著每一次呼吸讓吐氣越來越長。

5. 要離開這個瑜伽式時，吸氣，抬起頭，手移動回來直到再度位於肩膀下方。

指導原則
- 花點時間待在這個瑜伽式裡，放掉所有的努力，就只是存在。找到和平與靜止的所在。

- 如果你的上背部或肩膀感到夾緊的痛，試著把雙手分開一點。如果伸直手臂仍然過於不舒服，雙手交疊放在額頭下，或是把額頭放在墊枕或是折疊的毯子上。

- 指尖像爪子一樣壓在地上，這樣能更好的鍛鍊手臂，抬高胳肢窩。

- 確保髖部保持在膝蓋正上方，大腿跟地面垂直。

- 讓重力發揮作用。讓薦骨下落離開髖部。

- 讓每一次呼吸帶來更多的臣服。只要你急於離開這個瑜伽式，你就還沒有找到路通往這個瑜伽式的核心。核心就是靜止。

- 融化肩胛骨之間的區域。如果要幫助別人做這個瑜伽式，讓對方感覺到心輪背後有充滿愛的撫觸，是很好的作法。

效益
- 促進深沉的平靜。

- 融化心。

- 軟化背部。

- 打開肩膀。

避免或審慎運用
- 肩膀有傷。

- 偏頭痛。

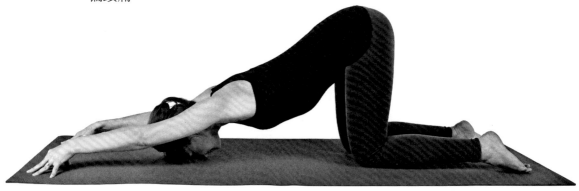

Anahatasana ▲ 貓伸展式

穿針扭轉式

　　扭轉式會壓縮體內器官、排毒和淨化身體。雖然大多數的扭轉式偏重第三脈輪，但穿針扭轉式可以好好的打開上背部。這個瑜伽式會造成非常輕微的逆轉，把氣從髖部帶到心臟。

1. 以桌式開始，脊柱齊平。

2. 左手放在瑜伽墊的中線，與肩膀齊平。

3. 吸氣，朝天花板抬高你的右手臂。通過左手臂下推，力量向上進入右手臂，擴張你的胸部（姿勢 A）。

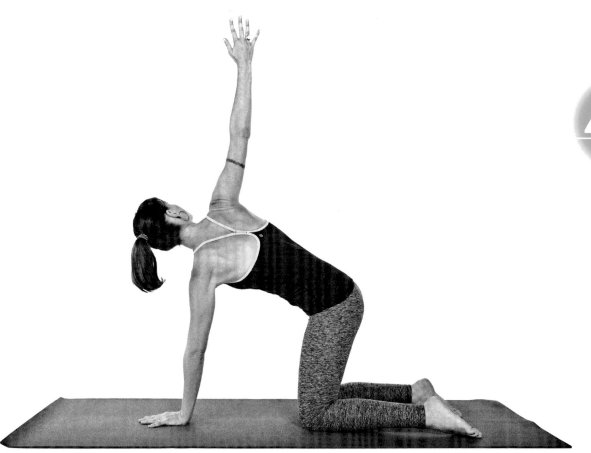

穿針扭轉式 ▲ 姿勢 A

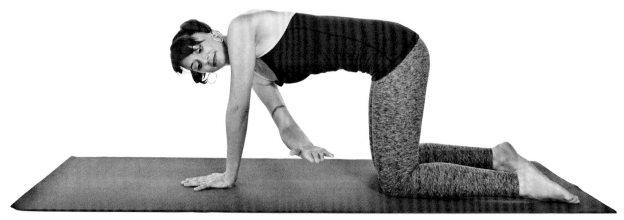

穿針扭轉式 ▲ 姿勢 B

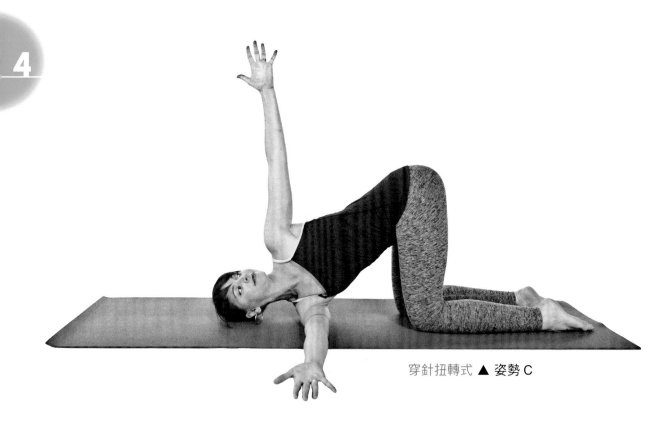

穿針扭轉式 ▲ 姿勢 C

4. 吐氣，彎曲右手肘。「穿針」，讓右手臂通過你膝蓋和左手腕之間的空間（姿勢 B）。

5. 右肩下到地板，盡可能靠近瑜伽墊中線。接著朝天花板舉高左手臂，扭轉上背部（姿勢 C）。

6. 在這個姿勢中放鬆自己，或者左手臂高舉過頭，貼著你的左耳（姿勢 D）。

7. 離開這個瑜伽式，回復成桌式。

8. 換邊重複扭轉動作。

指導原則

• 試著保持髖部正對瑜伽墊後緣；脊柱與瑜伽墊中線對位。努力讓舉高的手臂那一邊的髖部朝瑜伽墊後緣移動。

• 利用靠在地上的那隻手臂，把手臂外側更堅定的壓進地面來加深扭轉。

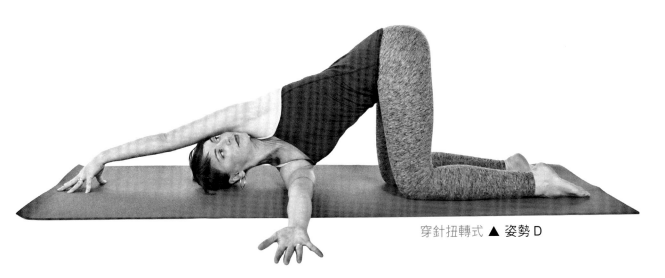

穿針扭轉式 ▲ 姿勢 D

效益

- 深沉放鬆。

- 延展肋骨和肩膀。

- 促進脊柱的柔軟。

- 打開上背部。

避免或審慎運用

- 肩膀有傷。

- 頭痛。

- 高血壓。

- 懷孕後期。

Parighasana II 半圓式

我們在第三脈輪見識過 Parighasana I 門閂式。除了側邊伸展，「Parighasana II」融入了輕微的後仰，有益於心輪的擴展。讓自己在這個瑜伽式中發光、喜樂，藉助下層脈輪的穩定來支撐自己。

1. 從跪姿開始，膝蓋與髖部同寬。抬高胸部和頭頂，肩膀往後帶，伸長你的脊柱。

2. 右腿向右邊伸出去，膝蓋打直，轉動你的腿讓膝蓋朝上，腳趾向外，朝瑜伽墊移動過去。如果想要，你可以捲一條毯子放在腳趾下。做這個瑜伽式有些變型是把腳勾起來。

3. 雙手向兩邊伸出，與肩膀同高。手臂盡量張開，通過心臟向兩側延展。吸氣。

4. 左手放在地上，稍微移後一點，放在彎曲的膝蓋的左邊。

5. 吸氣，抬高右手臂，在你的耳朵之上，上方的肩膀向後拉，胸部和髖部向前伸展。

6. 停在這裡呼吸幾次，找到這個瑜伽式不費力的臣服狀態。然後吸氣，回復原來的跪姿。

7. 換邊重複動作。

指導原則

• 雙腿一直要出力，尤其是打直的那條腿。注意下半身的結構和堅實，以及來自下方手臂的支持，如何創造出擴展的自由。

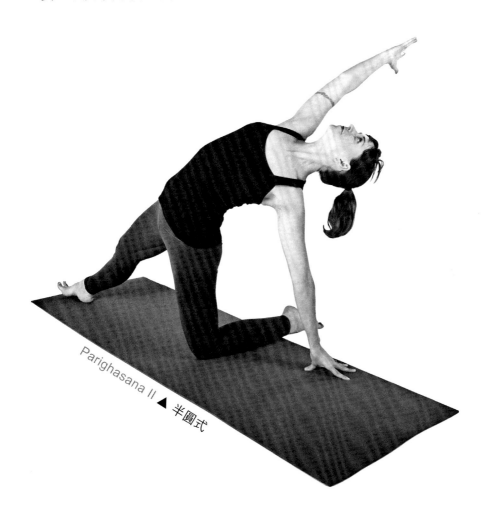

Parighasana II ▲ 半圓式

- 上方的髖部和肩膀向前推，造成微微後仰。

- 讓自己的喉嚨開放，然而脖子不要緊繃。

效益
- 打開心，分送元氣到全身。

- 打開肩膀。

- 放鬆頸部。

避免或審慎運用
- 肩膀有傷。

- 如果膝蓋不舒服，墊一條折好的毯子在下面。

Matsyasana 魚式

　　魚式跟其他後仰式比起來，優點是通常不需要勉強就可以維持得比較久，讓長期收縮的心輪有時間鬆開。初學者一開始若要打開上背，這是個好的瑜伽式。如果頭碰觸不到地面，放一條折好的毯子在腦後勻下面，避免扭傷脖子。另外一項選擇則是將摺好的毯子或坐墊放在背後，被動的體驗這個瑜伽式。

1. 背著地躺好，手臂放在身體兩旁，雙腿併攏，膝蓋打直。（這個瑜伽式比較簡單的版本是，你可以彎曲膝蓋，雙腳與髖部同寬。）

2. 雙手滑到臀部下面，大拇指朝上。

3. 吸氣，抬起頭和上半身，到足夠把你的手掌根部滑進髖部背面，彎曲手肘靠近身體兩側，下壓瑜伽墊。你的軀幹會和地面形成角度。吐氣。

4. 再度吸氣，胸部上抬，肩膀外轉，縮小腹，現在拱起你的背。

5. 手肘下壓瑜伽墊，尾骨同時朝瑜伽墊下拉，朝肩膀上提。

6. 頭部輕柔的向後仰，如果可能，頭頂著地。

7. 要離開這個瑜伽式，吸氣，頭先抬起來，然後脊柱滑回地面。

指導原則

- 尾骨壓向背後，同時使力把尾骨拉向手肘，讓薦骨呈現弧度。讓這個弧度繼續沿脊柱上升，把胸部向上推。

- 如果你的腿向外倒，大腿要出力。雙腿併攏如一。

- 小心不要擠壓脖子。如果頭碰不到地，使用折好的毯子輔助。

- 手掌下壓地面，幫助你把脊柱向前移動。

- 深沉的呼吸。用吸氣來擴張胸部。初學者可能希望使用墊枕、瑜伽磚或是捲起來的瑜伽墊放在胸部下面，在這個瑜伽式中能得到比較多的支撐。

- 想要培養核心力量，雙腿抬高四十五度。

- 要增加挑戰和深化這個瑜伽式，雙手從臀部下面滑出來，合十成祈禱姿勢，放在心臟上方。

- 這個瑜伽式的完整表現是，腿雙盤成蓮花坐的姿勢（Padmasana，無圖）。

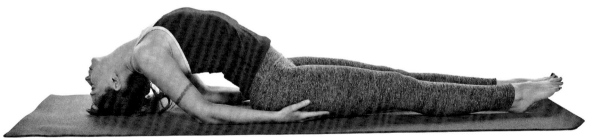

Matsyasana ▲ 魚式

效益

- 打開和軟化心。

- 促進比較深沉的呼吸。

- 改善姿勢。

- 幫助消化。

避免或審慎運用

- 頸部有傷。

- 頭痛或偏頭痛。

- 高血壓或低血壓。

Ustrasana 駱駝式

這是打開胸部、延展身體正面、為更深入的後仰做準備的絕佳瑜伽式。駱駝式打開腹股溝、強化大腿和臀部、刺激第三脈輪的腎臟和腎上腺，同時透過打開肋骨以及讓心向外閃耀來擴展呼吸。駱駝式也能打開喉輪，擴展肩膀。特別有助於改善心輪不足造成的胸部塌陷，舒緩脊柱上半部的僵硬。

1. 從跪姿開始，膝蓋與髖部同寬。

2. 雙手放在下背部，手指朝下。如果你是初學者，你會想要把手放在髖部的位置。

3. 膝蓋接地，成為這個瑜伽式的根部和基礎。

4. 尾骨稍微內縮把腹股溝的正面空出來，抬高髖骨。拉近第二脈輪的正面和背面，以此緊實第二脈輪的部位。

5. 抬高胸骨，上臂向外轉，肱骨頂端帶向背後。深深吸氣。

6. 吐氣，背部後仰成弓形，髖部向前推，保持胸部抬高。伸展脖子，但是要保持某種鬆弛，打開肩膀的正面（姿勢 A）。

7. 如果做到這裡你是舒服的，而且想要深化這個瑜伽式，把你的手帶到腳後跟上。可以用腳趾支撐抬起腳後跟，讓手比較容易抓到腳後跟（姿勢 B），或者你的腳可以平放在地上，做出完整的駱駝式（姿勢 C）。另外一種選擇是，腳跟旁邊擺放瑜伽磚，讓你的手可以放高一點。

8. 深沉的呼吸，在這個瑜伽式中找到臣服的狀態。

9. 吸氣時離開這個瑜伽式，用臀部肌肉支撐你的骨盆。

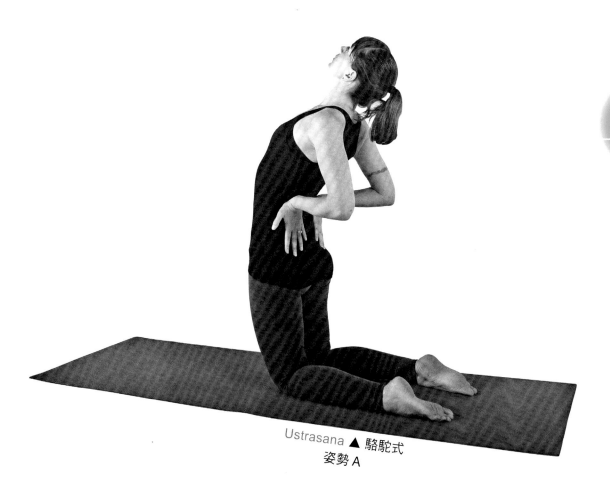

Ustrasana ▲ 駱駝式
姿勢 A

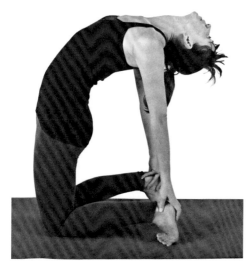

Ustrasana ▲ 駱駝式
姿勢 B

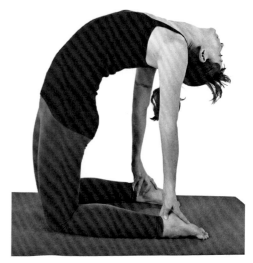

Ustrasana ▲ 駱駝式
姿勢 C

指導原則

• 你的兩條大腿和小腿應該互相平行。

• 手放在下背時讓手肘互相靠近，直到上臂骨（肱骨）平行。

• 後仰時大腿一起用力。大腿不會併攏，因為你的膝蓋應該保持與髖部同寬，不過向中心拉近的動作會穩定下半身，支撐你的背部。

• 後仰之前抬高你的肋骨和胸骨。脊柱伸得比較長，後仰就越輕鬆。

• 留心你的下背部，如果感覺任何不舒服，減輕後仰的程度。

效益

• 打開心、肩膀和胸部。

• 延展身體整個正面。

• 強化雙腿。

• 增加循環。

- 有助於脊柱的柔軟。

- 減輕焦慮。

- 賦與能量。

避免或審慎運用

- 下背部有問題。

- 低血壓。

- 頸部有傷。

Bhujangasana 眼鏡蛇式

　　這個瑜伽式先前在〈第一脈輪〉提過，不過它也是打開心輪的經典瑜伽式。在第一脈輪，焦點在於雙腿抱向核心、強化背部肌肉、通過手和手臂推離地面。

　　針對心輪，現在的焦點是上臂向外轉、胸部的開放與臣服，以及擴展胸部。手肘拉近身體兩側，同時使勁把手臂拉向髖部，讓心開花。

1. 一開始面朝下，腹部著地躺好，手肘彎曲，手放在肩膀兩側，指尖對齊肩頭。

2. 雙腿併攏，緊實你的腹部，腹肌向內縮。抱向你的核心。

3. 吸氣，同時把頭和胸部抬離地面，肩膀向後轉。如果是小眼鏡蛇式，只要使用背部肌肉，把雙手抬離地面幾吋。至於完整的眼鏡蛇式，伸展你的手臂，推離地面讓上半身抬高一點。

4. 維持姿勢，呼吸幾次。

5. 在吐氣中回復躺臥的姿勢。把頭轉向一側，手臂放在身體兩側，放鬆。

指導原則

- 從你的海底輪，通過骨盆的核心向上伸展，通過心輪，到達頂輪。

- 上臂向外轉，保持手肘貼近你身體兩側。

- 讓肩胛骨互相靠近，肩胛骨尖端朝下。肩膀放鬆往下，遠離耳朵。

- 上半身上下幾次，讓呼吸與動作協調，鍛鍊背部的肌肉。

- 如果你打直手臂時，無法保持肩膀下垂，那就手臂彎曲一點，軟化這個瑜伽式。

- 手掌根拉向髖部，利用地板的阻力深化這個瑜伽式。

效益

- 打開心。

- 澄澈心智。

- 增加脊柱的柔軟度。

- 讓骨盆接地。

- 刺激循環和淋巴系統。

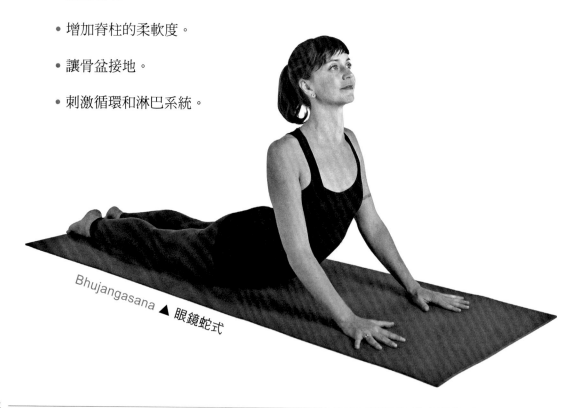

Bhujangasana ▲ 眼鏡蛇式

避免或審慎運用

- 懷孕。

- 脊柱有傷。

Adho Mukha Vrksasana 雙手倒立式

倒立式讓整個脈輪上下顛倒。當你頭上腳下正立時，是透過努力和意志把能量沿著脊柱向上推送，然而當你倒立時，元氣會自然流進上半身。倒立也會讓上半身產生力氣。藉由把雙腿提高到心臟之上，倒立可以改善循環，促進淋巴排毒和消化。上下顛倒把能量帶入頭部，增進心智的澄澈。雙手倒立式也能培養手臂和肩膀的力氣，讓胸部充滿能量，同時促進血液流向頸部和腦部，因此有益於每一個上層脈輪。無論你只能維持一會兒，或是學會支撐比較久，光是努力就會賦與你上半身能量。要找到你的中央線，最容易的方式就是藉由平衡上下顛倒，沒有其他方式比得上。

倒立也可能讓你迷失方向感。這裡我們以雙手倒立的準備姿勢開始，讓你逐漸習慣上下顛倒。如果你是雙手倒立式的新手，最初幾次練習時，最好有人看著你。

雙手倒立式的準備

1. 坐好，臀部緊緊頂著牆，雙腿向外筆直伸出。注意你的腳後跟著地的位置，在心裡標記那個點，或者用瑜伽磚或帶子做記號。這測量了你腿的長度，告訴你應該把手放在哪裡。

2. 手掌放在你剛剛標示出腿長度的地方，與肩膀同寬，手指與牆反方向。

3. 腳移動回牆邊，腳跟頂住牆底邊，做出下犬式。

4. 手指張開，通過手臂的核心下推地板，以此緊實你的手臂。保持手臂筆直，肩膀抱向你的背部。用你的指尖抓地。

5. 繼續下推地板，同時雙腳開始爬上身後的牆，一步一步，確保你的

手臂有力氣支撐你。

6. 保持肩膀在手腕的正上方。不要讓肩膀前傾超過手腕的位置。胸部往牆壁靠近。

7. 當你的雙腿與地面平行時，就停止往上爬。不要爬得更高。現在你的身體形成垂直的「L」形，雙腿平行於地面，而軀幹與地面垂直（姿勢 A）。

8. 雙腿完全併攏，向中線擠壓。

9. 這是個好方法，可以看看你的手臂和肩膀是否夠強壯，足以在雙手倒立式中支撐你的重量，同時感受一下倒立是什麼滋味。

10. 深沉的呼吸，如果能穩定就維持姿勢。

11. 離開這個瑜伽式，腳走下牆回到地面，恢復成下犬式，或者用嬰兒式休息。

靠牆的完整雙手倒立式

在你培養手臂和肩膀需要的力氣時，藉由雙腳踢上牆或是朋友的手，來支撐你的平衡。

1. 從桌式開始。緊實你的手臂，軟化肩胛骨之間的部位，打開你的心。雙手放在離牆邊 20 ～ 30 公分的地方，與肩膀同寬。上臂微微向外轉，力量下推到大拇指和食指之間的虎口。稍微縮小腹，啟動和緊實你的核心。

2. 髖部上推成下犬式，但是與你正常的狗式相比，腳向前移動一點。如果可能，腳向前移動，直到肩膀在手腕的正上方。

3. 緊實肩膀，朝髖部上抬你的肩胛骨，啟動你的手和手指，深呼吸。

4. 彎曲左膝，讓左膝比較靠近牆，然後以筆直的右腿踢上牆。保持手臂堅實和筆直。

5. 在完全踢上牆之前，練習幾次小幅度的踢腿，看看你是否舒服。

6. 確保肩膀在手的上方，因此重量是由你的手臂垂直支撐。

7. 一旦你能夠讓雙腳都頂著牆，抱向你的核心，雙腳和雙腿併攏，力量上推直到腳的前掌，伸長整個身體。腳趾不要筆直朝上也不要勾起，而是位於兩者之間的位置。

8. 維持姿勢，進行幾次呼吸，然後右腿放下來，接著左腿放下來。

9. 以下犬式調息，或者以嬰兒式休息。

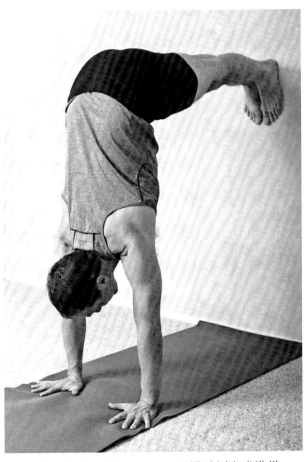

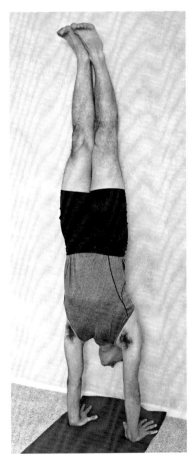

Adho Mukha Vrksasana ▲ 雙手倒立式準備
姿勢 A

雙手倒立式 ▲

267

指導原則

- 你也可以水平舉起一條腿，保持它堅實，由一名助手抓住那條腿幫忙穩固，而你抬起另一條腿。

- 力量上推到你的骨盆。小心不要讓身體「像香蕉」那樣彎曲，要保持髖部在肩膀之上。向著核心收縮尾骨和小腹，有助於修正身體像香蕉那樣彎曲。

- 保持手臂筆直，沿著牆向上伸展你的腳後跟。

- 注視你的指尖會讓肩膀比較穩定，而視線朝向房間中央會讓頸部比較自由（也是比較進階的姿勢）。

- 練習輪流用左右腿踢上牆，因此不會養成習慣偏愛使用一邊的腿。踢上牆時保持在上方的腿筆直，也要避免扭曲骨盆。

效益

- 賦與全身能量。

- 刺激上層脈輪。

- 排空淋巴液和血液，然後再補充。

- 強化手臂和肩膀。

- 著重核心。

避免或審慎運用

- 肩膀或頸部有傷。

- 高血壓。

- 頭痛。

- 經期。

- 懷孕。

- 青光眼。

- 心臟有問題。

Urdvha Dhanurasana 臉朝上弓式（輪式）

這是進階瑜伽式，只能在身體徹底暖身後進行。利用比較小幅度的後仰，例如貓式／牛式、眼鏡蛇式、駱駝式或橋式，讓脊柱準備好進行這樣完整的伸展。如果你之前從未做過這個瑜伽式，最初幾次有位指導者陪你練習是比較安全的。你的老師可能會建議多種變型，例如利用牆、椅子、瑜伽磚、帶子，或是握住別人的腳踝，這些都可以幫助你，在背部夠柔軟足以自力完成姿勢之前，輕鬆進入這個瑜伽式。

要有耐心。想要獲得足夠的柔軟度去進行這個瑜伽式，需要時間。效益會出現在兩方面，力氣和柔軟度，同時會刺激所有脈輪正面開放。這個瑜伽式能夠深入賦與能量，卻又同步鎮定能量。

1. 背部著地躺好，膝蓋彎曲，與髖部同寬，或是稍微寬一點。讓腳後跟盡可能靠近坐骨。

2. 彎曲手肘，手掌放在地上，位於肩膀上方，指尖向下朝著肩膀（姿勢 A）。上臂頂端拉向交接處，空出胳肢窩，朝背後緊實肩胛骨，因此肩胛骨壓向地板。

3. 緊實肩胛骨的同時，軟化你的心，深吸一口氣。

4. 吐氣，腳下壓地板，尤其要扎根在雙腳內側。髖部上推到空中。

5. 下一步，雙手下壓地板，身體向前由頭來承接（姿勢 B）。這是暫時休息的地方，用來調整你的對位。

6. 深深吸氣。接下來吐氣時推向你的手臂，把頭抬離地面。通過手臂的核心來推，如果做得到，手肘打直（姿勢 C）。

4

7. 要離開這個瑜伽式，慢慢彎曲手肘和膝蓋，下巴縮向胸部，把脊柱放低到地面上。在這個深度後仰的姿勢後，試著避免想要緊接著把膝蓋拉向胸部的衝動。在脊柱彎曲之前，最好是給腰椎間盤片刻重新調整的時間。

8. 花點時間做攤屍式，去感受後仰帶來的神奇效果。

指導原則

- 雙腳和雙腿會傾向於向兩邊攤開，因此試著保持雙腳平行，大腿向內轉，這樣會減輕下背部和薦髂關節的壓縮。下壓雙腳的內緣會有幫助。

- 朝著膝蓋背面伸長尾骨。

- 朝背面緊實肩胛骨，手肘抱向核心，上臂骨向外轉。

- 伸長脖子，讓頭因重力下垂，軟化喉嚨。

- 深呼吸幾次，拓寬胸部正面，同時通過腿和手臂的核心下推，讓你的心放光。

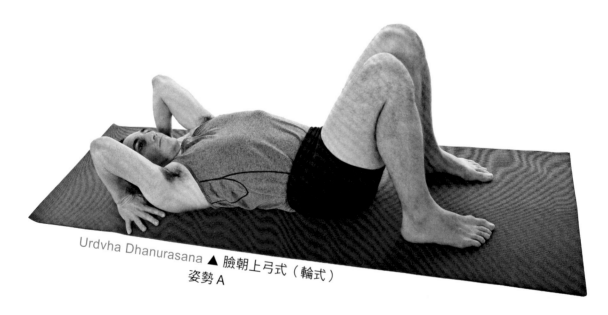

Urdvha Dhanurasana ▲ 臉朝上弓式（輪式）
姿勢 A

- 要深化這個瑜伽式，打直你的腿，或是腳朝著手移動。

- 看看你是否能找到一些起碼的臣服！

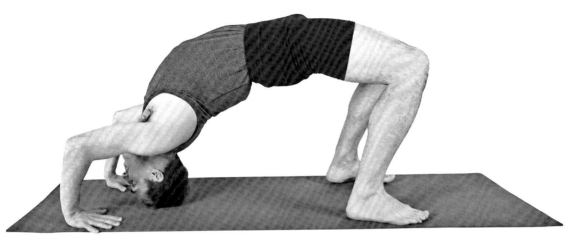

Urdvha Dhanurasana ▲ 臉朝上弓式（輪式）
姿勢 B

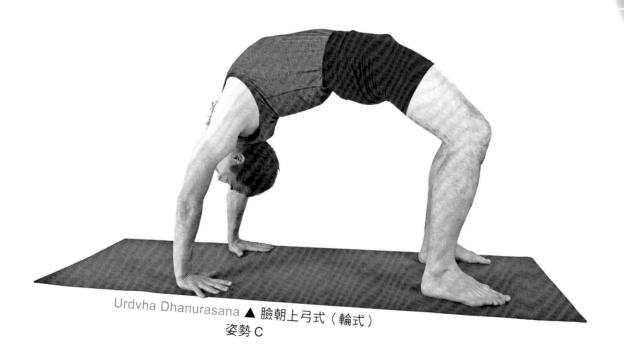

Urdvha Dhanurasana ▲ 臉朝上弓式（輪式）
姿勢 C

效益

- 強化全身，尤其是手臂和腿部。

- 促進脊柱的柔軟。

- 增加呼吸和肺活量。

- 促進循環。

- 幫助消化。

- 打開心。

- 賦與能量。

- 緩解壓力。

- 刺激淋巴液和血液流動。

- 好玩！

避免或審慎運用

- 需要技巧的瑜伽式——不適合初學者，不適合在沒有足夠暖身之下進行。

- 背部、肩膀或手腕有傷。

- 腕隧道症候群。

- 不正常的高血壓或低血壓。

- 頭痛或偏頭痛。

- 懷孕。

Makarasana 鱷魚式

　　阻塞心輪的往往是害怕暴露和脆弱。回應這樣的恐懼，我們會保護心。在這個瑜伽式中，手肘和手臂保護心，讓背部鬆開。這樣能讓你脊柱呈弓形而不費力或緊繃。成果就是既不費力又能修復的瑜伽式，真正軟化你的心。

1. 腹部著地趴好，雙腿向後伸出。

2. 抬起你的頭，手掌根放在下巴下，手肘伸出在你前面，雙手承接頭的重量。

3. 讓背部和胸部放鬆。

4. 變型式是雙腿張開，腳趾朝上，或者彎曲膝蓋。

5. 更加放鬆休息的姿勢，是前臂交疊在一起，頭轉向一邊，靠在手腕上。

效益

- 讓心安靜。

- 減輕背部疼痛。

- 放鬆。

4

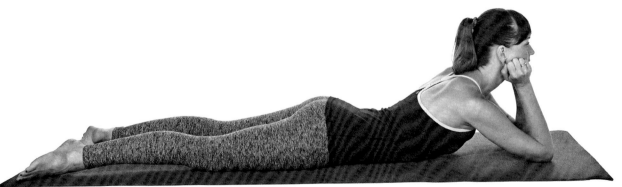

Makarasana ▲ 鱷魚式

- 軟化

- 有益於氣喘患者。

- 幫助脊椎重新對位。

避免或審慎運用

- 懷孕。

雙人瑜伽式

　　既然心輪是關於與他人的連結，雙人瑜伽式不僅給你機會進一步延展，而且大大增強心的開放。當然雙人瑜伽式會讓你變得比較不設防而容易受傷，然而這是打開心輪的一部分！這裡提供的與他人互動的瑜伽，只是少少的樣本。[9] 微笑，享受，同情自己和你的夥伴。讓這項練習成為好玩的連結，過程中夥伴的存在幫助你更加開放。

站立和連結

1. 面對你的夥伴，閉上眼睛站好，找出你的內在核心，從海底輪到頂輪。左手放在自己的心上面，與內在連結。

2. 與內在連結之後，雙方張開眼睛對視。夥伴在眼前，集中心神於自己的對位之中。

3. 雙方把右手放在對方的左手背上（兩人的左手已經放在自己的心上）。

4. 協調你們的呼吸，一起吸氣和吐氣。感覺彼此的連結。

---

9. 更多的雙人瑜伽式，可參考《Contact: The Yoga of Relationship》，Tara Lynda Guber 與艾諾蒂・朱迪斯合著。

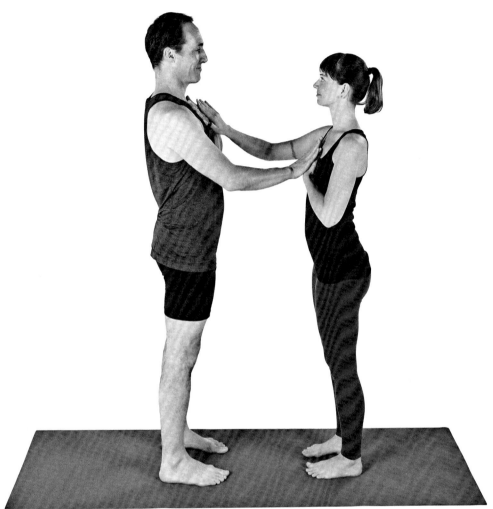

站立和連結 ▲

按摩肩膀和手臂

姿勢 A

1. 仍然站立，雙手伸直放在夥伴的肩膀上，開始按摩對方的肩膀頂端。

2. 緊緊抓住對方的肩膀，從髖部彎曲，雙腳後退離開對方，直到你的背部齊平（姿勢 A）。不要鬆手！

3. 雙方握住對方肩膀，把髖部拉離對方。抬起頭看著夥伴眼睛。感覺脊柱伸長。呼吸同時微笑。

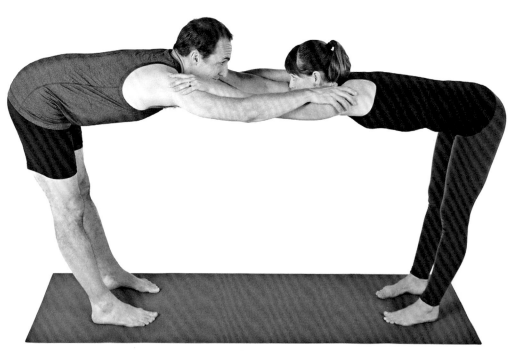

按摩肩膀和手臂 ▲ 姿勢 A

姿勢 B：握住對方的手腕

1. 接下來，當你小步小步移動離開對方時，雙手也跟著往下按摩對方的手臂。繼續保持在髖部的地方彎曲。

2. 互相握住對方的手腕，意味著雙方的手掌環抱著對方的手腕（如圖這般抓握會比只是握手來得牢固，握手可能會流汗，變得滑溜）。

3. 緊緊握好，把髖部向後推。讓髖部的重量拉開肋骨之間的空間，並且伸長你的脊柱。頭要抬得夠高以保持眼神的接觸。

4. 微笑，同時打開你的心。

效益

• 鬆開肩膀。

• 伸長背部。

• 延展大腿背面肌肉。

避免或審慎運用

• 肩膀有傷

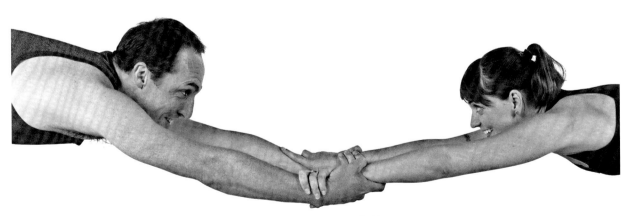

握住對方的手腕 ▲ 姿勢 B

雙雙後仰

1. 繼續握住對方的手腕，如上，然後雙腳走向對方。
2. 雙腿接地，抬高胸骨，上臂向後轉，如同在眼鏡蛇式，上背部後仰呈弓型。
3. 手臂打直，讓重力帶動你的肩膀和頭微微後仰。這需要互相信任！
4. 繼續抬高心，呼吸。

效益
- 打開胸部，延展頸部。
- 促進信任。

避免或審慎運用
- 肩膀或背部有傷。

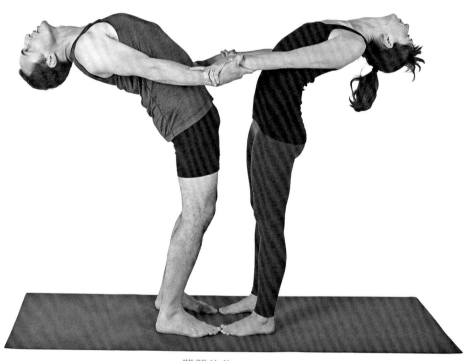

雙雙後仰 ▲

金字塔式

1. 雙手高舉過頭，與肩膀同寬，手掌碰觸對方的手掌，同樣是高舉過頭。

2. 向前彎，必要時向後退，因此你的腿可以上下筆直，胸部可以向前伸展。確定保持你的手高於頭部 12 ～ 18 吋（20 ～ 30 公分），並且與肩同寬（緊繃的肩膀會使得雙手張得比較開，甚至舉得比較高）。

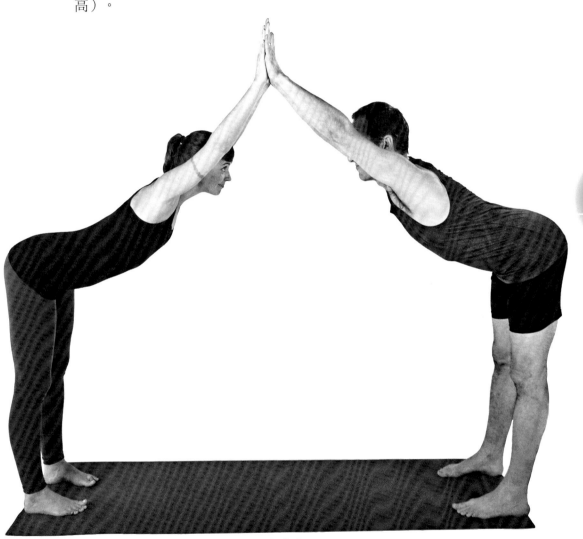

金字塔式 ▲

3. 保持頭抬起，與你的夥伴對視。讓重力負責軟化心的工作。

效益

• 打開和軟化心。

• 促進連結和不設防。

• 延展肩膀。

• 增進脊柱的柔軟。

避免或審慎運用

• 肩膀有傷

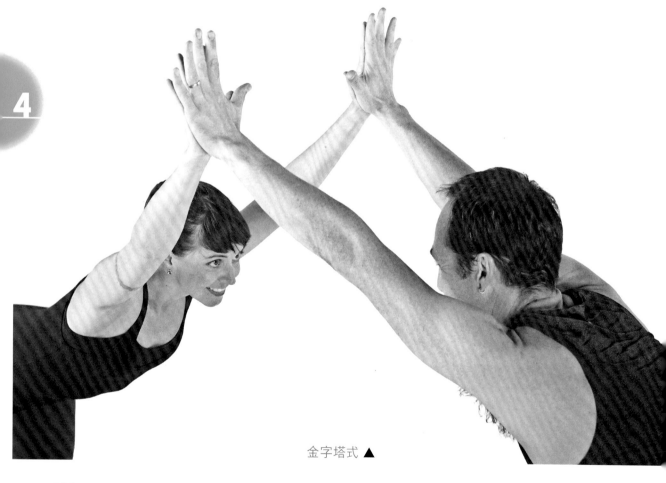

金字塔式 ▲

躺在墊枕上的攤屍式（修復的大休息）

　　針對心輪的攤屍式，焦點是融入呼吸之中，並且感受宇宙之愛的擁抱包圍你。發現深沉臣服於呼吸帶給你的滋養，發現愛的核心。

1. 沿著中線，放一個長形墊枕在瑜伽墊的前半部。

2. 拿一條摺成長方形的平坦毯子，再摺一次，但是只要摺到三分之二的地方。把毯子放在墊枕的後端，如圖示。這種「階梯式」的摺法為頭和脖子提供絕佳的支撐。比較低的三分之一摺層位於肩膀下方，而脖子底部和頭部由摺得比較高的部分墊高。

3. 手臂向兩側張開，手掌向上。放鬆。軟化、臣服和擴展。

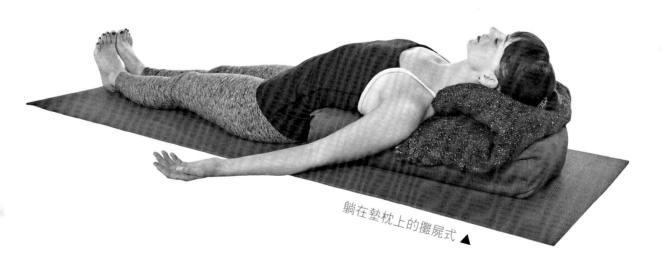

躺在墊枕上的攤屍式 ▲

第四脈輪的姿勢串連

六個暖身式

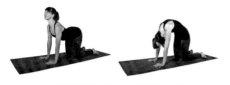

1. Marjaryasana 貓式／
Bitilasana 牛式

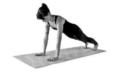

6. Phalakasana 平板式

2. Adho Mukha Svanasana 下犬式

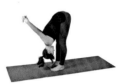

立姿瑜伽身印式

3. Uttanasana 立姿前彎式

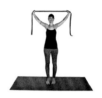

抓帶子伸展

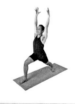

4. Virabhadrasana 戰士式 I

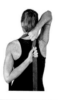

Gomukhasana 牛面式

5. Anjaneyasana 低弓步式

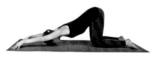

Anahatasana 貓伸展式

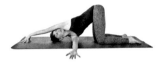

穿針扭轉式

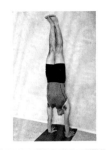

Adho Mukha Vrksasana 雙手倒立式

Parighasana II 半圓式

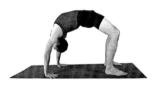

Urdvha Dhanurasana
臉朝上弓式（輪式）

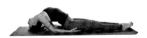

Matsyasana 魚式

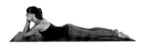

Makarasana 鱷魚式

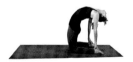

Ustrasana 駱駝式

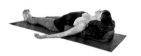

躺在墊枕上的攤屍式
（修復的大休息）

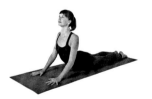

Bhujangasana 眼鏡蛇式

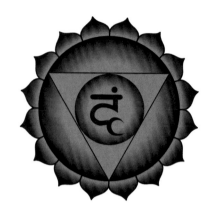

Vissudha 喉輪
淨化

元素	聲音、以太
原則	同情的振動
目的	溝通、淨化、精煉
屬性	和諧、創造力、共鳴、一致、真理
身體部位	肩膀、頸部、喉嚨、舌頭、嘴巴、耳朵
練習	打開喉嚨和肩膀、吟唱和發聲、振動
行動	精修振動、自發動作（動功）、肩膀向後、肩胛骨放下、頭抬起
瑜伽式	打開肩膀、肩立式、頭立式、雙手倒立式
男性	創造秩序、區別、指揮
女性	傾聽、創造力、和諧
不足	害羞、安靜、緊縮的聲音
過度	話太多、音量大、零散
平衡	真理、一致

Attune…

協調

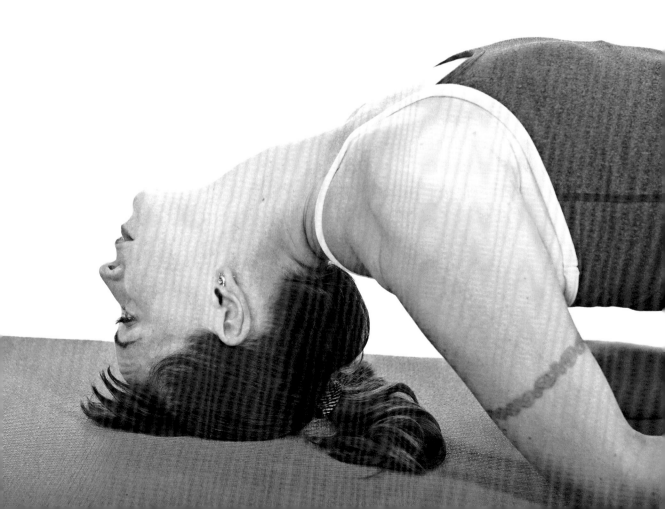

我們的身體是神祇的呼吸彈奏的樂器。
我們的工作是保持樂器調好音，
同時傾聽通過我們的真理之聲。
　　　　——艾諾蒂·朱迪斯

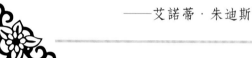

5

傾聽。你現在能聽到嗎？你能夠感知到心的精微搏動、呼吸的律動，以及思想的輕柔低語嗎？你能在風聲、孩子的笑聲、宣告日出的間關鳥語中，聽到你周遭的生命大合唱嗎？

聲音和韻律無所不在，在你體內、在你周遭。所有的元氣都是振動，來來回回的震盪，隨著存在的穩定節拍顫動。你只要聽得深入，就可以成為生命大合唱的一部分，歌詠創世的交響樂。你是創世的一部分，你的音符也是需要的。不過就像在管弦樂團演奏的音樂家一樣，你首先必須調音好你的樂器。

解開第五脈輪的鑰匙是協調。第一步就是傾聽。

傾聽不只是傾聽字詞或聲音。傾聽也是傾聽你的身體、傾聽運行和阻塞的精微線索。傾聽是傾聽你的感受、傾聽你的直覺、傾聽內在的引導。傾聽是讓內在的喋喋不休靜默得夠久，讓你聽到比較深刻的真理。

在你沿著脈輪上升的旅程中，現在你已經通過中點的心輪。你已經進入而且對位你的內在殿堂，你已經啟動裡面的能量，你也已經軟化和擴展進入心的風息之中。現在你準備好要開始精煉你為上層脈輪的較高意識製造出來的粗糙能量。方法是傾聽內在的精微振動，尋求與能量體的以太場協調。

想像你的中軸——中脈——是貫穿天地之間的一條細繩，有如吉他弦，固定在兩端。你想把弦調得剛剛好，音符才能美妙和精準。太緊了弦可能會斷掉，太鬆了就不成曲調。

當你撥一根弦，弦會振動周遭的空氣分子，這些振動最終會在你的耳膜

上跳舞，製造出聲音。振動會一直持續，直到弦接收到的衝擊被抵消掉，於是再度恢復靜默和靜止。如果比較用力敲擊弦，在抵消掉之前聲音會持續得比較久。如果你輕柔的敲擊弦，發出的聲音幾乎聽不見。

　　同樣的，生命中觸動你靈魂的人與事會撥動你中脈的弦。無論正面或負面，這些衝擊在你存有的核心層造成振動。如果你能讓那樣的振動在你全身迴響，並且再度表達出來，你就卸除了衝擊，一切恢復正常。一則簡單的例子是，當有人撞到你的手臂時你自然發出「Ow!」（噢）的聲音，或者在一天結束時你需要跟別人說說工作上發生的某件事。當你把這些事傾吐出來，「卸下心上的石頭」，你就會感覺比較輕鬆和自由。身為會振動的存有，我們是上帝的樂器，這麼做是相當正常的。

　　但是如果你無法把某件事的衝擊再度振動回去，會發生什麼事呢？當你沒法說「Ow!」或者你不能談論某件事，或是你必須假裝你並沒有真正受到衝擊而實際上你有的時候，會發生什麼事？當你無法說出自己的真相，或是沒有人聽你說話，或者你說出的話語受到譏嘲時，會發生什麼事？這麼一來你必須關閉你的喉輪，避免身體表達出內在真相。

　　在吉他演奏上，這稱為「止弦」。演奏者輕輕按住弦，因此弦不會振動，即使另一隻手可能會去撥弦。當我們對自己做這樣的事，防止衝擊我們的事情表達出來，我們讓自己的組織死亡。我們阻礙生活中的日常經驗和強烈的獨特經驗造成的振動。於是元氣無法順暢流動，組織變得稠密。我們甚至可能體重增加、肌肉僵硬，或是喪失柔軟度。

　　因為靈魂的振動最自然的表達就是聲音，當我們無法表達時，特別會阻塞喉輪周遭的區域。我們緊扣住下巴的肌肉；我們緊繃肩膀；脖子沒法再讓頭和身體維持正確的對位。我們的自我表達不再行雲流水，而是停頓和不確定。我們不再信任自己自然而然的表達。創造力萎縮。

　　於是我們需要鍛鍊喉輪，解放身體，讓身體能夠再度隨著生命的節奏跳舞。如果身體是上帝演奏的樂器，那麼第五脈輪的任務就是讓生命的音樂透過我們和諧的表達出來。

瑜伽和聲音

在古籍中這個脈輪連結的元素是以太。以太的世界是精微振動穿透空間的國度。聲音也是振動的結果。事實上,以太振動和可以聽見的聲音是精微到粗糙的連續光譜。既然喉嚨製造聲音,而且是我們自我表達的工具,我把這個脈輪的元素等同於聲音。

這個脈輪的梵文是「Vissudha」,意思是淨化。這蘊含了七件事。一,我們必須淨化自己,清除毒素和不和諧的振動,才能通過第五脈輪的門戶,進入上層脈輪的較高意識。二,這意味著發聲、吟誦、唱歌、說出我們的真相,對於精微身都有淨化的效果。我們這麼做的時候會感覺比較輕鬆、比較一致。三,這表示當振動是協調及和諧的,就具有純淨的特質,讓我們接觸到宇宙真理的本質。

心輪的元素「風(空氣)」是製造聲音不可或缺的條件。當空氣通過我們的喉嚨,心智把空氣形塑成話語。然而任何一位發聲老師都會指出,整個身體是個樂器,不只是喉嚨。我們呼吸以及行走坐臥的方式,都會大大影響我們製造的聲音會引起什麼樣的共振。因此在第四脈輪有顆開放的心,加上善用呼吸的能力,對於開放和富於表現力的第五脈輪相當重要。

正如第三脈輪的目標是游刃有餘的掌控,第五脈輪的目標是和諧或共振。我們的話語在傾聽、了解和連結的形式中尋求共振。我們也會受到與我們產生共振的人和事吸引。我們讀書、聽演講或是討論電影,其中都蘊含著與我們內心深處共振的真相。共振讓我們與更深刻的真相一致,讓我們對更廣大的事物開放。藉由深入的傾聽並且表達我們的真相,我們在自己的生活中創造了更深刻的共振。

更深刻、更普遍的真相是瑜伽想要發現的。活出這些真相帶我們進入龐大的存有鏈鎖,與之和諧。瑜伽哲學描述了比較深刻的真相,而瑜伽修行落實這些真相。

溝通是在兩者之間傳送和接受資訊或意識的過程。我們的細胞以化學方式溝通,我們的神經系統則是透過電溝通。我們通過話語互相溝通,利用網際網路全球溝通。在瑜伽方面,我們首先學會透過「網際網路」與我們的內在殿堂溝通。瑜伽的「網際網路」是一套精細的內部系統,包含神經元、肌肉、呼吸

與感官知覺，告訴我們是否正確做出一個瑜伽式。在我們活動、呼吸、調整以及進入和離開瑜伽式的時候，大腦與身體一直在溝通。瑜伽是我們以身、心、靈說出的靈性語言。修練瑜伽讓我們變得可以流利使用這種語言，讓我們能夠與神祇更深入溝通。

練習時發出聲音

　　脈輪瑜伽運用聲音的元素做為清潔工具，以達到第五脈輪喉輪所蘊含的淨化效果。你製造的每個聲音都會在你的全身振動。你聽到的每個聲音都會衝擊你的精微能量，並且振動你的精微能量。當你透過呼吸釋放出聲音時，你把可能儲存在你組織裡多年未曾釋放的衝擊「振動出去」。聲音解開體內的稠密度，這種稠密度是因為阻塞了我們的振動本質造成的。因為聲音超越話語，抽象的聲音讓身體以直接的表達方式來說話。

　　我曾經在泰國參加一個瑜伽工作坊，學員來自不同國家。我清楚記得有位男士來自義大利，黑髮、肌肉結實，他在我身旁練習。每當我們做特別困難的瑜伽式，或是要維持一個瑜伽式達到有點挑戰的時間長度時，我可以聽到他喊著「Om namah Shivaya」（我向濕婆頂禮）。這總是讓我們其他人發笑，然而這是美好的方式，在練習時發出聲音。

　　在你維持姿勢或做動作時，自由的運用聲音。實驗看看大聲或輕聲、高音或低音、不同的母音或真言咒。讓這些聲音通過你的喉嚨、你的胸部和你的腹部。用伴隨呼吸的呻吟表達你僵硬和疼痛的身體部位。運用真言咒、音調和吟誦來加強你的練習，然後傾聽迴盪在你靈魂中的共振。你會感覺比較輕鬆、比較自由。

真言咒是在宗教傳統中代代相傳的靈性公式，
具有龐大力量。

· · · · · · · · · · · · · · · · · · ·

——艾內斯·艾斯華倫（Eknath Easwaran）

修煉第五脈輪的工具

聲音與脈輪

　　根據吠陀神話，世界成形是原初音的成果。這個原初音往往以我們熟悉的「om」（嗡）來表達，那是所有振動的總和。

　　在深定瑜伽（layayoga，專注於脈輪的瑜伽）中，有四種形式的聲音：

　　「para」，無上音或至高音，這是先於存在的力量，從絕對的源頭湧現出來成為「Bindu」（明點）。明點是力量集中的焦點。至高音先於一切造物。

　　「pashyanti」，放射音，從明點迸發出來，向外放射，但是只有瑜伽士在集中心神時聽得到。擁有昆達里尼經驗的人有時候會在心裡聽到這些聲音。

　　「madhyama」，內在音，是創造出咒語的鮮活聲音形式，不過外界仍然聽不見。這是你在腦袋裡靜靜吟誦咒語、內在自言自語，或是心裡有一小段音樂響著時聽到的聲音。你聽得到，但是仍然不是外界聽得到的聲音。

　　「vaikhari」，可聞音，是第四種形式，就是我們知道的可以聽見的聲音。這包括語言、音樂、自然的聲音、人為的聲音（例如卡車和飛機發出的聲音），以及我們確實聽得到的所有聲音。

　　從創造的本質中發散出來，「para」是芽，「pashyanti」是芽分枝長成樹葉；「madhyama」是花苞，而「vaikhari」是如花綻放的表達。

　　練習咒語，也就是聲音的瑜伽，長久以來跟脈輪的啟動相關。「mantra」（咒語，真言咒）的字義就是心智的工具，是設計來喚醒意識的振動，就像有人來回搖你的肩膀會把你從睡夢中喚醒。

　　咒語可以說出來成為「vaikhari」——可以聽見的聲音。在一個共振場中，念咒語是連結一群人的好方法，例如在梵唱中團體一唱一和的吟誦咒語，或是瑜伽課的開場唱頌「om」（嗡）。咒語也可以用在靜心冥想當中，成為「madhyama」(內在的聲音)，對於意識會產生更為深入的效果。在「madhyama」的形式中，聲音的感覺彷彿是我們在內在殿堂裡開鑿空間，有如雕刻家那樣形塑這個空間。

　　每個脈輪圖案的核心是個梵文字母，代表一個種籽音咒語（bija mantra，參見 291 頁圖）。「bija」的意思是種籽，因此種籽音咒語始於「絕對」，是至高

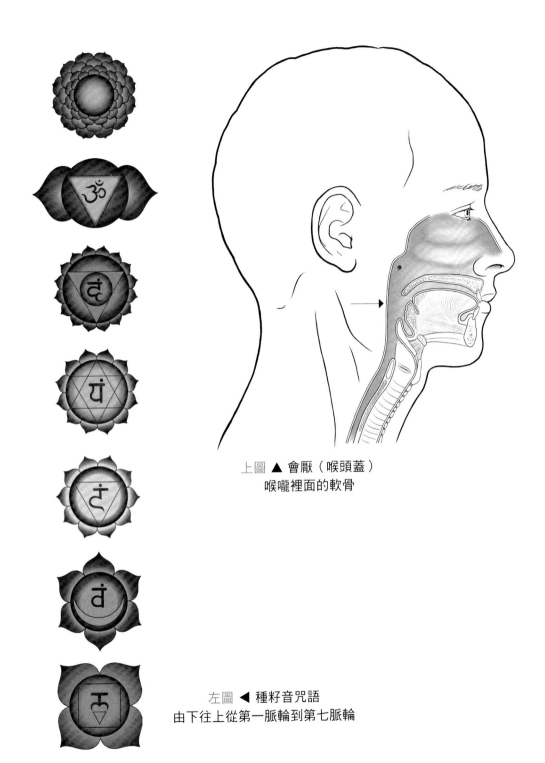

上圖 ▲ 會厭（喉頭蓋）
喉嚨裡面的軟骨

左圖 ◀ 種籽音咒語
由下往上從第一脈輪到第七脈輪

音（para）。據說種籽音咒語是用來刺激每一個脈輪，傳統上每個脈輪從一到六有自己的種籽音咒語：

脈輪	種籽音咒語或刺激音	共振或清淨音
一	Lam	Oh[o]
二	Vam	Ooo[u]
三	Ram	Ah[a]
四	Yam	Ay[e]
五	Ham	Eee[i]
六	Om 或 Ksham	Mmm[m]
七	無聲	Ng[ŋ]

此外，在團體吟誦時，例如在脈輪工作坊或瑜伽課當中，我喜歡同時運用我所稱呼的「共振音」。共振音凝聚一個團體。共振音會化解疆界，精煉能量。

傑夫·米格道是我在克里帕魯瑜伽中心的同事，他是位瑜伽教師，也是醫師。在一次私人談話中他提示我，共振音是用來清淨脈輪的，而種籽音是刺激脈輪的，彷彿是用一根棍子撥動腳踏車輪子，促使輪子轉動得比較快。

就過度和不足的角度來說，我建議運用共振音來清淨過度的脈輪，用種籽音來刺激不足的脈輪。如果有疑問，就兩者都運用，先清淨，再刺激。

吟誦共振音時，維持到你的氣吐光了，接著吸氣，再吟誦。如果是團體吟誦，或是跟另一人一起吟誦，維持到你感覺產生了共振——意思是你們一起唱誦同一個音符，而且那聲音清澈如鐘聲。

不過種籽音通常會帶有韻律的重複，因為大部分中間都有「ah」（[a]，啊）的音，使得這些種籽音聽起來相似。種籽音的差異是在開頭的子音。感覺一下不同的子音在你身上產生的效果，你會開始了解這些效果的意義。

Ujjayi Pranayama 勝利呼吸法（喉式呼吸）：海洋的呼吸

「ujjayi」是個梵文字，意思是征服或勝利。據說勝利呼吸法可以克服恐懼和疾病，穩定心智。

勝利呼吸法透過喉嚨裡面精微的收縮放慢呼吸，製造出來的聲音類似於遠方海洋的聲音——因此有「海洋的呼吸」這種說法。可以在靜坐時單獨練習這種呼吸法，不過往往會配合瑜伽式的練習，我們也特別推薦運用在把覺察帶到喉輪的時候。

勝利呼吸法是完整的橫膈膜呼吸，從下腹開始（啟動第一和第二脈輪），上升到胸廓下面（第三脈輪），最後運行到胸部上方和喉嚨（第四和第五脈輪）。

收縮你的會厭（喉嚨裡面的軟骨）讓喉嚨通道變窄，製造出來的聲音會類似沙沙作響。只透過鼻子呼吸，吸氣和吐氣的時間一樣長。

在《阿努薩拉瑜伽》（*Anusara Yoga*）這本指南中，作者道格‧凱勒（Doug Keller）陳述道：

> 勝利呼吸法發出的聲音，本身有它的目的，就是讓你的覺察相應於每一次呼吸，讓你在更為深入的呼吸時，立即掌握呼吸的品質和質地。要製造出這樣的聲音的確會引來阻力，不過只會激勵橫膈膜工作得更有效率。這麼一來，你培養出平順和持續呼吸的能力，在平順的轉換下，配合呼吸逐步打開軀體的每個部位，因此不會「猛然」或不規則的呼吸。[10]

第五脈輪的精微能量

以輕鬆的盤腿姿勢安靜坐好。閉上眼睛，進入你的內在殿堂。傾聽你體內的聲音，從你的呼吸開始。吸氣和吐氣時跟隨你呼吸的韻律，不要強迫任何事，只要傾聽空氣從你的鼻孔流進和流出。

在呼吸之下，去聽聽看你的心跳。去感覺心臟是個振動的器官，位於你存有的中心，心臟的振動有韻律的流貫全身，流過每一條動脈。

現在注意自己思想的韻律。忽略思想的內容，然而想像你的沉默見證傾聽

---

10. Doug Keller，*Anusara Yoga: Hatha Yoga in the Anusara Style*，第二版（South Riding，Virginia: Do Yoga Productions，2001），138 頁。

著那抑揚頓挫和音調，彷彿那是另一個房間聽不清的對話。

　　看看你的呼吸、心跳和內在思想如何全部隨著一個韻律舞動，分別扮演各自的角色。感覺每一部分與其他部分協調時的和諧。

　　現在開始傾聽周遭的聲音。傾聽任何自然的聲音，或是室外人、車的聲音。把你的傾聽帶入想像的國度，想像你能夠聽到街道上的交談；收音機或電視播放的聲音；學校、辦公室和商店出現的聲音。

　　想像你可以飄浮在你的城市或鄉鎮上空，傾聽整個區域合唱著同一首歌。拓展你的視野，納入你的州郡或省分，然後是你的國家、你的大陸、最後是整個地球。想像這集體的聲音如同原初的「om」（嗡），在你的周遭以及你的內心深處共振。

　　當你聽到了那個聲音，回到你的身體以及你的呼吸。去聽你身體內的「om」，彷彿是背景中內在馬達的嗡嗡聲。想像那個「om」與你聽到的一切和諧共振。

　　等到你可以在心裡想像，「om」與你內在和周遭的交響樂是一體時，吸一口氣，張開嘴，讓那個聲音出來，首先是輕輕柔柔的，之後越來越大聲。

　　感覺這個聲音在你全身振動。摸你的喉嚨，感覺手指下精微的振動。感覺頭骨、頸背、肩膀，一路到你手指的共振。

　　繼續吟唱，讓聲音向下運行到你的核心，到你的海底輪，通過你的雙腿到你的腳趾，最後進入大地。

　　想像你的中脈，你靈魂的垂直線，與最清晰的頻率共振，與周遭的一切和諧，與生命的大合唱融為一體，充滿喜悅與創造力。

　　之後讓「om」越來越小聲，直到你只在內心聽到那個聲音，再度與你思想的喃喃低語和諧一致。

　　最後，回歸寂靜，只是存有。

第五脈輪的練習與姿勢

肩膀的暖身式

Jalandhara Bandha 收頷收束法（頷鎖）

經常與會陰收束法或腹部收束法結合在一起運用。收頷收束法的焦點是把呼吸鎖在第五脈輪的層面。這麼做會特別強化第三和第四脈輪的能量，而練習和鬆開這種收束法會把注意力帶到喉嚨。

1. 以挺直的姿勢舒服坐好。

2. 朝背部下方緊實你的肩胛骨，吸氣時胸骨上抬。

3. 吸飽氣憋住，下巴朝胸骨放低。完整的瑜伽式是下巴碰觸到胸部頂端，但是不要勉強。要做到這個姿勢，得同時抬高胸部和放低下巴，伸長頸背。

4. 把喉嚨內面（與你的中線相交的部位）朝頭顱的上背部拉抬。（你也可以想成是，把上顎以及／或是舌骨往後帶，微微向上朝著枕骨部位。）

5. 放掉收束的姿勢，然後吐氣。

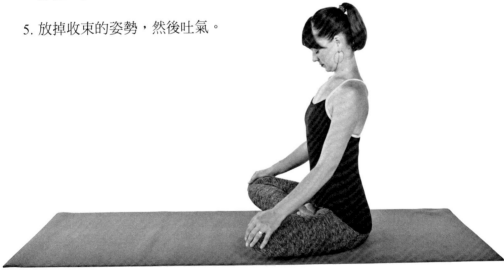

Jalandhara Bandha ▲ 收頷收束法（頷鎖）

效益

- 調節循環和呼吸系統。

- 刺激甲狀腺。

- 據說可以治癒所有喉嚨疾病。

避免或審慎運用

- 高血壓。

- 心臟疾病。

側邊伸展肩膀

1. 右手臂舉高到肩膀的高度，置於你正前方，大拇指朝上，手肘打直。

2. 下一步，右手臂橫過身體到你的左方，手臂保持在肩膀的高度，並與地面平行。

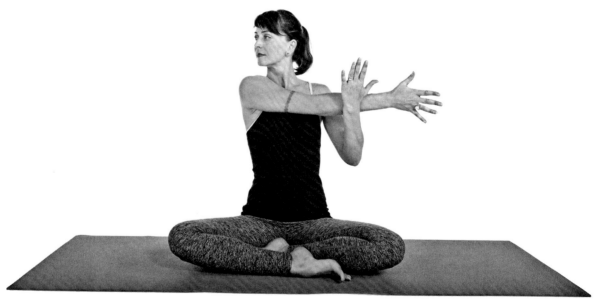

側邊伸展肩膀 ▲

3. 當你盡可能把右手臂移向左方後，用左手抓住右手肘，把右手臂盡
   量拉向你的胸部，保持手肘筆直。

4. 轉頭看向右方，視線在右肩之上。

5. 維持姿勢，進行幾次呼吸，然後放掉。換邊重複動作。

聳肩

1. 吸氣，肩膀朝耳朵上抬。

2. 憋氣同時繃緊，然後吐氣時快速鬆開肩膀。

3. 重複幾次。

4. 肩膀轉圈，從前面到後面。變換不同方向各做幾次旋轉。

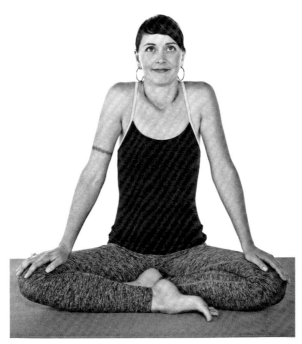

聳肩 ▲

伸展頸部

1. 坐姿或站姿都可以，找到方法讓脊柱挺直。底部接地，頭頂抬高。吸氣。

2. 保持你的頭頂抬高，頸部伸長，慢慢把左耳朝左肩帶過去，但是不要抬高肩膀。吐氣。

3. 左手伸長越過頭頂，朝向你的右耳，加深延展的程度。保持下巴朝向正前方。

4. 你可能會想要用右手按摩頸部緊繃的肌肉。

5. 吸氣，抬起頭回到中央位置。

6. 換邊重複動作。

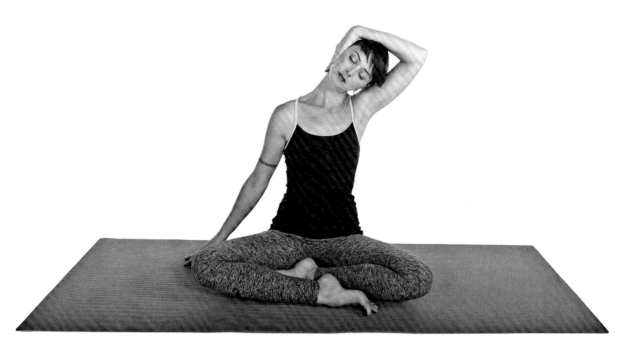

伸展頸部 ▲

坐姿瑜伽身印式

1. 坐在你的腳後跟上，或者只是簡單的盤腿姿勢。尾骨後推，抬高你的頭頂，同時手指在身後交握，手掌根互相靠近。

2. 肩膀向後轉，手肘打直，讓肩胛骨互相靠近，胸部擴張。

3. 頭抬高，微微後傾，伸展喉嚨正面（姿勢 A）。

4. 抬高和擴展時深深吸氣。

5. 吐氣時，向前彎越過你的雙腿，直到達到你的邊界（限度），或者前額碰觸到瑜伽墊（姿勢 B）。

6. 手臂舉高在你身後，用力上推到你的手指，藉此肩膀抬高，同時打開上背部。

效益

- 打開肩膀。

- 伸展頸部。

- 定心。

- 減輕壓力。

- 鬆開喉輪的阻塞。

避免或審慎運用

- 高血壓或低血壓（不要前彎到底）

- 懷孕三個月之後。

- 肩膀有傷

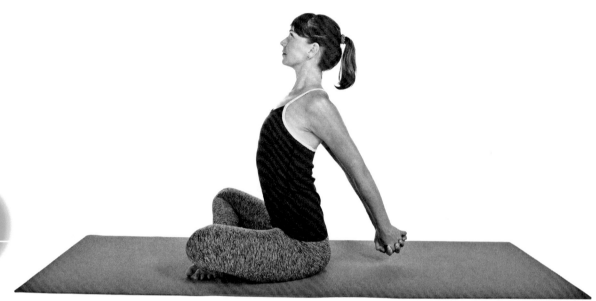

坐姿瑜伽身印式 ▲ 姿勢 A

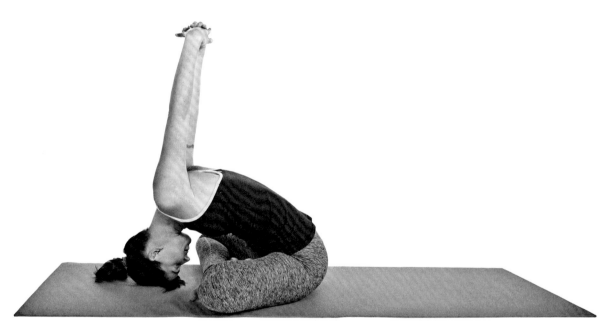

坐姿瑜伽身印式 ▲ 姿勢 B

Setu Bandha Sarvangasana 橋式

我們首先在〈第一脈輪〉經歷了橋式，以雙腳和雙腿形成我們的「橋」的地基。這座橋的另一端落在上層脈輪，由肩膀、頸部和頭部形成。橋式刺激腹部的消化器官及甲狀腺，同時擴展胸部，強化雙腿。

1. 背著地躺下，雙手放在身體兩旁，膝蓋彎曲，雙腳與髖部同寬，腳跟朝向你的指尖。

2. 通過雙腿的核心用力推，讓雙腳下壓地板，感覺一下腳掌如何跟瑜伽墊有了比較深的接觸，還有身體下面的堅實倚靠。感覺這個動作如何賦與你的雙腿能量，甚至在你還未抬起髖部之前。

3. 繼續把腿推向地板，慢慢抬高你的髖部離開瑜伽墊。

4. 在舒服的情況下盡可能維持這個姿勢，可以的話轉動雙肩互相靠近，雙手交握在身體下方。

指導原則

• 是腿部的動作抬高髖部，而不是腹部肌肉。想著把地板推離而不是抬高髖部。利用地板把你的髖部推得更高。

• 把你的背部中段推向天花板，尾骨朝向你的膝蓋。

• 兩邊膝蓋互相拉近，大腿向內轉。試著在你的大腿之間夾一塊瑜伽磚，以加強這個動作。

• 平均施壓在雙腳的四個角上，腳的內緣要壓得比較深沉，因為腳容易倒向兩側。

• 腳後跟下壓時，把腳後跟拉向肩膀，用上大腿背面肌肉。要加寬和啟動橋，把腳推離肩膀。微微的左右擺動，擺動到你的上臂外緣，讓肩胛骨互相靠近。手臂伸直，手指交握，放在身體下面。

• 手臂壓向地板，讓胸部抬得更高。

效益

- 強化腿部。

- 改善肩膀的柔軟度。

- 刺激神經系統。

- 抵抗疲勞。

- 幫助消化。

- 刺激甲狀腺和副甲狀腺。

避免或審慎運用

- 脖子或肩膀有傷。

- 下背部有傷。

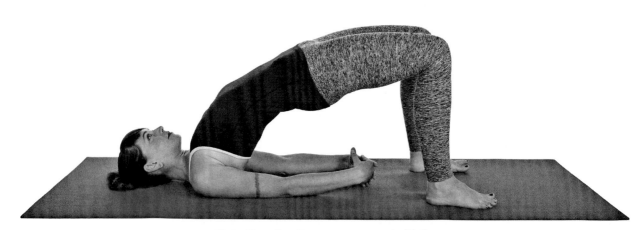

Setu Bandha Sarvangasana ▲ 橋式

Matsyasana 魚式

做完橋式之後，魚式可以讓頸部獲得很好的反向伸展。我們首先在心輪經歷了魚式，然而這個瑜伽式應該納入第五脈輪的練習，因為魚式也能打開喉嚨，促進頸部的柔軟。

1. 背著地躺好，手臂放在身體兩旁，雙腿併攏，膝蓋打直。（這個瑜伽式比較簡單的版本是，你可以彎曲膝蓋，雙腳與髖部同寬。）

2. 雙手滑到臀部下面，大拇指朝上。

3. 吸氣，抬起你的頭和上半身，直到足夠把你的手掌根部滑進髖部背面，彎曲手肘靠近身體兩側，下壓瑜伽墊。你的軀幹會和地面形成角度。吐氣。

4. 再度吸氣，胸部上抬，肩膀外轉，縮小腹，現在拱起你的背。

5. 手肘下壓瑜伽墊，尾骨同時朝瑜伽墊下拉，朝肩膀上提。

6. 頭部輕柔的向後仰，如果可能，頭頂著地。

7. 要離開這個瑜伽式時，吸氣，頭先抬起來，然後脊柱滑回地面。

指導原則

- 尾骨壓向背後，同時使力把尾骨拉向手肘，讓薦骨呈現弧度。讓這個弧度繼續沿脊柱上升，把胸部向上推。

- 如果你的腿向外倒，大腿要出力。雙腿併攏如一。

- 小心不要擠壓脖子。如果頭碰不到地或是你感覺到任何不舒服，使用摺好的毯子輔助。

- 手掌下壓地面，幫助你把脊柱向前移動。

- 深沉的呼吸。用吸氣來擴張胸部。初學者可能希望使用墊枕或是捲起來的瑜伽墊放在胸部下面，被動的體驗這個瑜伽式。

- 想要培養核心力量的話，可以雙腿抬高四十五度。

- 要增加挑戰和深化這個瑜伽式，雙手可以從臀部下面滑出來，合十成祈禱姿勢，放在心臟上方。

- 這個瑜伽式的完整表現是，腿雙盤成蓮花坐的姿勢。

效益
- 打開喉嚨。

- 促進比較深沉的呼吸。

- 改善姿勢。

- 刺激甲狀腺和副甲狀腺。

避免或審慎運用
- 頸部有傷。

- 頭痛。

- 高血壓。

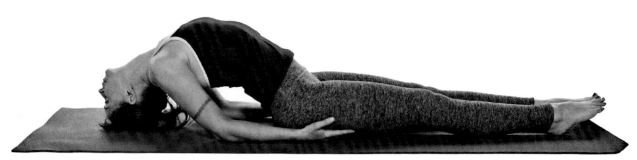

Matsyasana ▲ 魚式

Parivrtta Parsvakonasana 扭轉側三角式

在這個扭轉的瑜伽式中，頭是最後轉動的，而且在許多方面完成了這個扭轉式。你把肩膀對齊，順著你的核心軸扭轉。

1. 從戰士式 I 開始，雙手併攏高舉過頭。手指交握，手掌轉向上（姿勢 A）。

2. 雙腿堅實下壓，雙腳互相拉近。大腿背面微微向內轉，正面向外轉。確定你穩穩站好。

3. 抬高你的下巴和胸部，向上看，看著你的指節背面。向上伸展時深呼吸幾次，延展打開喉嚨。

4. 手放低到你的胸前，雙手合十成祈禱手勢。抬起後腳腳跟，髖部正對瑜伽墊前緣。

5. 扭轉你的軸線，讓另一邊的手肘來到前腿膝蓋。如果你是左腿在前，就把右手肘或右上臂帶到左膝，保持手掌併攏（姿勢 B）。

6. 手肘排成一直線，一上一下，而右上臂緊壓你的膝蓋或大腿。

7. 頭部和頸部對齊軀幹中線。

指導原則

- 從後腳腳跟一直伸展到你的頭頂。

- 盡可能努力讓你的右上臂與前腳大腿交接，交接的部分越多越好。

- 利用手肘做為支點，扭轉得更深入。下方的肋骨向前推，上方的肩膀向後拉。

- 如果頸部向上轉會造成緊繃，只要看向正前方，與胸部一直線。通過你的核心和你的頸部，創造出一條直線。

- 要改善你的平衡，後腳跟可以頂著牆做為支撐。

- 比較進階的姿勢：後腳跟著地。

變型

- 右手的胳肢窩掛在左膝上，下方的手放在地上，或是瑜伽磚上。左手臂向上伸直（姿勢 C）或是越過你的頭向外伸展（姿勢 D）。

- 最大的挑戰：雙手在背後交握，形成束縛（姿勢 E）。

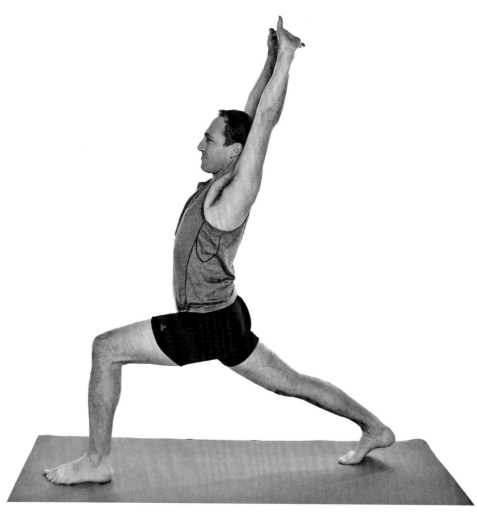

Parivrtta Parsvakonasana ▲ 扭轉側三角式
姿勢 A

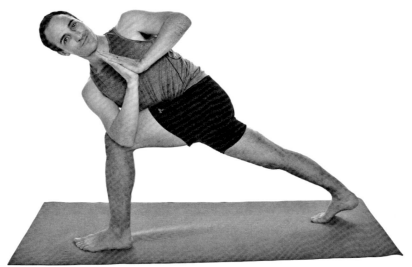

Parivrtta Parsvakonasana ▲ 扭轉側三角式
姿勢 B

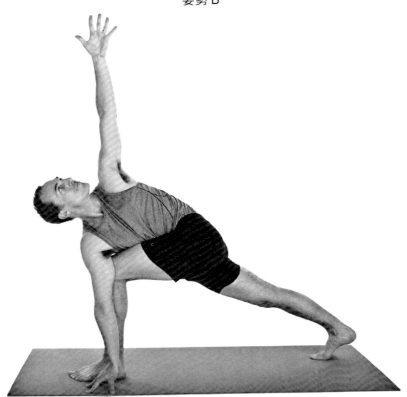

Parivrtta Parsvakonasana ▲ 扭轉側三角式
姿勢 C

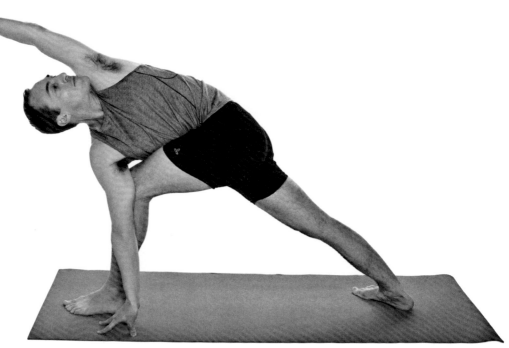

Parivrtta Parsvakonasana ▲ 扭轉側三角式
姿勢 D

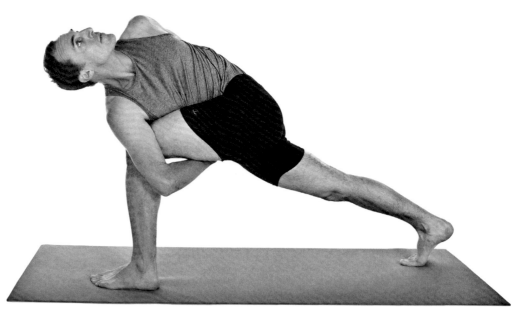

Parivrtta Parsvakonasana ▲ 扭轉側三角式
姿勢 E

效益

- 強化腿部。

- 扭轉軀幹。

- 刺激消化器官。

- 打開胸部。

- 增加肺活量。

- 延展肋間肌。

- 強化頸部和肩膀。

- 改善平衡和專注。

- 刺激淋巴系統

避免或審慎運用

- 膝蓋有傷。

- 肩膀有傷。

- 下背部有傷。

- 低血壓。

Bakasana 鶴式和 Kakasana 烏鴉式

　　這個瑜伽式在稱呼上很容易混淆，然而烏鴉式和鶴式有細微的區別。烏鴉式手臂微彎，類似烏鴉比較短的雙腿，做起來容易一點。鶴式手臂挺直，是比較進階的瑜伽式。不過，這個瑜伽式通常還是以烏鴉式指稱，因為不經過多年練習，幾乎沒有人做得到手臂挺直。手臂的平衡需要核心的力量和專注。因為上述理由這個瑜伽式可以視為鍛鍊第三脈輪的良好姿勢，不過它也包含頸部溫

和的逆轉和角度。無論你練習的是烏鴉式還是鶴式，做完或者是嘗試之後，坐好，去感覺頸部和肩膀背面的效果。你會明白為什麼這個瑜伽式也會刺激第五脈輪。

1. 從山式開始，彎曲膝蓋蹲下來，雙手放在地上與肩膀同寬。手指張開，指尖壓向地面，擺出抓的動作。

2. 踮起腳尖保持平衡，手肘彎曲，把膝蓋內側帶到你的上臂旁邊，放在你可以做到的高度。

3. 手臂穩穩的用力，從手腕底部把能量沿著手臂帶上來，到達肩膀。同時，膝蓋向內拉，壓向你的手臂。做幾次這個動作，感覺向你的核心靠近，維持手臂強而有力。

4. 選擇眼前幾呎地方的一個焦點，定住你的視線。

5. 慢慢向前傾，把你的重量放在雙手上，首先踮起腳尖，然後雙腳抬離地面。

6. 平衡之後，逐漸練習挺直你的手臂（姿勢 A）。

7. 在舒服的狀況下盡量維持這個姿勢，隨著練習逐漸增加維持的時間。

指導原則

• 對初學者來說，只要踮起腳尖，或是用瑜伽磚墊高你的雙腳。練習一次抬起一隻腳（姿勢 B 和 C）。

• 一開始彎曲你的手肘，足以形成一個架子，讓你的膝蓋倚靠。

• 你越是抱向中線，膝蓋就越不會滑下你的手臂。

• 大多數人身體太向後傾，因此從這個姿勢掉落下來。稍微向前傾，倚靠雙手抓地讓你不會向前倒下去。確定你的手指好好的張開。

• 一旦雙腳離地，試著把大腳趾的趾球靠在一起，然後雙腳內緣併攏。

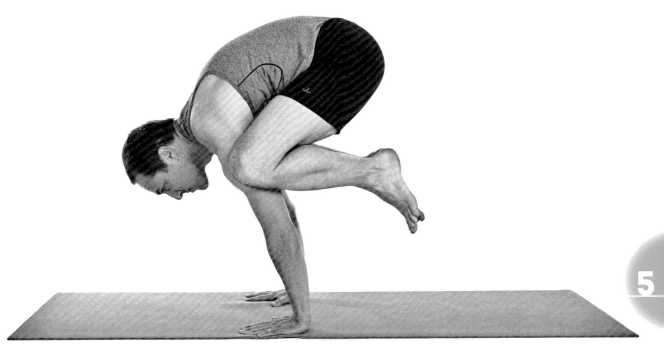

Bakasana ▲ 鶴式
姿勢 A

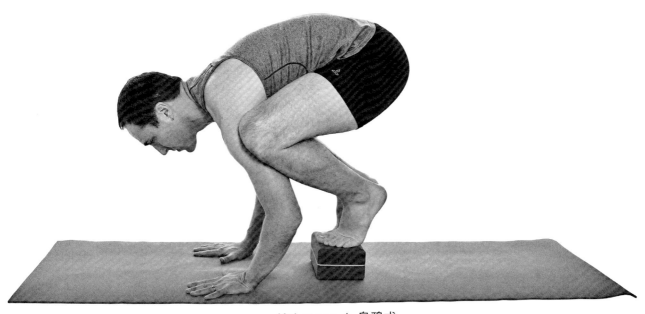

Kakasana ▲ 烏鴉式
姿勢 B

效益

• 強化核心。

• 培養手臂和肩膀的力氣。

• 促進消化。

• 雙手倒立式的良好準備。

• 培養平衡和專注。

避免或審慎運用

• 腕隧道症候群或手腕有傷。

• 懷孕。

• 頭痛。

• 高血壓。

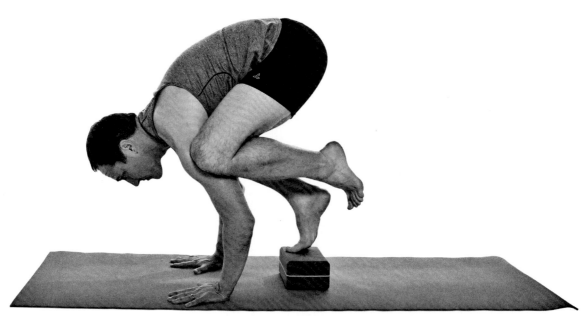

Bakasana ／ Kakasana ▲ 鶴式／烏鴉式
姿勢 C

Sasangasana 兔式

兔式伸長整個脊柱，延展頸部和肩膀背面。兔式壓縮甲狀腺和副甲狀腺，鬆開時就能讓這兩個腺體恢復活力。據說兔式對於感冒和鼻竇問題有治療效果。兔式深入擁抱自我，有助於傾聽內在。

1. 一開始坐在腳後跟上。

2. 前彎，頭盡可能靠近你的膝蓋。

3. 手去抓腳後跟。如果抓不到腳後跟，用條帶子或者折疊的瑜伽墊或毛巾套在腳上面，用來抓握。

4. 把髖部推向空中，額頭拉向你的膝蓋。

指導原則

• 如果你的膝蓋遠離你的額頭，慢慢的一點一點向前靠近。

• 拉你的腳後跟（或是帶子、毛巾），深化這個瑜伽式。

• 尾骨上推，強化脊柱。

• 對於犁式和肩立式，兔式是很好的暖身。如果做不到倒立或是不適合做，兔式是很好的替代。

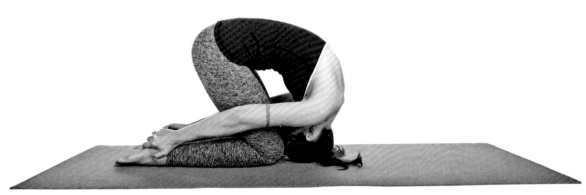

Sasangasana ▲ 兔式

• 膝蓋下放置摺好的毯子可以讓這個瑜伽式比較舒服。

效益

• 伸長脊柱。

• 刺激免疫系統。

避免或審慎運用

• 高血壓

• 頭痛。

• 頸部有傷。

• 膝蓋有傷。

Halasana 犁式和 Karnapidasana 膝碰耳犁式

在犁式和膝碰耳犁式中，身體深度內折讓你回歸自我，同時延展整個脊柱。儘管這個瑜伽式是放鬆的，從上層脊柱到髖部的上抬動作也是重要的。

1. 一開始背著地躺好，手臂在身體兩旁，手掌向下。上臂微微內轉加寬你的肩胛骨。

2. 吸飽氣。吐氣時，手掌下壓地板，緊實你的雙腿，讓雙腿併攏，然後向上抬起腿，與地面垂直。

3. 在這裡進行幾次喉式呼吸，鬆開頸部，放鬆口顎和舌頭。向下伸展肩膀離開耳朵，同時肱骨頂端朝地板下壓。

4. 下一次吸氣時，手臂下壓地板，讓你的核心參與，髖部上抬在你的肩膀之上。

5. 保持雙腿打直，雙腳帶到地面上，位於你的頭上方。

6. 左右移動，讓肩膀在你正下方，肩胛骨互相靠近。

7. 手指交握放在背後。

8. 要進入膝碰耳犁式（參見下述的犁式變型），彎曲你的膝蓋朝向耳朵，朝中線擠壓。

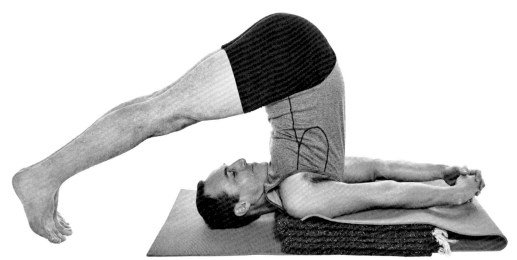

Halasana ▲ 犁式

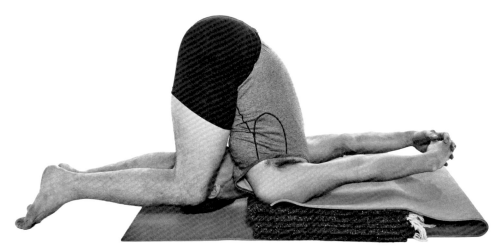

Karnapidasana ▲ 膝碰耳犁式／犁式變型

指導原則

- 雙腳壓向地板，緊實雙腿，壓向大腿背面。

- 大腿挺直朝空中上推，手臂挺直朝地面下壓，藉此伸長脊柱。

- 用上腹部肌肉，通過坐骨伸展拉長脊柱。

- 腦後勺壓向地面，創造出下巴和胸部之間的空間，增加頸部的弧度。

- 用一、兩條折疊的毯子墊高肩膀，讓後腦勺碰觸到瑜伽墊，而頸部和肩膀稍微抬高，這樣可以緩和頸部受到的壓力。墊高時頸椎不應該頂到任何東西。

效益

- 刺激第五脈輪的甲狀腺和副甲狀腺。

- 延展和強化肩膀與頸部。

避免或審慎運用

- 經期（整體來說倒立的姿勢都是禁忌）。

- 頸部或肩膀有傷。

- 懷孕。

- 高血壓。

- 氣喘

Salamba Sarvangasana 肩立式

1. 從犁式開始，兩手分開，手肘打彎，把手帶到髖部，盡你所能向上推高你的髖部。

2. 按壓你的骨盆，抬起雙腿和雙腳，在你的髖部之上。

3. 手肘用力靠近拓寬你的肩膀，同時肩膀下壓形成堅實的地基。

4. 肌肉抱向骨頭緊實你的雙腿，同時雙腿併攏，大腿內側向後轉。

5. 從尾骨向上伸展一直到腳前掌，同時勾起腳趾，腳趾張開。半肩立式（姿勢 A）的髖部高度略低於完整的肩立式（姿勢 B）。

6. 要離開這個瑜伽式，鬆開手放到地上，雙腳越過頭放下來成為犁式，然後脊椎一節一節轉動回到地面上。身體轉下來時，保持頭部後仰，用腹部肌肉放慢降下來的速度。

指導原則

• 跟犁式一樣，如果用一條（或者兩、三）條折疊的毯子稍微墊高你的肩膀，可以讓脖子比較輕鬆。如果你計畫維持這個姿勢，不論時間長短，都強烈建議你這麼做。頸椎不應該受到任何壓力。

• 抬高髖部時，你的手可能會朝肩膀移動。

• 如果你能夠平穩，你可能會想要深化這個瑜伽式，雙手交握放在地上，或者手掌下壓地板。

• 抬高胸部離開下巴。

• 頭向後輕輕下壓地面，保持頸椎完整的長度。

效益

• 如同所有倒立式，把血液和元氣帶到上半身。

• 強化和延展頸背。

• 打開肩膀。

• 排空腿部——有益於緩解靜脈曲張。

• 刺激第五脈輪的甲狀腺和副甲狀腺。

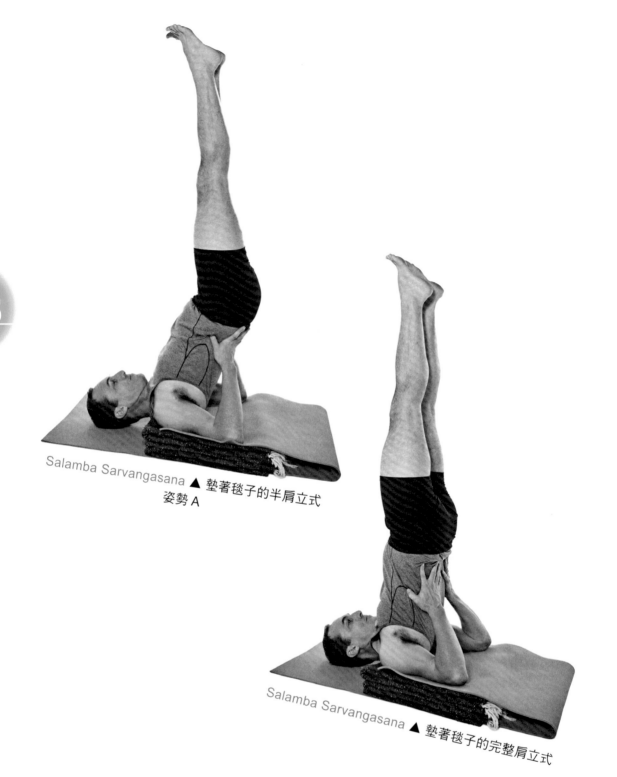

Salamba Sarvangasana ▲ 墊著毯子的半肩立式
姿勢 A

Salamba Sarvangasana ▲ 墊著毯子的完整肩立式

- 改善循環。

- 有益於緩解輕微的憂鬱。

避免或審慎運用

- 頸部或肩膀有傷。

- 經期。

- 懷孕。

- 高血壓。

- 頭痛。

5

Nakulasana 獴式（貓鼬式）

據說貓鼬是少數能殺掉眼鏡蛇的動物，因此這個姿勢比眼鏡蛇式更能打開頸部和肩膀。人們誤以為這個瑜伽式很簡單，其實它相當令人不舒服，但對於頸部和肩膀有深入的效果。感謝我的老師安東尼奧・索西斯與我分享這個鮮為人知的瑜伽式。

1. 以手杖式坐好，腿打直，腳向前伸出。

2. 雙手滑向身後，距離大約一呎半（約 45 公分），或者到達你的邊界（限度），保持手指向前朝著你的髖部。

3. 讓你的胸骨軟化，胸部朝地面下垂。你的肩膀頂端應該感覺到強烈的延展。

4. 上述一切都到位之後，抬起你的下巴，慢慢的頭向後仰，借用頭部的重量打開喉嚨。

5. 鬆開你的口顎，慢慢呼吸幾次。維持這個姿勢直到你感覺肩膀和脖子有一些軟化，不舒服開始消解了。

6. 要離開這個瑜伽式，首先抬起你的頭，然後坐起身，回復手杖式。

7. 感覺頸部和肩膀背面的開放。

8. 接著做個前彎的瑜伽式，例如坐姿前屈式，會有很好的效果。

指導原則

- 在這個瑜伽式中，我喜歡在抬高胸骨和讓胸部下垂之間來來回回。
  這兩個動作賦與了延展不同的元素。

- 讓手肘輕柔的互相拉近。

- 保持腿部放鬆。

- 頭慢慢向後仰。避免造成頸部任何疼痛。

效益

- 延展肩膀。

- 打開喉嚨。

- 放鬆胸部。

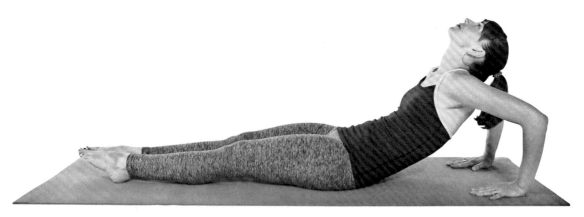

Nakulasana ▲ 獴式（貓鼬式）

避免或審慎運用

- 肩膀有任何傷勢。

- 頸部有傷。

- 腕隧道症候群。

Savasana 攤屍式

　　在第五脈輪攤屍式的焦點是傾聽運行於全身的精微振動。如果你進行了一次很好的練習，整個身體應該會隨著精微的低鳴聲嗡嗡響。讓你的身體安然於它的自然振動，與周遭一切振動和諧的振動著。想像你的身體是樂器，完美調好音，交由交響樂團的一位大師演奏，與其他聲音和諧共鳴。

5

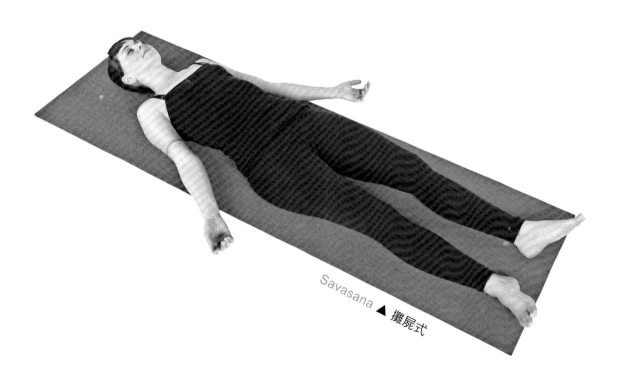

Savasana ▲ 攤屍式

第五脈輪的姿勢串連

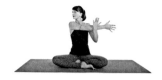

側邊伸展肩部

聳肩

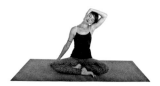

伸展頸部

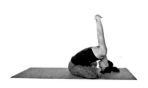

坐姿瑜伽身印式

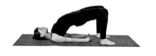

Setu Bandha Sarvangasana 橋式

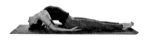

Matsyasana 魚式

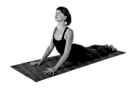

Bhujangasana 眼鏡蛇式

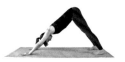

Adho Mukha Svanasana 下犬式

Virabhadrasana 戰士式 I、II、III

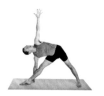

Trikonasana 三角式

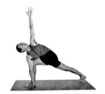

Parivrtta Parsvakonasana
扭轉側三角式

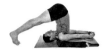

Halasana 犁式

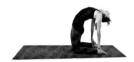

Ustrasana 駱駝式

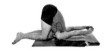

Karnapidasana 膝碰耳犁式

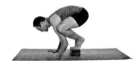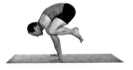

Kakasana 烏鴉式和 Bakasana 鶴式

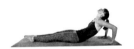

Nakulasana 獴式（貓鼬式）

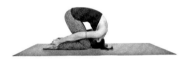

Sasangasana 兔式

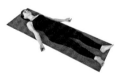

Savasana 攤屍式

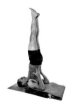

Salamba Sarvangasana 肩立式

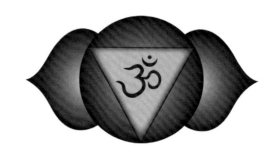

Ajna 眉心輪
覺知、指揮

元素	光
原則	光明、照亮
目的	洞見、引導、智慧
屬性	光輝、美麗、靜定、單一焦點、核心穩定、內在光明
身體部位	眼睛、額頭、松果體
練習	靜心、聚焦視點（drishti，凝視法）
行動	集中、靜定、想像、觀想、收攝
瑜伽式	坐、平衡、倒立
男性	照亮、啟示、洞察、願景
女性	美麗、直覺、光輝、感知
不足	否認、犬儒、心智封閉
過度	妄想、幻覺
平衡	明晰、願景、智慧

Illuminate…

照亮

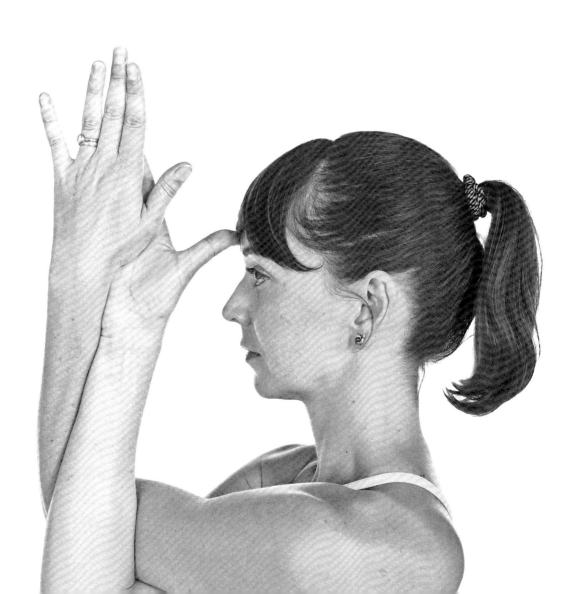

永遠不要錯失看見美麗事物的機會，
因為美是上帝的筆跡。
——愛默生（Ralph Waldo Emerson）

透過淨化第五脈輪，協調了你的精微振動之後，你準備好要培養第六脈輪閃耀的光亮。現在的體驗會比較超乎日常經驗，帶你超越現世，進入深刻智慧與美的原型國度。隨著第三眼張開，顏色與形式、洞見和直覺，湧現在眼前。在這裡你會找到光照亮你的路徑。

每個脈輪都代表一種意識角度，而第六脈輪代表「觀看」，帶給你關於瑜伽、你的人生和這個世界的啟示。現在你已經有了足夠深入刻骨的練習，你可能會發現自己說：「喔，我看出來了。」意思是你開始看出來老師一直在指點的是什麼，以及數千年來瑜伽哲學講述了什麼。你可能可以看出自己的模式，察覺了精微能量的運行，或是比較能感知到自己的直覺。你可以想像瑜伽式中的能量線，看見自己的「光體」。你的內在洞見照亮了你殿堂的內部，讓你的內在殿堂浸淫在金碧輝煌的七彩裡。

當你進入上層脈輪，你開始向著定靜前行。重點比較不是精力十足的體位法練習，而是讓你的身體和心智緩慢下來，為定靜的冥想做好準備。相交的左脈和右脈，就像 DNA 的雙螺旋體那樣纏繞著脈輪，據說會在第六脈輪相遇，瓦解二元對立，進入唯一不二的意識。在這裡你開始體驗身／心、觀察者／被觀察者、個人／宇宙，合而為一，這才是瑜伽的真義。

為什麼我需要做到靜定才能看得清晰？

想像在夏天的假期你去造訪荒野，在山區的湖邊露營。如果你早晨起得

早，坐在湖邊，你會看見湖面非常靜定，無比清晰的反映了後方的山丘，就像一面鏡子。隨著白日的推移，風和船擾亂了湖面，波動的湖水不再給你清晰的山影。你看到碎碎片片，然而沒有全貌。

你的私人生活是你意識的倒影。為了清晰看到那個倒影，你必須變成像清晨的湖那般靜定。當你的心湖（心智）不再有一絲漣漪或波動，就會帶來清晰。清晰說到底就是看見真實的自己。

帕坦加利《瑜伽經》的第一節陳述了瑜伽的本質：「現在開始教導瑜伽。瑜伽是停止心的波動。於是覺知者遵循自己的本性。」

這段開啟了瑜伽最著名著作的重要經文蘊含了許多道理。首先，我們只能在「現在」看見。瑜伽發生於當下，不是概念，而是深刻的體驗。其次，瑜伽是戒律，是需要師徒相傳的教導。第三，瑜伽的目標是培養一種意識狀態，心不再亂跑、騷動或起伏，而是安靜、清明、當下，而且如如不動。達到這個目標時，我們的真實本性——身為覺知者——就會揭露。

第六脈輪的梵文是「ajna」，具有雙重意義，既是覺知，也是指揮。既然這個脈輪是關於「看見」，「覺知」的概念顯而易見。透過眼睛我們看見這個世界，而透過意識我們覺知其中的意義。然而除此之外，得要我們真正「看見」，我們才能了悟，意思是我們用真實的眼睛去看，覺知到一切造物之中潛藏的真理以及閃耀的光亮。直覺、洞見、記憶和夢想都跟意識覺知某件事的過程相關。覺知的層面多少是被動的。我們覺知到洞見、印象或夢想，往往是不費力的。

「ajna」翻譯為「指揮中心」則是第六脈輪的主動原則。濕婆從祂的第三眼放出閃電，摧毀無知。我們在腦海裡形成圖像掌握我們的實相。這些圖像是意識從第七脈輪移動到第六脈輪向下顯化的旅程中，遭遇的第一印象。難怪觀想過程是創造出你渴望目標的重要一環！

位置、位置、位置

人們正確的把第六脈輪想成是第三眼的中心，不過往往錯置了它的位置。第六脈輪常常被稱為眉心輪，因為它在身體上的高度恰好與額頭的中心點重合。不過，脈輪的中心與核心的垂直中軸相交，意味著它真正的位置比較接近

頭部中央，在眉毛後面幾吋的地方。大腦有個部位稱為「梵天的洞穴」（透明中隔腔），你可以在它的底部找到松果體，這是個對光敏感的器官，具有神祕的重要意義。

發現了松果體之後，哲學家指稱它是神祕經驗發生的位置。在十七世紀，笛卡爾稱呼松果體是「靈魂的所在」。松果體會製造褪黑激素，這是神經傳導物質血清素的衍生物，在睡覺時產生。這個小小的腺體，大約豆子那麼大，人們懷疑是作夢、臨終顯像，以及二甲基色胺（dimethyltryptamine, DMT）觸發迷幻經驗的關鍵元素。DMT 的結構類似天然的神經傳導物質，會讓人產生內在顯像。有趣的是，孩童製造的褪黑激素比大人多得多，青春期褪黑激素的產量就開始下滑，老年時則穩定減少。這或許解釋了為什麼我們會忘記這些天然的

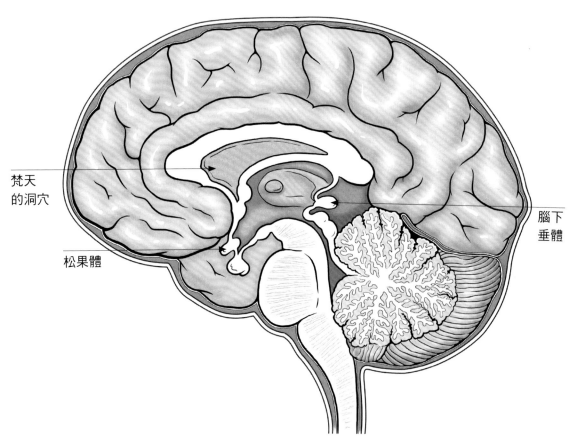

梵天
的洞穴

松果體

腦下
垂體

▲ 松果體和腦下垂體的相對位置

靈明狀態。不像哺乳類大腦的大多數部位，松果體並沒有受到「血－腦障壁」的隔絕，而是血液豐富的器官，僅次於腎臟。第六脈輪連結的是不二意識，保持這樣的連結，松果體是大腦內唯一不成對的器官。

我看過許多關於脈輪的著作，把第六脈輪等同於腦下垂體，而松果體是第七脈輪，因為在大腦內部的具體位置上，松果體稍微高一點。然而我強烈反對這樣的連結。腦下垂體是主宰的腺體，協調其他腺體，就像第七脈輪是我們的「主宰」脈輪，而松果體是感光的，可能涉及內在顯像的產生，清清楚楚指向第六脈輪。事實上，松果體是從胚胎時期的第三眼演化而成。我們還不知道的是，聚焦於第六脈輪的區域是否能影響松果體，以及如果有影響，又是如何影響。我們的確知道的是，意識的高層狀態往往會帶來神祕顯像的經驗，這是指向發展良好的第六脈輪。

練習聚焦視點

梵文的「drishti」意思是凝視。你所凝視的聚焦了你的注意力，而你的注意力聚焦之處則成為你的經驗。保持你的凝視穩定能夠幫助你保持姿勢的穩定，例如在鍛鍊平衡的立姿瑜伽式中，注視一個焦點。

然而你的凝視，或者聚焦視點，具有更多意義。你的凝視也是你的觀點，是你所追求的、抓住或虜獲你注意力的事物。如果你聚焦的是自己、自己的練習或是周遭的人有什麼不對的地方，那會扭曲你的經驗。如果你聚焦於欣賞美好，你的內在經驗會轉換。瑜伽更深入的層次是學習掌控你的觀點。

觀看的積極意義是掌控，聚焦於美好讓你開始往這個方向掌控你的實相。這不是說你陷入正面思考到達否認的程度。一件事出錯而且需要處理時，肯定有某個時刻和地方讓你去承認。不過這種負面的觀看有可能成為無意識的習慣。需要努力和意志去改變這種習慣，轉而尋求和承認美好。

研究大腦時科學家發現，「一起激發的神經元串連在一起」。[11] 你所聚焦以及慣性連結的事物，確確實實會形塑你大腦的神經結構，創造出你的思考習

---

11. 有時稱為「赫布理論」，這個觀念最先由唐納・赫布（Donald Hebb）在他的著作《行為的組織》（*The Organization of Behavior*, New York: Wiley and Sons, 1949）中提出。

慣。反過來又形塑了你的經驗和人生態度。

當代神經科學告訴我們，大腦會自然聚焦於出錯的地方，這是古老的生存機制。我們的祖先需要注意地景中任何可能造成威脅的動靜，如此他們才能夠回應威脅。瑞克‧韓森（Rick Hanson）稱呼這種現象是「取決於經驗的神經可塑性」。[12] 他表示，遇到壞經驗，大腦就像是魔鬼沾，壞經驗很容易黏著；遇到好經驗，大腦則成了鐵弗龍不沾鍋，好經驗迅速滑失。需要刻意努力才能讓你的神經網絡浸淫在正面經驗裡；需要刻意的努力才能持續重新導向你的注意力，重塑你大腦的習慣。

瑜伽正是要將你的注意力導向比較深刻的世界，導向日常生活中充滿光和意義的世界。瑜伽教導你用不同的眼光來觀看，轉換你的觀點，因此改變你的經驗。這種新的觀看方式，也就是你內在的視點，照亮了前行的道路。

訓練自己敬畏精微，

你會活在美與從容的世界裡。

‧‧‧‧‧‧‧‧‧‧‧‧‧‧‧‧

——羅德尼‧易

第六脈輪的精微能量

回歸中線的呼吸

這套呼吸練習透過聚焦觀想脈輪，培養你內在的觀看能力。目的是安定氣脈的波動，帶你深入你的中線。結果是比較聚焦的意識，讓身體定靜下來，為冥想做準備。

不過有一些前言要說，好讓讀者了解這項練習是如何產生效用的。了解是

---

12. Rick Hanson，*Hardwiring Happiness: The New Brain Science of Contentment, Calm, and Confidence*（New York: Harmony Books, 2013），10 頁；瑞克‧韓森，《大腦快樂工程：發現內在的寶石，像佛陀一樣知足》（天下文化）。

不可或缺的，這項練習才能成功。

在導言的篇章，我討論了脈輪如何因為形成慣性的防禦、行為和身體盔甲而變得過度或不足。從身體中線的角度來說，過度的脈輪傾向於把能量帶到中線的前方。過度的能量向前衝，衝在其他能量體前面。如果你看一個人的側身，你可以看到一個人的身形是環繞著這股過度的能量形成的，造成脊柱錯位。有時候骨盆被推向前，其他時候圓滾滾的肚子突出在胸部之前。有些人則是頭向前傾使得脖子錯位。

相反的，不足的脈輪傾向於把脈輪中心帶到中線後方一點。好像這些脈輪在能量方面裹足不前，對自己不確定，沒有足夠能量完全向前，或者甚至是不在「線上」。你常常在心輪看見這樣的狀況，胸部塌陷加上駝背。

脈輪中心也有可能位於它們想要的位置稍微左邊或右邊一點。這可以詮釋為男性（右邊）與女性（左邊）特質的不平衡，儘管這樣的詮釋永遠不能斬釘截鐵，必須與個人經驗核對。

回歸中線的呼吸是平衡脈輪的冥想，你想像自己的呼吸是條粗線，通過特定脈輪的中心來回移動。我的學生深情的稱呼這是「脈輪剔牙」，因為類似你用牙線剔牙的方式。（當你到達上層脈輪時，那是「心智剔牙」！）

要了解這項練習如何運作，想像一顆充滿氣的氣球。如果你沒有打結就放掉氣球，氣球會飛出去，行進的方向跟氣衝出來的方向相反。另一種類比是噴射機前進的方式，在自己身後推送出一股氣流（能量）。

同樣的，你可以用呼吸的方向把脈輪精微的向前推或向後推，因此你體驗到的脈輪中心會比較深入中線。

吸氣時，有個傾向會朝你吸氣的方向使勁移動。舉個例子，如果你想像朝心輪正面呼吸，就會有些微傾向朝正面打開你的胸部。

吐氣時，有個傾向會使勁離開氣行進的方向，就像氣球。如果你想像從心輪的正面把氣吐出來，就會讓心輪朝背面微微移動。

如果你感覺你的脈輪已經位於中線呢？太棒了！那麼只要想像吸氣時脈輪像個球體全方位擴張；吐氣時擁抱核心，照亮核心。

因為頂輪和海底輪界定了你的中線，你不會通過它們向前和向後呼吸，而是向上和向下。針對第一脈輪，吸氣時從大地把氣吸上來，然後把氣向下吐回給大地。至於第七脈輪，把天上的能量吸下來進入你的頂輪，然後向上吐回

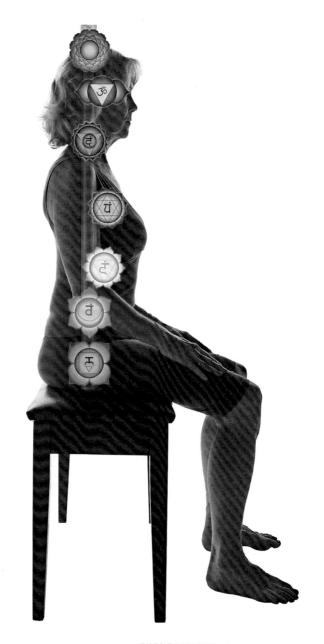

脈輪對位呼吸 ▲
圖中第一、第二、第五和第七脈輪對位，
而第三、第四和第六脈輪在中線前方一點的位置，
會視為過度。

去，想像氣噴湧出來如同噴泉。

這張圖裡面的女士，第一、第二、第五和第七脈輪正好位於中線，而第三、第四和第六脈輪在前方一點的位置。要讓她的脈輪居中，舉個例子，她必須吸氣進入第三脈輪背面，從正面吐氣，朝中線精微的移動脈輪。如果脈輪是在中線後方，她就得吸氣進入正面，然後從脈輪背面吐氣，讓脈輪朝中央移動。

現在你準備好了。以靜坐的姿勢開始，原則仍然是向下扎根，頭頂向上，核心線盡量拉直但是不要僵硬。理想上這應該讓你所有的脈輪對位，彷彿線上的珠子。不過，因為阻塞和習慣，這項簡單的技巧對我們大多數人是不夠的。因此當你雙向伸展你的脊柱時，注意你哪個脈輪似乎沒有與中央的核心對齊，一次聚焦一個脈輪。如果你分辨不出來，盡力去猜測，或者乾脆想像脈輪在擴張和收縮。

從底部的脈輪開始；海底輪確立了你的地基。吸氣，把大地的能量吸引上來進入你的第一脈輪，維持片刻，然後吐氣，把能量向下送到你的根部。重複三、四次，或者直到你感覺與自己的根部連結。

然後移到第二脈輪，從內在評估，是否感覺到你的第二脈輪位於中線的前方或後方。你想要脈輪移動到哪一邊，就朝那裡吸氣，然後從相反的一邊吐氣出來，想像氣流按照你的意願輕柔的推著脈輪向前或向後。在這裡完整的呼吸三到四次。

接著前進到第三脈輪，評估它在你體內的位置。呼吸三到四次，吸氣進入脈輪的前方或後方，然後從相反的一邊吐氣出來，用呼吸輕柔的把脈輪前推或後推（或者向左或向右推）。

繼續，一個脈輪接一個脈輪，依循同樣的步驟，針對每個脈輪緩慢且完整的呼吸三到四次。

在第七脈輪，吸氣進入你的頭頂，從上空把能量吸引下來，從頭頂吐氣出去，氣就像噴泉那樣向外向上噴湧出來。

等你完成時，回到正常的呼吸，重新評估你感覺自己核心對位的程度。

捕捉光亮

光是必要的維他命，跟食物、水、或愛同樣重要。我們封閉在室內時，大

部分時間都在牆後面活動，結果就是光被剝奪了。這項簡單的練習任何地方都可以進行，而且只需幾分鐘。這是從自然環境中啜飲光的過程，把光帶入內在殿堂，很像是從顏料管中擠出顏色，放在你的調色盤上。這項練習邀請你停下來，欣賞你看見的美麗。我已經進行這項練習多年，結果是冥想時往往內在是一片白晃晃的亮光，而且在經過引導的觀想和夢境中，會出現比較有力的圖像。

1. 當你看見明亮、色彩豐富或美麗的事物時，例如太陽光透過葉片空隙灑落下來、一朵鮮紅的玫瑰或者只是一片美景，不論是自然還是人工的，停下來，充分的吸收這份美。

2. 張大你的眼睛，啜飲眼前的光和色彩，彷彿你可以把光吸進你的身體裡面。

3. 等你充分接收了光，閉上眼睛，想像你把眼前的圖像儲存進你的第六脈輪。在心裡重建這幅圖像，直到你可以清晰看見。你可以張開、閉上你的眼睛，重複這個程序，直到你感覺自己能夠在閉上眼睛時清楚看見圖像。

4. 你也可以在黑暗房間點根蠟燭靜坐冥想，進行這項練習。凝視燭光，啜飲那光亮，然後閉上眼睛，把圖像帶入你的內在殿堂。

5. 不要直接注視太陽，否則你會傷害自己的眼睛。如果你站在直射的陽光下，你可以閉上眼睛注視太陽，實際上依舊會感覺到光線透過你的眼簾穿透進來。

第六脈輪的練習與姿勢

瑜伽眼睛練習

在生理的層面上，要看得清晰取決於眼睛的肌肉。隨著年齡增長，我們的肌肉會越來越虛弱，就會影響眼睛的水晶體，以及水晶體聚焦的能力。坐在電腦前或是看電視，眼睛會長時間聚焦在固定距離，這就會訓練眼睛變得懶惰。

生活在自然界（我們就是從自然界演化出來的），一整天下來人們會自然的或遠或近聚焦。下面的練習運動眼睛的肌肉，據說能改善視力。

1. 以舒服的姿勢坐直。盡量讓頭部和頸部放鬆。在你的正前方找個固定的凝視點。淡然的看著這個凝視點，心裡放空，注意細節。這個點會是你的核心焦點。

2. 輕柔的上上下下動你的眼睛十次。動作應該非常緩慢、平順和沉著，不要動到頭部或頸部。動眼睛時持續透過眼睛觀看，不過要讓你看到的內容一閃而逝，就像開車時掠過的風景，不要固著。保持你的視線穩定。

3. 接下來，非常緩慢的左右兩邊來回動你的眼睛，視線要水平。重複十次。如上述，讓你的凝視平穩而淡然，用放空的心來觀察。隨著一次一次的練習，你要能夠讓眼睛兩個方向都移動得更遠，也更輕鬆。

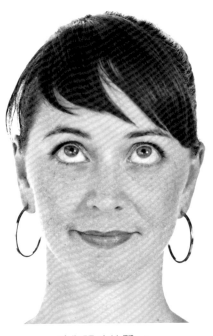
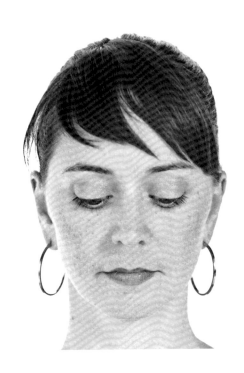

瑜伽眼睛練習 ▲

4. 下一步，把你的視線從右上方帶到左下方五次，接著左上方到右下方五次。

5. 最後，想像有個大圈圈環繞著你的視線範圍。輕柔且緩慢的移動你的眼睛繞一整圈五次，頭不動。休息幾秒，然後反方向繞圈五次。動作要緩慢而且不費力。

6. 快速摩擦你的手掌，讓手掌發熱，然後輕輕的把你溫熱的手掌覆蓋在眼睛上，讓熱度滲透進去。感覺熱度的滋養，讓眼睛沉浸在黑暗中。

效益

- 改善視力。

- 培養專注力。

- 定心。

- 改善焦點。

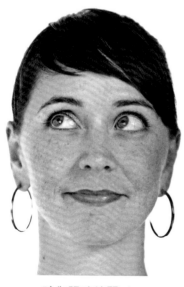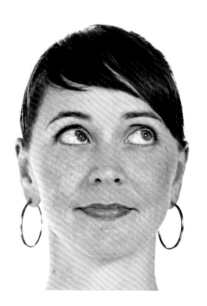

瑜伽眼睛練習 ▲

在山式中畫線

這個從山式中開始的緩慢動作，召喚你的視線向上，邀請你變得靜止、鎮定和聚焦。

1. 以山式站好。手臂高舉過頭，雙手合攏，後三指交叉、前兩指朝上，成尖塔狀。

2. 眼睛閉上，想像指尖之間有道雷射光，從天上流經你，通過指尖向下進入你的頭頂，繼續向下通過你所有脈輪的核心，進入你雙腳之間的地面，一路到達地球的中心。看見這道雷射光呈白色或金色，完全照亮你的核心。

3. 現在睜開眼睛，向上凝視。把你的視點引導到上舉的指尖。抬高並且伸長你的脊柱，同時向下扎根接地。

4. 吸氣，接著後仰，想像你可以延伸你的雷射光，向後畫一條線越過天花板，而且如果你的柔軟度允許的話，向下到後方的牆上。

5. 當你到達柔軟度的極限，吐氣，然後吸氣，慢慢把這條線拉回來，沿著牆壁向上，越過天花板再度回到你的頭正上方，過程中保持你的視點始終固定在你的指尖上。

6. 前彎時繼續吐氣，手指伸展，仍然訓練你的視點固定在指尖。現在，進行「立姿前彎式」時，向前畫一條線越過天花板，向下到你前方的牆壁，接著越過地板，直到雙腳之間的那個點，也就是第一脈輪正方形的中心（記得嗎？參見 52 頁）。

7. 閉上眼睛，觀想你的光束通過你的核心向下彎，吸氣時再度上揚。緩慢畫一道光越過地板，爬上牆，越過天花板，再度到達頭頂正上方的那個點。

8. 等到再度站直，重新想像雷射光從上到下流過你的核心。

指導原則

- 讓你的動作緩慢而平穩,遵循一條均勻而筆直的線。或許你會選擇使用一把小手電筒來練習,注視著光點沿著牆和天花板移動,努力讓這條線盡可能平順。你會發現這並不是很容易的事!

- 保持你的視點聚焦在指尖,或者如果使用了小手電筒,聚焦在牆上或天花板上的光點。

- 繼續想像在你的核心發亮的光。

- 透過後續反覆練習這個瑜伽式,加長這條線的長度。

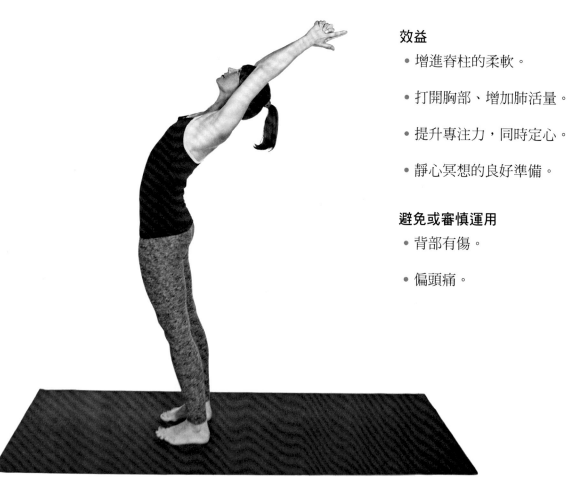

效益

- 增進脊柱的柔軟。

- 打開胸部、增加肺活量。

- 提升專注力,同時定心。

- 靜心冥想的良好準備。

避免或審慎運用

- 背部有傷。

- 偏頭痛。

在山式中畫線 ▲

Virabhadrasana 戰士式 III

踏入戰士式 III 時，繼續專注在這個發光的核心，照見從指尖到腳趾的那條線。這個瑜伽式首先出現在「第三脈輪」。

1. 從山式開始。右腳後退一步，位於左腳後方大約兩呎（約六十公分）。

2. 把你的重量放到左腿上，穩定你的核心。雙手放在髖部，確保你的髖部正對瑜伽墊前端。

3. 整個軀幹傾身向前成水平，同時通過你的後腿延伸出去，右腿抬高與地面平行。

4. 扎根在你站立的腿上，找到你穩定的力量，雙手放在髖部。試著讓髖部正面與地面保持平行。

5. 穩定之後，雙手向前伸展，手掌相對。

6. 視點固定在雙手之間，或者如果這樣有困難，一開始視點落在前方幾呎的地面上。

7. 只要你感覺穩定，盡量維持姿勢久一點，不過一般而言，這個瑜伽式維持的時間比較短。要離開這個瑜伽式時，吸氣，在你要把身體擺正時雙手高舉過頭，雙腳合攏成山式，手臂放在身體兩旁。

8. 換邊重複動作。

指導原則

• 緩慢移動，每個階段都要尋求穩定和平衡。如果一個不穩腳落地，你總是可以再度恢復姿勢。不過如果你緩慢移動，過程中會比較容易保持平衡。

• 手掌互相緊壓，向前伸展時朝背後緊實你的肩胛骨。

- 腹部緊實縮向你的肋骨。

- 試著讓髖骨的正面齊平。理想上，你能夠在你的背上放枝鉛筆。

- 從後腿腳趾開始伸展，一直伸展到舉在前面的指尖，這是一條賦與能量的直線。

效益

- 強化核心。

- 培養平衡。

- 提升專注力。

- 聚焦注意力或是視點。

避免或審慎運用

- 平衡有問題。

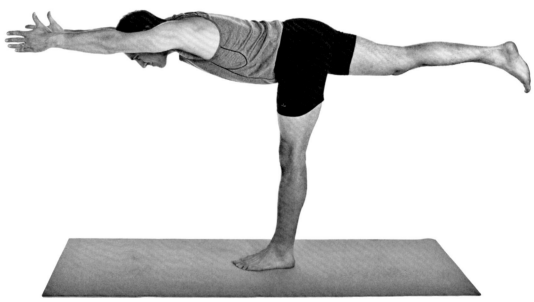

Virabhadrasana ▲ 戰士式 III

Parsvottanasana 強力側邊伸展式

保持你的視點聚焦在你的指尖，才能更深刻連結你的核心，如同「在山式中畫線」那樣，在你前彎、額頭帶向膝蓋時，持續用指尖畫一條筆直、平穩的線。

1. 從山式開始。想像一條光柱流過你的核心。

2. 右腳後退大約三呎（約 90 公分），右腳趾朝向瑜伽墊右前方的角落。吸氣。

3. 吐氣，同時軀幹正對瑜伽墊前端。後方大腿微微內轉，前方大腿則微微外轉。

4. 雙腿拉向核心，彷彿你在大腿之間夾了一塊瑜伽磚。

5. 吸氣，手臂高舉過頭，雙手合攏，後三指交叉成尖塔狀。緊實你的背部，向內和向下抱住你的肩胛骨。

6. 保持脊柱的長度，視線聚焦在你的指尖，吐氣時向下彎，軀幹在你的前腿上方，額頭朝向膝蓋。緩慢而平穩的移動，視點始終固定在你的指尖。

7. 要離開這個瑜伽式，吸氣，同時通過後腳腳後跟用力下壓，直起身來站好。視線聚焦在你的指尖，緩慢而平穩的移動。

8. 右腳收回來恢復成山式。換邊重複動作。

指導原則

- 你可能需要兩手分開，放在前腳的兩邊或是瑜伽磚上，這樣比較容易平衡，之後透過練習培養你的平衡，逐漸讓雙手靠近。

- 指尖合攏時，抱向你的核心可以幫助你保持平衡。

- 肌肉抱向骨頭同時上抬膝蓋頭，以此緊實你的大腿。伸長雙腿，骨

盆抬高突出於大腿之外，大腿骨往後壓向大腿背面肌肉。

• 下腹部轉到前腿之上。

• 前方的髖部微微向後，後方的髖部微微向前，保持髖部正對瑜伽墊前端。

• 雙腳用力互相拉近。

效益

• 改善平衡。

• 培養專注和聚焦於第六脈輪

• 定心和靜心。

• 延展大腿背面肌肉，強化雙腿。

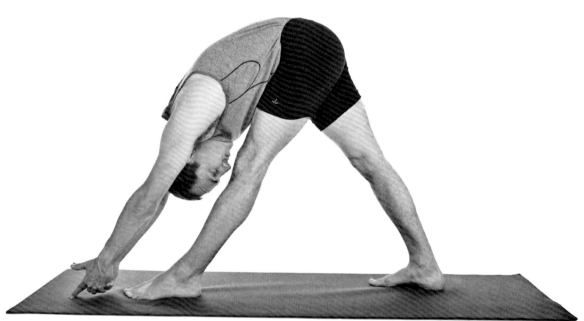

Parsvottanasana ▲ 強力側邊伸展式

- 打開髖部。

- 鍛鍊腹部肌肉。

- 伸長脊柱。

避免或審慎運用

- 血壓不正常。

- 懷孕。

Garudasana 鷹式

半鷹半人的迦樓羅（Garuda）是毗濕奴的坐騎。吠陀傳說中表彰迦樓羅是勇氣的化身，祂偷走了永生的甘露。飛行時，據說迦樓羅的翅膀會吟誦吠陀經。迦樓羅與蛇連結在一起，經常受到蛇的纏繞，很像下述的瑜伽式宛如蛇一樣纏繞你。鷹式著重抱向核心，像濕毛巾那樣把一切擰轉出來。保持你的視線聚焦，固定在眼前的一點。

1. 從山式開始。向下扎根，同時上抬你的頭頂，確認中心線。看見你的核心是一條光柱。

2. 透過第三眼，視線凝聚在眼前幾呎的焦點上。

3. 吸氣時雙手高舉過頭，接著吐氣，雙手放下來，右手肘環繞在左手肘下面。

4. 前臂併攏，因此你的手掌可以盡量相對，如果做不到，你可以利用一條帶子來練習。

5. 如果做得到，把右手大拇指放在第三眼的表面，雙手筆直朝上，因此你的右眼和左眼可以從手的兩邊向前看。手臂互相擠壓。

6. 彎曲兩邊膝蓋，好像要進入幻椅式。

7. 抬起右腿，繞過左大腿上方，用左腿保持平衡，雙膝都打彎。

8. 如果做得到，右腳的腳趾繞過左小腿。

9. 維持姿勢，直到你的平衡變得穩固，呼吸也平穩。

10. 要離開這個姿勢，先解開你的雙腿，再解開你的手臂。手臂高舉過頭，然後放下來位於身體兩旁，或是換邊再度纏繞，左手肘在右手肘之下。

11. 換邊重複動作，左腿在上纏繞右腿。

指導原則

• 站立腳的四個角都要扎根在地裡面。

• 身體很容易就會往前傾。因此肩膀要拉高，並且向後拉，一直抬高到你的頂輪。在雙腿和雙手纏繞之後，重新建立你的核心，從頂輪到海底輪。

• 雙手和雙腿纏繞得更緊一點，抱向你的核心。想像你在擰乾毛巾。如此可以將毒素排出體外。

• 要深化這個瑜伽式，膝蓋多彎曲一點。

• 手肘抬高和放低，以此鍛鍊肩膀。

• 如果雙手抓不到彼此，用條帶子輔助。

• 如果平衡困難，拿塊瑜伽磚放在抬起的腳下來完成這個瑜伽式。

• 用呼吸拓寬上背部。

效益

• 排毒

• 培養聚焦於第三眼。

- 培養平衡和專注。

- 強化腿部。

- 改善循環。

- 促進消化。

- 培養意志力。

- 讓自己越來越明晰。

避免或審慎運用

- 肩膀有傷。

- 膝蓋有傷。

- 低血壓。

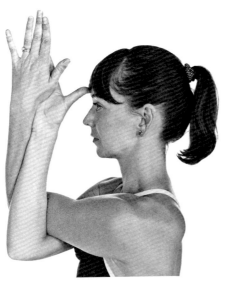

Garudasana ▲ 鷹式
手臂和手放在第六脈輪前方

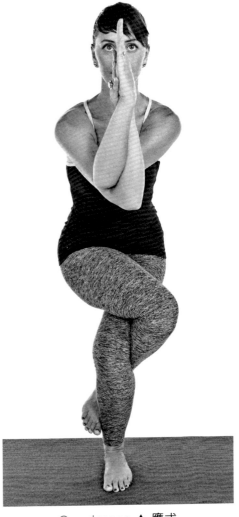

Garudasana ▲ 鷹式

Makarasana II 海豚式

1. 從桌式開始，彎曲手臂讓前臂貼地，保持手肘與肩膀同寬。

2. 手掌併攏手指相交，握緊。

3. 向下蜷縮腳趾，向上抬高你的膝蓋和髖部，成為修改過的下犬式。

4. 要離開這個瑜伽式，彎曲膝蓋回到桌式，或是雙手上推成下犬式。

指導原則

• 你可以彎曲膝蓋讓這個瑜伽式容易一點，經過練習逐漸讓雙腿打直，並且把腳後跟放下來。

• 初學者或許想要用捲起來的瑜伽墊或毯子墊高手肘。

• 前臂使勁下壓地板。

• 雙腿的核心朝上帶入髖部。

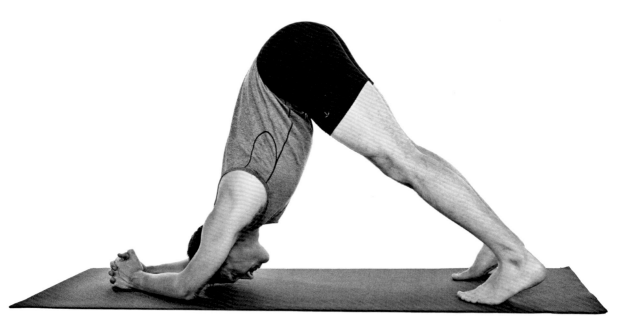

Makarasana II ▲ 海豚式

- 坐骨上抬，朝向天花板。

- 拓寬你的肩胛骨，讓肩胛骨指向尾骨。

- 抬高你的心輪和肩胛骨，遠離地面。

- 要深化這個瑜伽式，雙腳向前邁步，心臟朝大腿移動。

效益
- 強化手臂和肩膀。

- 倒立式的良好準備。

- 刺激大腦。

- 聚焦專注力。

避免或審慎運用
- 肩膀有傷。

- 青光眼。

- 高血壓。

- 頭部有傷。

Adho Mukha Vrksasana 雙手倒立式

我們談論過倒立如何讓整個脈輪系統上下顛倒，並且迫使注意力集中於核心。這裡，視點聚焦在雙手之間可以幫助你穩定這個瑜伽式。

- **註**：參見〈第四脈輪〉（265頁），雙手倒立式的準備

在你培養手臂和肩膀需要的力氣時，藉由雙腳上踢頂著牆或是朋友的手，可以支撐你的平衡。

1. 從桌式開始。緊實你的手臂，軟化肩胛骨之間的部位，打開你的心。雙手放在離牆邊 8 ～ 12 吋（20 ～ 30 公分）的地方，與肩膀同寬。上臂微微向外轉，力量下推到大拇指和食指之間的虎口。稍微縮小腹，啟動你的核心。

2. 髖部上推成下犬式，但是與你正常的狗式相比，腳向前移動一點。如果可能，腳向前移動，直到肩膀在手腕之上。

3. 緊實肩膀，朝髖部上抬你的肩胛骨，啟動你的手和手指，深呼吸。

4. 彎曲左膝，讓左膝比較靠近牆，然後以筆直的右腿踢上牆。保持手臂堅實和筆直。

5. 在完全踢上牆之前，練習幾次小幅度的踢腿，看看你是否舒服。

6. 確保肩膀在手的上方，因此重量是由你的手臂垂直支撐。

7. 一旦你能夠讓雙腳都頂著牆，抱向你的核心，雙腳和雙腿併攏，力量上推直到腳的前掌，伸長整個身體。腳趾不要筆直朝上也不要勾起，而是位於兩者之間的位置。

8. 維持姿勢，進行幾次呼吸，然後右腿放下來，接著左腿放下來。

9. 以下犬式調息，或者以嬰兒式休息。

指導原則

- 你也可以水平舉起一條腿，保持它堅實，由一名助手抓住那條腿幫忙穩固，而你抬起另一條腿。

- 力量上推到你的骨盆。小心不要讓身體「像香蕉」那樣彎曲，要保持髖部在肩膀之上。向著核心收縮尾骨和小腹，有助於修正身體像香蕉那樣彎曲。

- 保持手臂筆直，沿著牆向上伸展你的腳後跟。

- 注視你的指尖會讓肩膀比較穩定，而視線朝向房間中央會讓頸部比較自由（也是比較進階的姿勢）。

- 練習輪流用左右腿踢上牆，因此不會養成習慣偏愛使用一邊的腿。踢上牆時保持在上方的腿筆直，也要避免扭曲骨盆。

效益

- 賦與全身能量。

- 刺激上層脈輪。

- 排空淋巴液和血液，然後再補充。

- 強化手臂和肩膀。

- 著重核心。

避免或審慎運用

- 肩膀或頸部有傷。

- 高血壓。

- 頭痛。

- 經期。

- 懷孕。

- 青光眼。

- 心臟有問題。

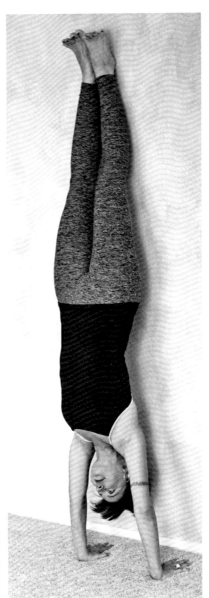

Adho Mukha Vrksasana ▶ 雙手倒立式

Pincha Mayurasana 孔雀起舞式

　　練習海豚式能強化肩膀，為比較進階的孔雀起舞式做準備。針對打開肩膀和擴張胸廓，這是個絕佳的瑜伽式，而且實際上比雙手倒立式更容易平衡。從靠著牆開始，直到你能夠單憑自己的力量舒服的維持這個姿勢二十秒或更久。

1. 從桌式開始，面對牆，可以選擇瑜伽墊的前半部折疊起來，成為手肘的靠墊。

2. 前臂貼地互相平行，與肩膀同寬。你可以選擇在雙手之間放塊瑜伽磚，或是用條帶子圈住你的手臂（帶子的位置就在手肘上方），以保持雙手和手肘的距離適中，如圖所示。

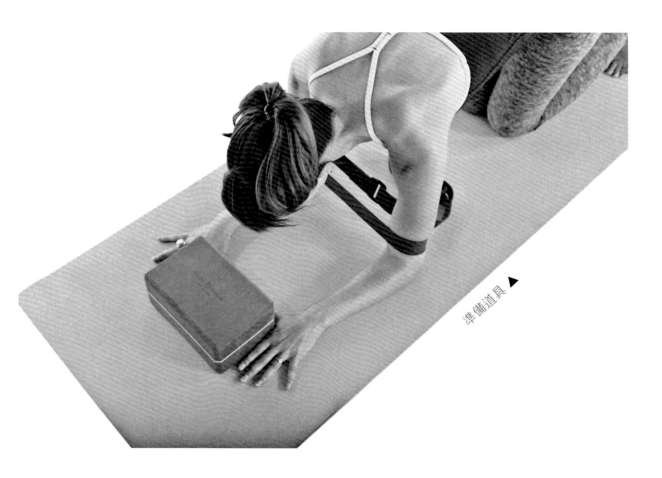

準備道具 ▶

3. 由此開始，慢慢讓你的雙腳走近雙手，直到你做出修改過的海豚式。保持肩膀緊實，上臂頂端抱向胳肢窩。雙腳向前邁步，直到肩膀在手肘上方。

4. 在這裡做幾次呼吸，找到你的核心，保持平穩。如果這個時候肩膀有任何疼痛，不要再往下進行。

5. 如果你覺得準備好了，抬起一條腿離開地面，膝蓋打直，然後彎曲另一條腿，練習踢腿幾次，測試你的力氣。保持上方的腿筆直，腿上踢時避免身體扭轉。

6. 如果準備好了，好像要進入雙手倒立式般腳上踢，髖部上抬在肩膀上方，腳後跟頂著牆。

7. 一旦做到這一步，上臂拉向核心，力道下推進入手肘。抬起你的頭，朝向牆角或是高一點的位置。雙腳和雙腿併攏，腳後跟朝天花板上推。腳伸直，腳趾勾起，同時腳趾張開。

8. 維持這個姿勢直到你感覺穩定。只要你能舒服的維持那樣的穩定，就安定在這個姿勢裡。你不妨嘗試和練習雙腳稍微離開牆，看看你是否能夠靠自己平衡。

9. 要離開這個瑜伽式，一隻腳先放下來著地，然後另一隻腳放下來。

10. 用嬰兒式休息，感覺練習這個瑜伽式的效果。

指導原則

• 上臂向外轉，保持肩胛骨寬廣。

• 利用帶子和瑜伽磚來穩固你在這個瑜伽式中的地基。

• 前臂的中心下壓，把肩胛骨抬高一點。

• 無論有沒有帶子，前臂向內擁抱，因為一旦重量壓在前臂上，它們很容易會向外攤開。通過手掌內緣下壓。

- 保持尾骨向內，緊實小腹，避免垮向你的下背部。

- 從下犬式、海豚式或平板式進入這個瑜伽式，都是很好的選擇

效益

- 強化肩膀、手臂和背部。

- 培養平衡。

- 培養焦點和專注力。

- 刺激上層脈輪。

- 緩解壓力和憂鬱。

避免或審慎運用

- 背部、肩膀或頸部有傷。

- 頭痛。

- 高血壓。

- 經期。

- 懷孕。

- 心臟有問題。

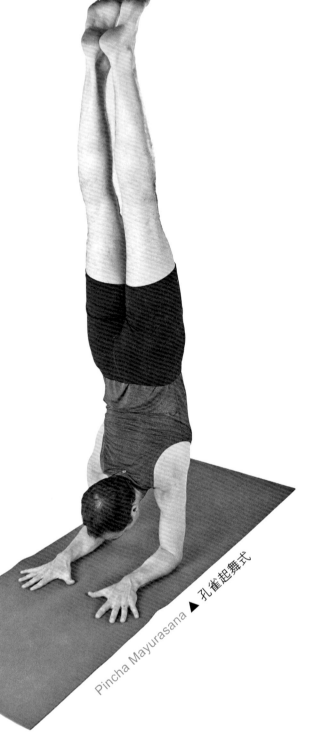

Pincha Mayurasana ▶ 孔雀起舞式

Savasana 攤屍式

當你在攤屍式中放任自己臣服時，注意力聚焦在第六脈輪。想像你可以向下看到你的內在殿堂，同時看見身體內所有的氣都在閃閃發光。想像你可以看到氣脈如光之河，流動通過脈輪，而脈輪如七彩顏色的寶石閃閃發光。浸淫於內在的光之中。讓你的肉體消融於光身之中。

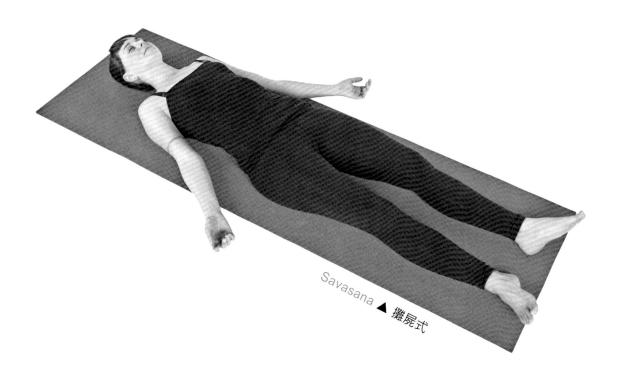

Savasana ▲ 攤屍式

第六脈輪的姿勢串連

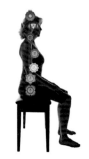

脈輪對位呼吸

Garudasana 鷹式

瑜伽眼睛練習

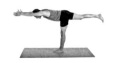

Virabhadrasana 戰士式 III

在山式中畫線

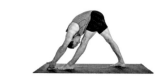

Parsvottanasana 強力側邊伸展式

Vrksasana 樹式

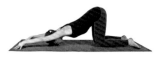

Anahatasana 貓伸展式

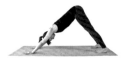

Adho Mukha Svanasana 下犬式

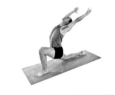

Anjaneyasana 低弓步式

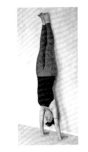

Adho Mukha Vrksasana 雙手倒立式

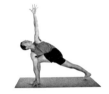

6

Parivrtta Parsvakonasana
扭轉側三角式

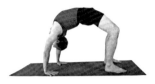

Urdvha Dhanurasana
臉朝上弓式（輪式）

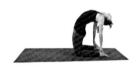

Ustrasana 駱駝式

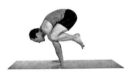

Bakasana 鶴式

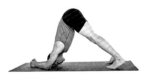

Makarasana II 海豚式

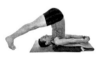

Halasana 犁式

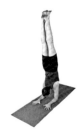

Pincha Mayurasana 孔雀起舞式

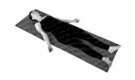

Savasana 攤屍式（大休息）

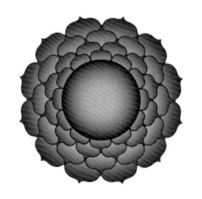

Sahasrara 頂輪
千瓣蓮花

元素	意識、思
原則	無所不在、無所不知、sat-chit-ananda（實相、意識、法喜）
目的	覺察、與神合一
屬性	定靜、空、存在、智力、覺察、知識、領悟、聖恩
身體部位	頭、大腦、整體的神經系統
練習	靜坐（靜心冥想）、靜坐、靜坐
行動	向內向上、專注（心神集中）、禪定、三摩地
瑜伽式	靜坐、攤屍式、頭立式、一般的倒立式
男性	知識、秩序、空
女性	智慧、統一、圓滿
不足	物質傾向、失去連結、犬儒
過度	過度知性、靈性上癮、恍神
平衡	領悟、聖恩、啟蒙、法喜

Awaken...

喚醒

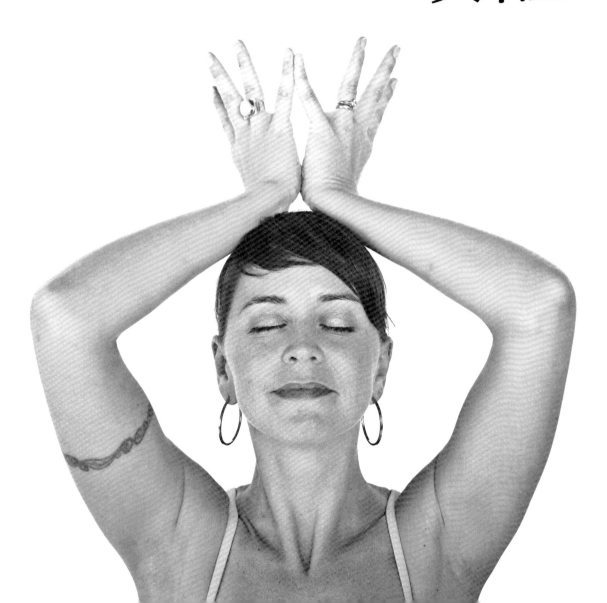

人一生中至高無上的歷險是回歸造物主的旅程。
要抵達目的地，他需要身體、感官、心智、
理性和自我發展良好，而且協調運作。
　　　　　　　　　　──艾揚格

瑜伽是哲學、是修行、是一套原則，用來喚醒靈魂中的神性。「yoga」這個字的真正意義是透過領悟終極實相、意識和法喜，與神性合而為一。

這樣的覺醒不是某個明亮的早晨，你在靜坐當中突然降臨的啟蒙時刻，儘管其中的要素可能是那樣發生的。這樣的覺醒也不是發生在你的腦袋裡面，或是當你與世隔絕一個人坐在瑜伽墊上時。應該說，那是個漸進過程，每一天都有小小的覺醒。你在培養力氣、變得柔軟時，喚醒了你的身體。你在擴展呼吸時，喚醒了內在的寬闊。你讓心定靜時，喚醒了明晰。你在學習和成長時喚醒了智慧。你與自己和周遭環境和諧時，喚醒了喜悅。

覺醒是逐漸領悟萬事萬物之中有一整合的全體；領悟到有比較深入的管道接近真實的自己；領悟到聖恩是不變的存在。終極來說，你可以在每個地方、每個時刻，以及每件事物上體驗到神性。

當你的內在世界轉變時，你的生活也會跟著改變。有了內在永恆的平和，安靜的滿足就會開始滋長。你花越多時間在自己的內在殿堂，曾經困擾你的事情似乎就越來越不重要。慢慢的，內在與外在世界的分別開始模糊，因為你領悟到其中並沒有區隔。內在形塑了外在，反之亦然。現在你發現你擁有的內在殿堂鑰匙也可以打開外在殿堂。

我們要在這裡喚醒內在神性，體驗與外在神性合而為一，同時明白內在與外在神性是一體的。這就是這趟旅程的全部意義，也是這趟旅程一直以來的意義。瑜伽是這趟旅程的王道，而脈輪系統是找到寶藏的地圖。

7

打開內在殿堂有七把鑰匙，現在你已經探索了其中六把。還剩下一把鑰匙用來喚醒進駐於殿堂之內的神性。這把鑰匙是難以捉摸的神祕，然而永遠在現場。這把鑰匙無處不在又無處可尋。你時時刻刻掌握著鑰匙，然而你看不見。它不是具體的物件，既無法丈量，也無法秤重。它是一種體驗。問問自己誰拿著那把鑰匙，答案是鑰匙本身，也就是意識。

有一個意識極為聰明，跟時間一樣古老，而且構成了宇宙根本的一體。那不是如某些科學家所暗示由我們的心或腦創造出來的，應該說，我們的大腦是感知那個意識的工具，我們的心靈是儲存它的地方，而我們的身體是處理器。就像網際網路是虛擬資訊的龐大場域，我們的注意力透過個人電腦進入這個場域，而生命就是意識的龐大場域，我們透過自己的覺知，從這個場域中下載一小部分。而且就像電腦中的瀏覽器，我們下載的資訊取決於我們的意識被導引到什麼地方去。

注意力！

導引意識的能力稱為注意力。注意力是我們最熟悉的意識層面，卻最沒有能力駕馭。注意力的英文「attention」字根來自拉丁文「tendare」，意思是朝向某個事物伸展。注意力讓意識朝向某個目標伸展。

當你把注意力放在某件事上，你有了體驗。如果我把注意放在我的感受上，我體驗了喜悅或悲傷、憂慮或興奮。如果我把注意力放在內在的對位，我會比較深刻連結到聖恩。如果我把注意力放在宇宙的真理、美麗或愛上面，我開始體驗萬事萬物根本的源頭。

學會駕馭你的注意力是瑜伽的一項目標和副產品。你的焦點變得比較敏銳，於是你能覺察實相比較精微的層面。你的專注力變得比較好，於是你能深入感知。現在你已經準備好探索注意力比較精微的層面。

瑜伽的「八支法門」（八部功法，列於下方）組成了帕坦加利《瑜伽經》的骨幹，描述了覺醒的路徑，也描述了脈輪本身。幾乎每一本關於瑜伽哲學的書都會詳細討論這些原則，因此我們只會點到為止，看看這些原則如何形成架構，幫助我們逐步建立起我們一直在追求的上層脈輪的覺察。

帕坦加利「八支瑜伽」中的八支法門

1. 戒律（Yama）	普世道德
2. 精進（Niyama）	個人守律
3. 體位法（Asana）	身體姿勢
4. 調息（Pranayama）	呼吸練習
5. 收攝（Pratyahara）	感官收攝
6. 專注（Dharana）	心神集中
7. 禪定（Dhyana）	深沉的冥想
8. 三摩地（Samadhi）	與神性合而為一

我們從「戒律」——與人交接的行為守則——開始。戒律勸告我們戒除暴力、說謊、偷竊、貪婪和縱慾。接著「精進」將我們的注意力轉向我們如何對待自己。「精進」的準則建議我們培養純正、知足、紀律、自我學習和虔敬等美德。戒律和精進規範我們的日常互動，是發生在瑜伽墊外的生活的基石。它們為第三支「體位法」和第四支「調息」建構了平台，而配合調息會提升體位法的修練效果。這本書絕大部分是關於第三支和第四支法門。第五支法門是「收攝」，收回感官對外在世界的關注，將我們的注意力帶入內心深處，帶入內在殿堂。

在上層脈輪我們將注意力轉向最後三支法門，而最後三支法門將我們的注意力引導到瑜伽的真正意義，那就是結合。透過專注我們發展集中心神的能力。專注將注意力導向單一焦點，以培養定靜和聚精會神。絕大多數靜心冥想（靜坐）的技巧強調專注原則，例如聚焦於一句咒語、一幅意象、一盞燭火，或者數自己的呼吸。當注意力可以聚集在一個方向，就會變成一束雷射光，能夠穿透幻象，照亮一切。我把專注想成是第六脈輪的歷程。你可以說那是主體與客體之間高度聚焦的「我－它」關係。[13]

---

13. 關於「我－汝」和「我們」的歷程，比較詳細的探討參見艾諾蒂・朱迪斯的著作《The Global Heart Awakens: Humanity's Rite of Passage from the Love of Power to the Power of Love》（San Rafael, CA: Shift Books, 2013）。

當注意力聚焦，心神集中時，就會發生深刻的體驗。我們滑入冥想的下一個階段，也就是「禪定」。此時我們不只覺察到注意力聚焦的客體，也覺察到注意力的源頭。我們覺察了意識本身的無限性，不只是我們自己的意識，也包括包圍我們的宇宙場。我們的焦點深化，不會搖擺。當我們沉思神性時，我們的我－它關係轉變成我－汝關係。當我們的沉思深化時，我們完全融入其中，喪失了個人獨特的「我是我的特質」。

這樣的融入帶我們進入最後階段，三摩地。這是觀者與被觀者之間逐漸融為一體，於是與神性合而為一。不過即使是談論這樣的結合都隱含了分離。正確說，三摩地是領悟了一開始就從未分隔。沒有我也沒有汝，只有一個浩瀚的一體意識。因此這是一種覺醒，領悟了根本實相，體驗了存有，而不是我們做了什麼事或擁有什麼東西。心和智力停止波動，我們成為瑜伽的根本，也就是完全的結合。這是第七脈輪的終極經驗。超越語言，因為語言存在於智力的國度，本質上就是屬於二元意識。

所有的智慧傳承都指向一不可說的神性存在，這個神性貫穿了萬事萬物。宗教信仰和修行全部都是關於如何接觸神性本源，如何去除讓我們分隔的喧囂和幻影。瑜伽是和神性結合的一種方式。然而瑜伽的目標是體驗沒有分隔的狀態，沒有東西需要結合，我們就是神性。這就是從第六脈輪轉換到第七脈輪，而最後三支法門帶我們從注視到變成，再到存有。

平常的意識

上面描述的狀態是領悟了實相的終極本質，不過極少數人能夠進入那種狀態，更別說停留在那種狀態。我們有人可能在一次好的靜坐或高峰經驗中短暫觸及，然而大多數時間我們處於比較世俗的意識狀態。那時候我們在做什麼？我們忙著思考、分析、詮釋、掘取意義，同時創造信念。

我們的心智在思考時主要是想找出秩序和意義。透過下層脈輪的功能——觀看和傾聽、連結、行動和感受——我們可以從經驗中擷取出意義。我們還是小孩的時候，可能經驗過父親發脾氣，於是拼湊出我們是壞小孩的意義。成年之後，我們有好的經驗，也有壞的經驗，我們從中創造出意義，希望我們創造的意義將來能引導我們擁有比較多的正面經驗和比較少的負面經驗。我們創造

出信念，相信採取這項行動會帶來獎賞，而做別的事是危險的。我們的信念支配了我們如何飲食、如何穿著、如何與他人互動，以及我們追求和迴避的目標。

如同我們從自己的詮釋中推衍出意義，我們經年累月堆疊這些意義就創造出信念。

如果心智好比軟體，身體就是硬體，生命力這股能量則對比於流貫整個系統的電力，而第七脈輪類似操作系統。我們所推衍出來的意義和創造出來的信念，告訴我們如何在這個世界上運作。如果你練瑜伽，那是因為你相信做這件事是好的。如果你有特定的飲食方式，或是對待別人好，那是因為這樣的行為符合你的信念。如果這本書你看到這裡了，你相信脈輪系統值得學習。

不過，我們的信念就像任何操作系統，時時需要更新。我們需要放掉童年時形成的過時信念，當時我們不怎麼懂事。我們需要檢驗自己的信念，放掉那些限制或者否定我們的信念，例如相信我們有缺陷或是不可愛，或者相信人生是辛苦、不公平或危險的。並不是我們找不到關於這些信念的證據；找出證據是最簡單的部分。任何人都可以指出自己不那麼想要擁有的人格特質，或是列出一長串名單說明這個世界病了，來支持負面信念。

要獲得比較高階、寬廣的意識需要的是，充分檢驗自己的信念，積極解構舊有信念，同時刻意創造新信念。建構新信念的過程，或者說更新我們的操作系統，首先是擺脫舊有的思考方式。以電腦術語來說，在安裝新程式之前，我們先刪掉舊程式。這需要不時去清空我們的心，「重組意識的硬碟」，達到比較一致的覺察狀態。[14] 為此，我們練習靜坐，第七脈輪最根本的練習。

> 靜坐的悖論是，當你失去自我時，
> 你找到了靜坐的狀態。

. . . .

——艾諾蒂‧朱迪斯

---

14. 更多關於解構信念的訊息，參見朱迪斯和古德曼的著作《Creating on Purpose: The Spiritual Technology of Manifesting Through the Chakras》（Boulder, CO: Sounds True, 2012）。同時可參考萊恩‧古德曼關於轉變信念的電子書，網站：http://www.transformyourbeliefs.com.。

靜坐（靜心冥想）

　　如果你每天都有站上瑜伽墊——即使是練習最進階的體位法和呼吸法——卻沒有靜坐，我敢說你沒有真正開始練瑜伽。儘管體位法的練習可以是靜心冥想，但沒有什麼比得上什麼事都不做，簡單靜坐能幫助你了解瑜伽真正的奧祕和目的。這個優雅的基本體驗，一切都將浮現。

　　為什麼這項簡單的練習——既不花錢也不需要設備，而且任何時刻任何地方都可以進行——在我們西方文化中如此難捉摸？甚至是我，固定靜坐四十多年了，也會發現有些日子太忙或者其他活動占據太多心思，讓我無法如自己希望的常常安靜坐下來，與聖恩交流。然而每次靜坐都會提醒我靜坐的神奇，就像是為靈魂療傷止痛的香膏，提供了休息和更新、靈感和指引。事實上，隨著年紀增長，我發現自己渴望少一點體位法的練習，而多一點靜坐。培養冥想的狀態提升了我做的每一件事。

　　等到心不再投入下層脈輪的活動——感受和行動、愛與言說、觀看和詮釋——就獲得自由在無限中嬉遊。這是與身體對立的另一極端，因為身體是有限而單一的。無限帶我們進入宇宙、進入至高無上，那是原初本源，就是從這個尚未分化的大池中浮現出萬事萬物。此時我們已經從物質移動到意識，從夏克蒂到濕婆。

　　靜坐是突襲進入「空」，滌清你的心來獲得明晰的感知，這樣的方法就像是淋浴沖乾淨你的身體。靜坐是與神性交流，讓無限的愛與智識滲透全身。靜坐是深沉的休息和更新，是你做的每一件事的源頭。

　　靜坐時，你可能會找到你正在處理的問題的資訊，直接下載。你可能會找到視野的改變。你可能會找到超然，不再執著令人苦惱的事；你可能會找到同情和理解；找到引導你度過白天、可以安居的地方，同時隨著時間越來越活在當下。你可能會找到通往寶藏的鑰匙，解鎖全部的脈輪。事實上，我們只是看、聽、愛、行動和感受，因為我們內在有一個意識，做了所有的事。

　　因此，你怎麼進行這件基本上什麼事都不做的事呢？

　　討論靜坐的書籍和課程滿坑滿谷。你可以前往禪修中心，投入十天不發一語的內觀，或者進行十分鐘的攤屍式。你可以安靜的在樹林裡走路，或是坐著不動專注於自己的呼吸。你可以在心裡吟誦咒語，或者你可以凝視燭火或是神

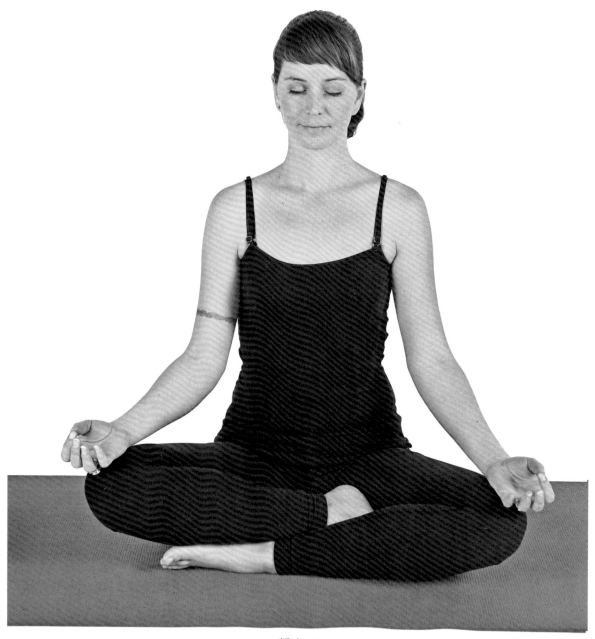

静坐 ▲
安定於你挺直的核心

像。你可以思索禪宗的公案，你也可以詢問自己的問題。你可以坐在自己喜歡的神祇腳下，或是背誦你最喜歡的經文。你可以想像讓能量運行於你的系統，或者你可以聚焦於念頭之間的空白時刻。

靜坐的手段是「專注」，各種技巧全部都是帶你到同一個地方的工具。重要的是你選擇一種，然後堅持下去。讓一項練習融入你的神經系統需要時間。大腦的神經可塑性適應需要時間。熟練的運用你的工具也需要時間。

安定於你挺直的核心，讓你的身體可以輕鬆而優雅的呼吸，這是靜坐的第一步。這需要進入你的內在殿堂，同時安排好你的身體，因此身體可以舒服、挺直和不動。這一步有可能需要花幾個月或幾年來進行微調，然而其中的效益是你每一次嘗試都能即時收穫的。哈達瑜伽——瑜伽式的練習——據說是設計來讓身體準備好進行靜坐的。就我們現在所知，靜坐是比較古老的瑜伽形式，而瑜伽式是很後來才出現的。

下一步是從外在世界撤回你的注意力，把注意力帶入你的內在殿堂。在這裡你可以聚精會神的進行內部伸展。你可能會問自己一直在思考的問題、向著某位神祇禱告、觀想千瓣蓮花無限開放，或是用密碼登入你的「內在網路」。保持你的注意力向內需要練習，建議是選擇固定的時間靜坐，選擇你最不會分心的時刻，成為你進入自己神聖中心的特別時刻。

一會兒之後，你開始在靜坐中忘我，你失去時間感，衡量不出時間過去多久了。二十分鐘可能像是五分鐘。一小時可能像是睡了一整晚。視你的生活為運動競賽的內在評論員變得可喜的沉默，然而觀察員保持敏銳的清醒。你唸丟了咒語，你忘記自己的意圖，你發現自己進入沒有任何念頭的時刻。

當你進入忘我的境界，你找到了冥想的狀態。剛開始只是瞬間出現。過後你才注意到：「喔，我剛冥想了片刻！」但是一旦你有了這個念頭，你就離開冥想狀態了，你又回復二元意識。逐漸的，冥想的瞬間越來越長，也越來越頻繁。你開始渴望那些狀態，而且那些狀態開始潛入你清醒的日常生活裡。你注意到傾聽朋友說話時你的心是安靜的，或者你開放自己面對夕陽，內心沒有喋喋不休。

我無法告訴你更多關於冥想的事。這是你自己的寶藏，要自己去發現。我能說的是，冥想是閃閃發光的蓮花寶石，是無法言說的臣服經驗，也是你可能擁有的最偉大愛情。

第七脈輪的精微能量

找到你舒服的挺直坐姿，你可以輕鬆維持至少二十到三十分鐘。使用任何必要的道具讓這個垂直坐姿不費力。

閉上眼睛，進入你的內在殿堂。現在你應該很熟悉怎麼做了。此時慢慢的呼吸幾次，隨著每次呼吸，安定於你的身體，往內在更深入一點。隨著每次呼吸讓你的身體變得更靜止，各就各位，鞏固越來越精細的定靜。

當你的心開始安靜，傾聽「空」。把你的注意力更多導引到念頭之間的空白，而不是念頭本身。讓念頭變得像是遠方的呢呢喃喃，而你離它們越來越遠。只要觀察，不要評論，「空」會越長越大，念頭開始消失。

接著讓自己覺察到你的身體。從內部開始，眼睛依舊閉上，感覺身體的重量和呼吸，感覺身體的存在占據了空間。

現在是什麼在覺察你的身體？轉移你的注意力到那個覺察，收回你的覺察，不再關注身體，引導覺察上升到頭頂。

現在去覺察任何情緒或強烈慾望。或許你是不安、飢餓、悲傷或沒有耐心的。讓你的覺察敏銳的去觀察產生這些感受的感官知覺，把你的注意力帶到你的覺察，而不是感官知覺。是誰在感受這些東西？把你的注意力帶到那個覺察。

接下來去覺察自己有哪個部分在擔憂行事要正確。要自得其樂、放鬆不要用力、微笑。與內在的覺察連結，放掉所有的力氣。

現在把注意力帶到你的呼吸上。想像每次呼吸是愛的實體，吸氣時充滿你，吐氣時淨化你，像是愛的撫摸。是誰在觀察呼吸？你靠什麼感知到呼吸？撤回你的覺察不再關注呼吸，心裡明白呼吸會繼續，把你的注意力向上帶到頭頂。

注意內心進行的任何對話——在你腦袋裡評論性質的呢呢喃喃，我們稱之為思考。讓自己脫離那些評論，彷彿那是使用另一種語言的交談。去覺察在聽這些念頭的人。

下一步，想像你可以看見自己的精微身，那是個光體。所有的氣脈都閃閃發光，每個脈輪都以它們的彩虹顏色閃耀如寶石。看見你體內元氣的美麗。

是誰看見了這美麗？誰在觀看？你是靠什麼能力能夠想像和看見？

現在把你的覺察帶到正在進行覺察的那部分自己。感覺你的覺察變成覺察

到自身——而且覺察了覺察到自身的那個部分——同時覺察了這一切。注意這樣的探問是如何無止無盡，長時間停留在這裡。

最後，想像上頭以及周遭有個更大的覺察，在你靜坐冥想時完全覺察到你。想像你是這個覺察，冷靜而且不帶感情的在這樣的覺察中保持自己的意識。讓這個覺察的空間越來越虛空，想像你穿透了星星之間的空間，移動到銀河之外，甚至超越宇宙本身。

把整個宇宙看成是覺察在搏動的狀態，而這個覺察是永遠存在、永恆同時聰慧的。沉浸在宇宙意識的奇蹟裡，長時間停留在這裡。

讓你的「宇宙察覺」覺察到，你小小的身體坐在下面這個我們稱之為地球的星球上冥想。想像來自那個宇宙覺察的愛與恩寵直接流向你的個人自我。讓那股流動像是愛的斗篷包裹著你的殿堂，讓你保持在完全的定靜和了悟中。

讓你的覺察回到你的心裡，接受這份神的愛與恩寵。當你滿盈時，說「謝謝你」，然後慢慢張開眼睛。

第七脈輪的練習與姿勢

整體來說，專門聚焦於第七脈輪的瑜伽式比較少。不過任何瑜伽式都可以展現第七脈輪的面向，只要你做這個姿勢時向上抬高頭頂，提升你的覺察朝向冥想狀態，並且把生命能量導向臣服、提升，以及敬拜神。

以下是我會運用於第七脈輪瑜伽課程的一些瑜伽式，對象是中等程度的學員。在這一章的結尾我提供了建議，如何使用之前在下層脈輪引介過的瑜伽式，逐漸過渡到這些瑜伽式。

Natarajasana 舞者式

　　神祇濕婆常常以狂喜的舞蹈狀態現身,左腳抬起,而右腳踩踏在無知之上。做這個瑜伽式時,我喜歡想著我伸出去的手是奉獻蓮花給濕婆。我認為這是個頂輪的瑜伽式,因為地基非常小(一隻腳),而舉起的腿、頭部和手是向上抬高,反映出你企求最高的聖恩和神祇的賜福。下推到物質,上升到天庭,反映了濕婆和夏克蒂之間的永恆舞蹈。夏克蒂是創造的力量,讓濕婆從祂冥想的靜止狀態中活躍起來。

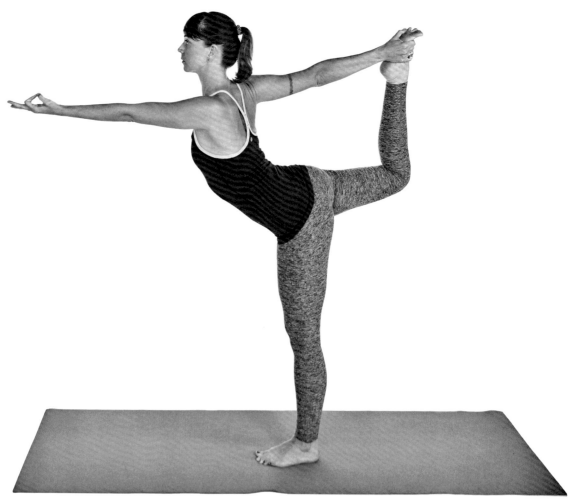

Natarajasana ▲ 舞者式

1. 開始時以山式站好，找出你的中線。向下伸展你的根部，頭頂往上提。

2. 右手肘朝著你的腰部內彎，前臂伸出在身體外側，形成直角。左手臂高舉過頭。想像伸手去摘樹上最高的花朵，做為你的奉獻。

3. 彎曲右膝，向後伸出，右手從內側抓住你的右腳踝，指尖朝外，大拇指朝後。大腿互相拉近，恢復你的平衡和穩定，尾骨向下扎根，重新確立你挺直的核心。

4. 軀幹前傾時，從根部到頭頂伸長，後方的腳壓向你的手，在不會失去平穩的狀態下，盡可能舉高後方的腿。動作要緩慢而且平穩。

5. 向前伸展你的左手臂，微微向上，大拇指和食指握住你想像的花朵，其他三指張開。

6. 抬高你的頭頂、你後方的腳和你伸出的手。

7. 要離開這個瑜伽式，再度抬起你的軀幹，恢復挺直，放下後方的腳回到地上。以山式站好，然後換邊重複動作。

指導原則

• 初學者可能會想要用條帶子來連結手到腳。

• 緩慢移動，每一步都要鞏固你的平衡。

• 向前伸展時抱向你的中線。

• 選擇位於前方幾呎的一個焦點來凝視，幫助你保持平衡。

• 向前傾身時抬高身體，舉起的腿更堅實的壓向你的手。

• 向下扎根在你站立的腿，肌肉抱向骨頭，感覺下推如何讓你上抬。

• 努力保持髖部與地面平行，兩邊肩膀正對瑜伽墊前端。

- 想像神祇接受你的奉獻，微笑！

效益

- 強化核心。

- 培養平衡和專注。

- 打開胸部和肩膀。

- 增加肺活量。

- 減輕壓力。

- 促進心智的澄澈清晰。

- 促進擴張的感覺。

- 強化腿部。

避免或審慎運用

- 高血壓

- 肩膀有傷。

- 暈眩

- 平衡有問題。

Sirsasana 頭立式

頭立式是少數把壓力直接放在頭頂的瑜伽式。頭立式迫使你深入自己的核心，因為這是你要保持平衡的唯一方法。就像所有的倒立式，學習做頭立式需要抱向中線，啟動你的核心，並且強化你的手臂、脖子和肩膀。

1. 一開始折疊好瑜伽墊或毯子，給你的手臂和頭多一些緩衝。初學者

應該把摺好的瑜伽墊前緣頂著牆。

2. 以桌式跪在地上。前臂放在瑜伽墊上，雙手抓著另一隻手的手肘。以此決定手肘之間的正確距離。

3. 現在，你測量好了手肘之間的空間，前臂向前擺時保持手肘在肩膀正下方，手指交握，用手形成一塊小小的圈地。理想上，你的前臂和手肘之間的距離會形成等邊三角形（姿勢 A）。

4. 伸長整個軀幹，軟化心的背面。

5. 頭頂放低靠在瑜伽墊上，後腦勺窩在雙手形成的杯形裡。手臂保持在步驟 3 的位置。

6. 確定你的頭頂貼地。頭顱前傾或後傾會帶給脖子不適當的壓力。頸椎應該維持自然的弧度。

7. 透過肩膀的動作來支撐頭立式，讓頸部的壓力減到最小。肩膀必須抬離地面，方法是通過上臂下壓，同時把肩膀拉離耳朵。在你抬起軀幹時先這樣練習幾次。

8. 保持肩膀上抬，腳趾頂地，雙腳緩慢向你的頭部移動，直到髖部在肩膀上方（姿勢 B）。這樣就只剩下雙腿的重量要抬起來，而不是整個軀幹。如果你是頭立式的新手，停留在這個姿勢是不錯的，可以培養力氣。如果你的脖子或肩膀有任何不舒服，當然應該在這裡停步。

9. 要讓身體舉上來，彎曲雙膝，運用核心的力量緩慢抬高曲膝的雙腿。在你穩定自身的平衡時，這裡也可能是停步的地方。

10. 打直雙腿，確定自己的平穩。如果你的核心肌肉是強壯的，你可以從姿勢 B 直接舉起雙腿。

11. 一旦身體挺直了，雙腿緊緊靠在一起，想像你的核心從頭頂一直連到雙腳之間的點。朝著腳伸長你的尾骨（姿勢 C）。

12. 要離開這個瑜伽式，彎曲膝蓋雙腳放回地面上。試著緩慢移動，因此不會打斷氣的運行。

13. 坐起來之前，以嬰兒式休息一會兒。

指導原則

• 如果你的手臂傾向於移動得比較寬，超過原本前臂與肩膀同寬的位置，用一條帶子環繞雙手手臂，就在手肘上方一點的位置。

• 始終要保持肩膀上抬。如果你感覺頭部承受太多重量，就是沒有讓肩膀幫上足夠的忙。持續使勁把前臂下壓地面，抬高肩膀。

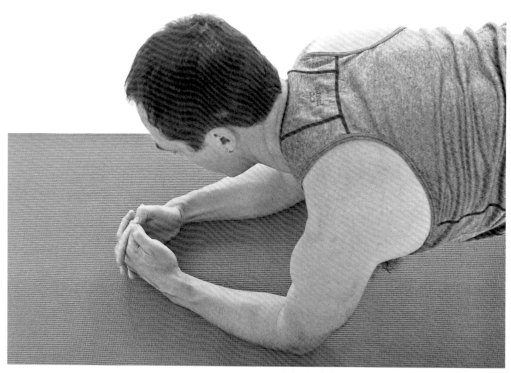

Sirsasana ▲ 手和前臂放好，成為頭立式的地基
姿勢 A

- 一步一步動作要緩慢，在進到下一步之前，每一步都要確定平穩。

- 腹部內縮，擁抱你的尾骨來緊實臀部。

- 雙腿併攏好像你只有一條腿。雙腿抱向核心，力量下推到雙腳的前掌，腳趾張開。

效益

- 著重核心

- 培養平衡。

- 刺激上層脈輪。

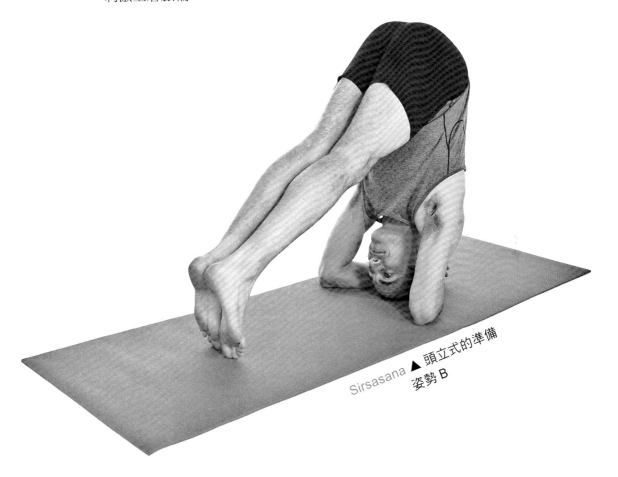

Sirsasana ▲ 頭立式的準備
姿勢 B

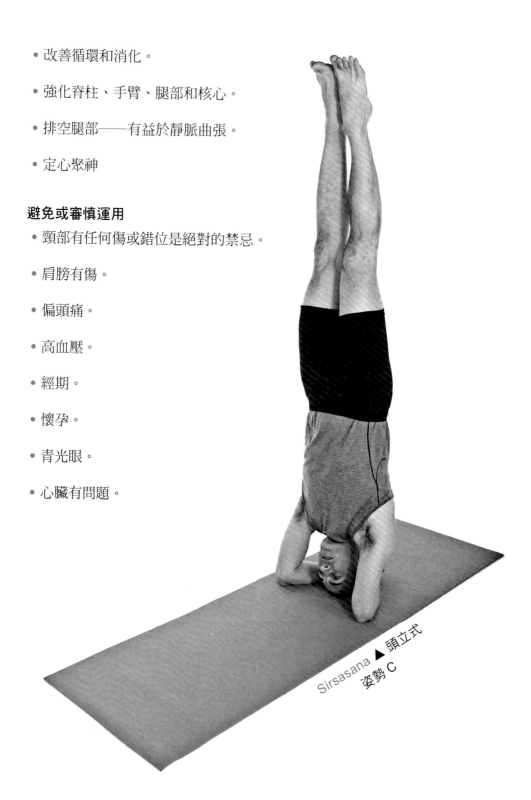

- 改善循環和消化。

- 強化脊柱、手臂、腿部和核心。

- 排空腿部——有益於靜脈曲張。

- 定心聚神

避免或審慎運用

- 頸部有任何傷或錯位是絕對的禁忌。

- 肩膀有傷。

- 偏頭痛。

- 高血壓。

- 經期。

- 懷孕。

- 青光眼。

- 心臟有問題。

Sirsasana ▶ 頭立式
姿勢 C

Urdvha Dhanurasana 臉朝上弓式（輪式）

也稱為「Chakrasana」（輪式），「chakra」的字義就是輪子，因此這個瑜伽式「啪」的打開你所有的脈輪。臉朝上弓式需要比較小幅度的後仰式來充分暖身，例如眼鏡蛇式、駱駝式或橋式，也需要強化肩膀的瑜伽式為先導，例如海豚式、雙手倒立式和頭立式。這個瑜伽式需要柔軟的脊柱，以及開放的腹股溝和肩膀。這不是適合初學者的瑜伽式，最好跟從在場的老師學習，因為你第一次從輪式起身時可能會喪失方向感。

- **註**：參見〈第四脈輪〉（269 ～ 272 頁），有關於這個瑜伽式更詳細的指引。

第一階段

1. 背部著地躺好，膝蓋彎曲，如同橋式的預備：雙腳與髖部同寬，互相平行，腳後跟離臀部一呎內（約 30 公分）。

2. 彎曲手肘，手掌放在瑜伽墊上，在肩膀上方一點，指尖朝向你的腳。在這裡呼吸一、兩次，上臂頂端朝地面下拉，空出胳肢窩，朝背後緊實你的肩胛骨。緊實背部的同時，軟化你的心。

3. 吸氣，然後吐氣時雙腿的核心壓向地面（尤其是雙腳內側），藉此向上抬高你的髖部，如同橋式。停留在這裡呼吸一次。

註：如果你無法將髖部上抬到至少跟膝蓋同高，你就還沒有準備好上推成完整的輪式。繼續練習橋式，直到你的腹股溝比較柔軟。

第二階段

4. 尾骨下壓打開你的腹股溝，膝蓋互相拉近。定位你的核心。

5. 下一步，雙手下壓地板，身體向前由頭頂承接；頭和雙手之間形成三角形。在這裡調息適應一下。確定你準備好進行下一步。確定你的指尖沒有轉向內，仍然朝向你的雙腳。

第三階段

6. 雙手下壓地面，打直你的手臂，肩膀抬離地面。從心臟的底部上抬。

7. 腳跟離開瑜伽墊，如果可能，腳走近你的手一點。

8. 只要你能保持穩定，並且輕鬆呼吸，就盡量維持住姿勢，直到身體告訴你要下來。

第四階段

9. 要離開這個瑜伽式，慢慢彎曲手肘和膝蓋，下巴縮向胸部，然後從上到下放低你的脊柱回到地面上。

10. 休息同時調息，感受後仰的強大效果。避免想要立即做出反向姿勢、把膝蓋帶到胸部的衝動。在脊柱拱起之前，最好是讓腰椎間盤有片刻時間重新調整。

指導原則

• 對於初學者或是肩膀緊繃的人來說，讓雙手高於地面會有幫助。要做到這點可以利用一道牆、雙手放在瑜伽磚上，或是抓住某人的腳踝。無論如何，在你嘗試這個瑜伽式時，有人在旁照看，而且給你適當的指示，是明智的。如果你感覺任何疼痛，把身體放下來，或是回到前一階段。

• 初學者也可以練習第一或第二階段，而不必進入後面階段，直到培養出完整瑜伽式需要的力氣和柔軟度。

• 膝蓋和腳很容易向外張開。因此雙腿要互相拉近，把比較多的壓力放在腳的內緣。這樣會拿掉腰椎的壓力。

• 確定指尖正對後方朝向腳，或是微微向外轉。

• 肩膀和上臂向外轉。

• 背部的弧度應該要均勻。理想上，你的肚臍要成為這個瑜伽式的最

高點（身體翻轉時你不能分辨）！

- 移動你的脊柱深入你的核心。想像弓身時拉長整條脊柱。身體的圓弧越大，就有越多空間讓脊椎向後拱起。將整條脊柱上推到身體的正面。

- 通過手和腳下推幫助你抬得比較高。

- 肩胛骨壓向心臟背面。

- 保持頭部和頸部放鬆。看向你的手指，抬起胸部。

- 如果你無法維持這個瑜伽式很久，那就放掉這個瑜伽式，然後再嘗試。每一次嘗試，你都會柔軟一點，姿勢也會變得容易一點。去習慣上推、下來，來來回回數次。

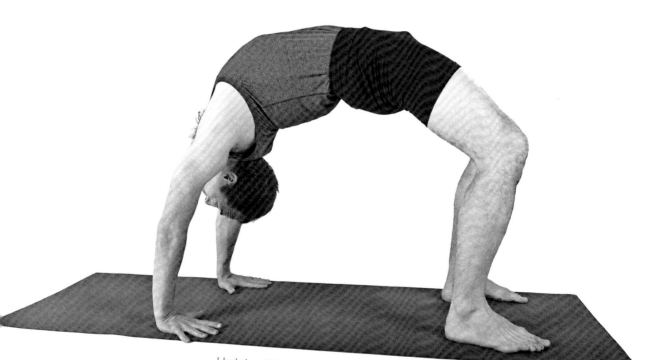

Urdvha Dhanurasana ▲ 臉朝上弓式（輪式）

變型

- 舉起一條腿，筆直朝向空中，然後換腿（姿勢 A）

- 手肘打彎，手指交握，可以讓胸部和肩膀更深入延展（姿勢 B）。

效益

- 強化全身，尤其是手臂和腿部。

- 增進脊柱的柔軟。

- 增加呼吸和肺活量。

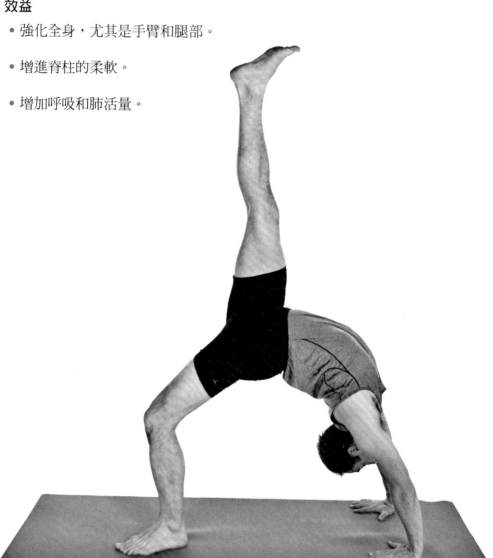

Urdvha Dhanurasana ▲ 臉朝上弓式（輪式）
姿勢 A

- 促進循環。

- 幫助消化。

- 打開心。

- 賦與能量。

- 緩解壓力。

- 刺激淋巴夜和血液流動。

- 好玩！

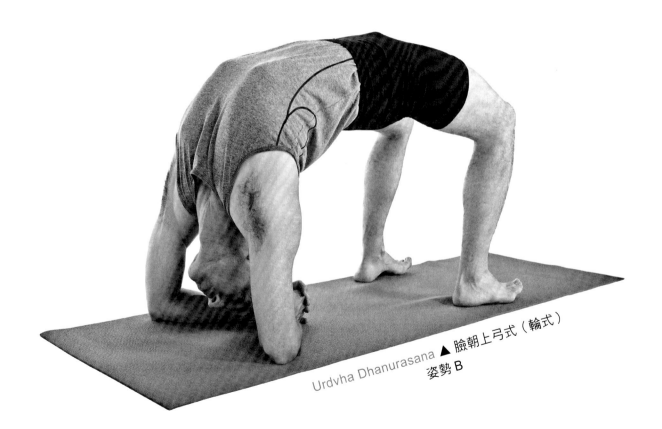

Urdvha Dhanurasana ▲ 臉朝上弓式（輪式）
姿勢 B

避免或審慎運用

- 這是需要技巧的瑜伽式——不適合初學者，若沒有足夠暖身也不適合進行。

- 背部、肩膀或手腕有傷。

- 腕隧道症候群。

- 不正常的高血壓或低血壓。

- 頭痛或偏頭痛。

- 懷孕。

Savasana 攤屍式

攤屍式是終極的第七脈輪意識狀態：覺察和放空、存在和無為、允許和感知。這絕對不是最簡單的瑜伽式，真正的攤屍式有可能是最困難的瑜伽式之一。你是否能讓自己的心不要漫遊？你是否能完全放鬆而不睡著？你能夠進入深沉的定靜，放掉這裡動一下那裡動一下的所有衝動嗎？在你放掉你的身體時，你能夠依舊存在你的身體裡面嗎？

透過每一個脈輪，我們聚焦了攤屍式的不同層面。第一脈輪聚焦於身體的密度；第二脈輪聚焦於體內氣的流動；第三脈輪聚焦能量體；第四脈輪聚焦呼吸；第五脈輪聚焦精微振動；第六脈輪聚焦內在的光。現在，在第七脈輪我們要聚焦於放掉對一切事物的覺察，只留下覺察本身。

躺下來進行攤屍式時對位所有的脈輪。朝著腳向下伸展你的尾骨。腳朝上，伸展你的腳後跟，然後放鬆你的腿，讓你的腳向外倒。第二脈輪的前後兩側拉向中線，想像拓寬了髖部。軟化你的肋骨，加深你的呼吸（尤其是透過腹部）。擴展心，肩胛骨往下帶，肱骨頂端轉向地面。放鬆你的顎和臉，閉上眼睛，沉浸在無限之中。看看你是否能失去自我而進入冥想。

從如此凝聚的內在焦點中出來，會有直接跳回外界意識的傾向，或許是捲起你的瑜伽墊，為下堂課清理乾淨。比較好的作法是，試著保持二元的焦點，

一部分的覺察仍然停駐內心，另一部份冷靜而知足的從內往外看。讓捲起瑜伽墊、收拾道具，甚至坐上車都是靜心冥想。

最終，生活本身就是冥想，在冥想中內在神性持續嬉遊，帶給你喜悅和祝福。

Namaste ！

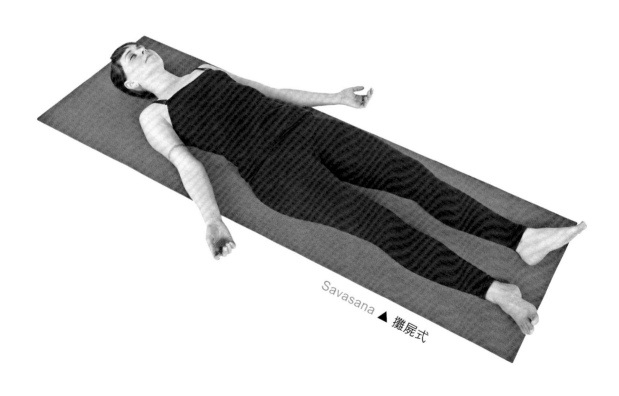

Savasana ▲ 攤屍式

第七脈輪的姿勢串連

因為直接影響第七脈輪的瑜伽式很少，然而所有瑜伽式或多或少都會有所影響，這套練習順序包含了下層脈輪的瑜伽式，依次從海底輪到頂輪，一個脈輪接一個脈輪進行。

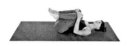

Apanasana 抱膝式

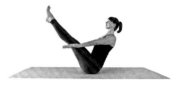

Paripurna Navasana 船式

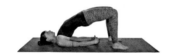

Setu Bandha Sarvangasana 橋式

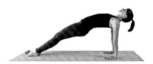

Purvottanasana 東方強烈伸展式
（後仰支架式）

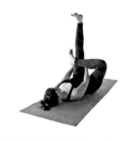

Sucirandhrasana 針眼式

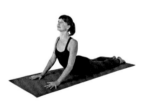

Bhujangasana 眼鏡蛇式

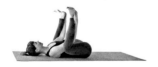

Ananda Balasana 快樂嬰兒式

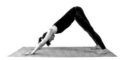

Adho Mukha Svanasana
下犬式

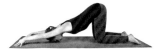

Anahatasana 貓伸展式

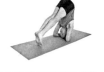

Sirsasana 頭立式

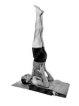

Ustrasana 駱駝式

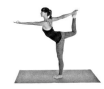

Natarajasana 舞者式

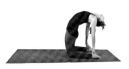

Salamba Sarvangasana 肩立式

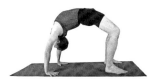

Urdvha Dhanurasana
臉朝上弓式（輪式）

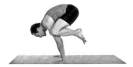

Bakasana 鶴式

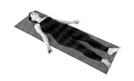

Savasana 攤屍式（大休息）

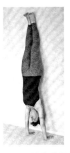

Adho Mukha Vrksasana 雙手倒立式

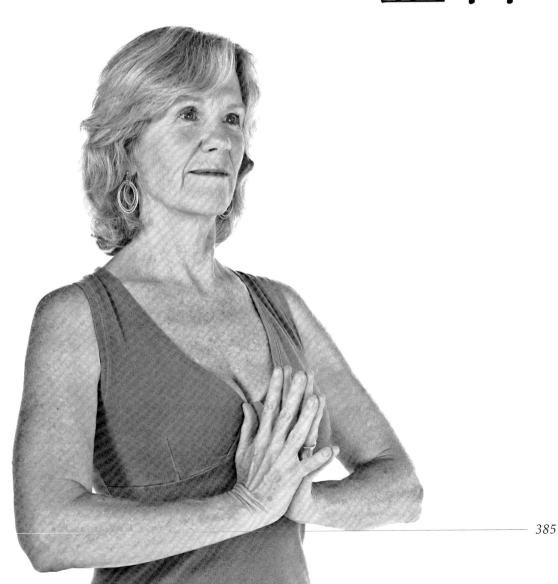

Integrate

整 合

你是透過身體了悟了
你是神性的一粒火花。
　　　——艾揚格

有非常多的童話故事是關於國王和王后有個小嬰孩，但是由於某種原因，他們無法在王國裡撫養自己的小孩。或許小孩是私生子、某部位有奇怪的標記，或是受到古老咒語的詛咒，會在十六歲生日時喪命。無論理由是什麼，孩子由毛毯裹著，放在樹叢下、送到河上漂流，或是暴露在大自然的風吹雨打之中。孩子的命運留給機運決定。現在得仰靠諸神。

當然，孩子沒有死去。結果是有人找到孩子，在簡陋的環境中撫養他。或是由農夫或佃農領養，在自然環境中長大，遠離王國的輝煌和顯赫。

但是在這些故事裡，孩子長大的過程中總是會發生什麼事。在青春期的某一刻，這位初生之犢聽到或看見什麼不平常的事。他們受到某種吸引，而這種吸引是他們周遭的人無法覺察的。他們無法解釋——或許也沒有人能了解——可能還受到嘲笑。但是他們聽到了召喚，他們感覺不由自主，非得去探索那奧祕。

最終，他們的探索導向一連串的巧合，讓長大成人的孩子找到路返回出生的王國。他們發現自己的真實身分是王子或公主，是未來的國王或女王。王國重新接納他們，他們回歸合法的地位，並且恢復自己崇高地位應該接受的培養。

這些故事映照出神性覺醒的旅程。我們誕生自神性本源，然而我們在如此幼小的年紀分離了，因此忘記自己是誰，也或許我們從來不知道。我們由純樸、善意的父母撫養長大，帶著他們的傷口和擁有的工具，他們盡了最大能力，然而對於統治領土的輝煌王國一無所知。在王國之外，我們比較平凡的出

身，加上暴露在自然環境下，我們接地於土、水、火、風，也就是前四個脈輪的元素。

一旦我們與比較深刻的真實共振，瞥見了刺穿幻覺的光亮，我們就上路了，邁向更遠大的目標。我們在路上，要回歸自己的神性本源，要了悟自己的神性本質。我們了悟了自己真正的父母是誰——神聖的父親和母親；男神與女神；濕婆與夏克蒂；天與地。

通過我們的旅程，我們覺醒了，明白自己究竟是誰。我們是神性的一粒火花，尋求表達和顯化。我們記得。平凡的起步加上對於神性的了悟，我們終於能夠完全的整合。我們成為神之子，天命是療癒我們的世界。

了悟了我們的內在神性之後，我們也認出了他人及周遭所有生命擁有的神性。這就是「Namaste!」的真正意義，這是對我們神聖本質的終極禮敬。

從理論到實行

在我的工作坊要結束時，學員總是想知道要如何去應用所學習到的。人們往往想要某種規定好的公式：**做這個七天，隔週的星期四做那個十五分鐘。**

遺憾的是，並不是這麼簡單，而且坦白說，我拒絕給予這樣的公式。就一點來說，我們都是不一樣的。有些人需要鍛鍊的是接地（我們大多數人！），而其他人需要培養他們的力量。有些人已經打開了心，有些人沒有；有些人活在他們的腦袋裡，而其他人只抓到高層意識的一點皮毛。沒有一個尺寸適用所有的人。

終極來說，瑜伽和脈輪練習是設計來讓你接近自我。你要從自己的內在殿堂找到自己的答案。在這些書頁中我給與你的是，關於脈輪系統的某些了解，以及你可以用來修習的某些工具。但是要找出這些工具最適合你的使用方法——發現自己最需要哪些工具，而哪些是比較沒有幫助的——需要你從內在摸索出自己的方式。

以下是一些概括的指導原則：有疑問時，遵循脈輪向上的路徑，也就是從海底輪到頂輪的解脫氣流。一開始先穩住核心和接地（第一脈輪），接著讓事物運行（第二脈輪），潤滑髖部和關節。這樣會讓你暖身，而且產生能量（第三脈輪）。在你隨著呼吸軟化時（第四脈輪），你可以導引和擴展能量，利用

瑜伽式打開胸部和上半身。之後讓你的能量與精細的振動協調（第五脈輪），或許運用一些吟誦或聲音。最後注意力聚焦在美的事物上（第六脈輪），深入內在的自我意識本質（第七脈輪），以冥想結束。脈輪地圖描述了這套基本公式，不過你必須自己想好如何融入你的生活之中。可能是每天融合了七個脈輪的例行練習；或者是一星期為單位的固定練習，每天聚焦一個脈輪。你甚至可以一個月主要聚焦一個脈輪，如莎莉娜·維嘉和我進行了多年的每月「脈輪加強」練習。

如果在特定的日子你需要比較多的接地，或者因為過往的議題需要大量接地，那就聚焦於此，直到深入骨髓。如果你流動得太過或是不足，那麼相應的去平衡你的脈輪。如果你的能量有氣無力，需要動起來，鍛鍊你的第三脈輪。如果你已經是意志堅強的人，不斷的忙東忙西，那就暫時放鬆，選擇偏向修復的瑜伽式，看看會發生什麼事。如果你想要比較廣闊的意識，那就練習呼吸法和靜坐。

我只能給你地圖，我沒法告訴你去哪裡。握著七把鑰匙的人終究是你，由你決定要拿這些鑰匙做什麼。信任自己，深入傾聽自己的內在指引，然後練習、練習、練習。神聖智慧植在你的內心。神聖智慧會引導你，只等待你去發現。

你為什麼在這裡？你為什麼來到地球？
你為什麼在這裡？你為什麼出生？
為了愛、服務和記憶。

· · · · · · · · · · · · · · · · ·

——佚名

從內心到外界：瑜伽墊內外

脈輪是內在殿堂裡的廳室，以及內在與外在世界的門戶。我們打開這些門，發現內在殿堂，我們打掃乾淨這些廳室，讓神性能夠更好的體現。

然後呢？

當內在與外在的界線逐漸消融時，我們領悟到坐在瑜伽墊上數息只是工具，問題是我們要用這個工具建造什麼？體位法和呼吸法只是一套靈性語言的字母系統，然而真正的瑜伽是關於我們用這套語言說什麼和做什麼，我們拿出什麼進入周遭的世界。

今日我們的世界受到嚴重威脅，那是在發展出古老宗教的過往年代從未出現過的威脅。環境的惡化威脅了人類未來的生活，而在古老的日子裡這從來就不是議題。全球網路強化了大眾傳播的工具，這也是當時不存在的。事實上，當時只有極少數享有特權的學者才知道如何讀寫文字。我們如今生活在非常不同的時代裡。

到處都出現的危機和覺醒要求我們全心全力站出來，變得比普通人強大，不只是為了滿足自我，或是每天在瑜伽墊上修整自己的姿勢達到完美，而是要變成比較好的僕人，為我們星球的進化服務。瑜伽是我們進化的路徑，然而最終我們必須帶著瑜伽超越自身去服務，去採取正確的行動。

居於我們體內的脈輪元素——土、水、火、風、音、光和意識——也同樣存在於我們身外。土受到威脅，因為幾千年的哲學告訴我們，物質世界不是真實的，或者無關緊要。代表情緒和性慾的水幾世紀以來一直遭到譴責，到如今我們這個世界的水失去平衡，水災和旱災到處製造問題。力量之火已然沉淪，我們的個人力量被宰制和侵犯篡奪，如今火元素已經失控，讓氣候過熱。空氣（風）被碳和化學物質污染。音波充滿謊言和騷動。我們渴求白天的自然光，而美是遭到遺忘的靈性價值。世界遺忘了它本身的神性。

當我們使用這七把鑰匙來喚醒內在神殿，我們發現這些鑰匙也同樣可以修復外在殿堂。當我們清理第一脈輪時，我們看見這個世界需要與集體的第一脈輪和解，療癒經濟和環境的病病痛痛，並且療癒健康方面的危機。當我們回收靈魂的水，釋放水再度流動時，或許星球的水會開始平衡。當我們找到自己的力量，我們可以用那股力量從事正確的行動。當我們打開心，我們創造了呼吸

的空間，創造了新的方式互相連結，創造了同情的文化。當我們學會溝通，我們可以透過無線電波公開表達。當我們想像一個更好的世界，我們創造了引導的視野。當我們接收了比較多的資訊，我們開始看見比較全盤的圖像，了解需要做的是什麼。

外在世界的行動不會自己發生。接地是個好開始，然而光是接地不會保護雨林不受破壞，或者保護表土不被沖刷到河流裡面。痛哭一場不會拯救印度每天因為缺少乾淨的水喪生的四千名兒童。深呼吸不會清潔污染的空氣，不過或許會讓我們比較覺察得到空氣污染。

要解決問題需要站穩我們的立場、投入我們的熱情、善用我們的力量、打開我們的心、說出我們的真理、提出願景，同時把比較高層的意識帶進我們周遭的世界。要解決問題需要我們置身事內、採取行動、贊助金錢、資訊靈通，同時擔起我們這個時代需要的領導責任。

於是我們開始去了解生活其中的世界種種無法便宜行事又光榮的真相。透過資訊和教義的取得，一般大眾每一天都受到啟蒙，我們被要求涉足我們從來不曾涉足的事——受訓成為男神和女神。正如我在我的著作《全球心靈覺醒》（*The Global Heart Awakens*）一開頭陳述的「進化是神祇用來製造更多神祇的方式」，跟隨進化的路徑一路前行的是比較廣闊的覺察、智力、複雜、力量和創造力，全部都是神的力量。

脈輪系統是座彩虹橋，透過我們的自我核心這座橋重新連結天與地，也重新連結我們跟我們繼承的光榮世界。脈輪系統能讓我們完成所有挑戰，而且這些用來喚醒我們的挑戰設計得如此完美。有許多人走在這條路徑上，而且每天有越來越多人加入。

前行的路上我們需要好的地圖來引導我們。我們需要一張地圖來展開自己的旅程；我們需要一張地圖讓人類渡過成長儀式，從我們的青春期進入我們星球的成年期。此時此刻是人類曾經歷過的最偉大的集體覺醒，而你是其中不可或缺的一分子。

脈輪系統就是那張地圖。脈輪系統包容我們的一切，包容現在和未曾改變的一切。脈輪系統為我們顯示，內在與外在是如何密切連結——事實上是從未分隔。脈輪系統引領我們領悟神性，同時取回我們擁有愉悅、力量、創造力和愛的權利。脈輪系統包含了我們覺醒的鑰匙，只要我們敢於使用這些鑰匙！

整合

祝願你經常而且智慧的使用脈輪系統。祝願你走上彩虹橋，與他人連結一路前行。祝願天地之間喪失已久的連結重新修復，因此我們終於可以開始在地球上創建天堂。

Namaste ！

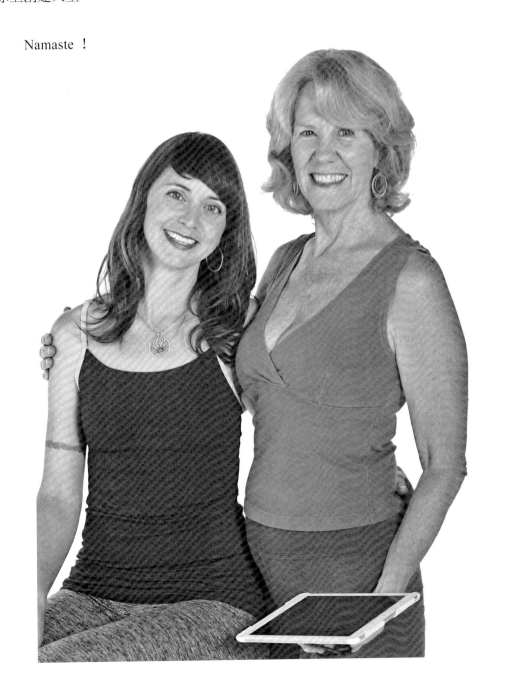

梵文詞彙

Abhyasa：長時間的努力或者修行。

Adho Mukha Svanasana：下犬式。

Adho Mukha Vrksasana：雙手倒立式。

Agni Sara：火淨。進行「腹部收束法」屏住呼吸時，腹部肌肉一縮一放的動作。

Agnistambhasana：踝碰膝式（雙鴿式）。

Ajna：眉心輪。第六脈輪的梵文名稱，位於頭部中央，與眉毛等高，意思是指揮中心。

Anahata：心輪。第四脈輪的梵文名稱，位於心臟區域，意思是不受打擊。

Anahatasana：貓伸展式。

Anjaneyasana：低弓步式（新月式）。

Anuloma krama：順向調息。一種呼吸法，利用幾次短呼吸和一次長呼吸，把能量往上帶給脈輪。

Apanasana：抱膝式。

Apana vayu：下行氣（出息），五種基本風息之一。

Ardha Chandra Chapasana：半月式變化（甘蔗式）。

Ardha Chandrasana：立姿半月式。

Ardha Hanumanasana：半劈腿式。

Ardha Matsyendrasana：半魚王式（坐姿扭轉式）。

Asana：體位法，哈達瑜伽式。這個字的原始意義是，用來靜心冥想的坐姿，不過後來意指任何的瑜伽式。「八支瑜伽」的第三支，帕坦加利描述為「安穩而放鬆的坐姿」。[15]

Baddha Konasana：束角式（鞋匠式）。

Bakasana：鶴式。

Bandha：收束法，如同水道中可見的通道鎖的作用。收束法用來把氣保留或導引到特定的身體部位。

Bharmanasana：桌式。

Bhujangasana：眼鏡蛇式。

Bija：種籽音。字面的意思是「種籽」。「種籽音」通常是用來連接針對脈輪吟誦的咒語。種籽音是古籍中描繪的脈輪內部圖案代表。據說吟誦種籽音能刺激脈輪。古書上只給了六個種籽音。從第一脈輪到第六脈輪分別是：

15. 第 2 章，46 節。英譯本《*Patanjali Yoga Sutras*》，譯者：Swami Prabhavananda，出版者：Sri Ramakrishna Math，ISBN 81-7120-221-7，111 頁。

lam、vam、ram、yam、ham 和 om。不過有些奧義書針對比較精微的脈輪，給了其他咒語。

Bindu：明點。空間中用來聚精會神的一個焦點，象徵的是所有造物皆浮現於此也消融於此的原點。人們經常點在額頭的紅點代表了至高的意識明點。

Brahmana：擴張。補充、滋養、加熱和蓄積能量的呼吸練習。經常是著重吸氣。

Chakra：脈輪。字面意思是「輪子」。是精微體用來接收、同化和表達生命能量（或元氣）的組織中心。

Chakrasana：輪式。

Dandasana：手杖式。

Dhanurasana：弓式。

Dharana：專注（心神集中）。冥想的初始階段，心聚焦於一個目標，例如呼吸、咒語、燭火或是神像。八支瑜伽的第六支。

Dharma：法（達摩）。自己的義務，往往透過工作或正確的行動來表現。平衡個人「業」（行動和無知的後果）的方法。

Dhyana：禪定，覺察了萬事萬物為一體，而沒有合而為一。八支瑜伽的第七支。

Drishti：凝視（聚焦視點）。維持一個瑜伽式尤其是平衡的瑜伽式時，你的凝視聚焦於一個不動的點，有助於平衡和專注。聚焦視點也能反映出你的觀點、是什麼抓住你的注意力，以及你在注視的目標。

Eka Pada Kapotasana：鴿式。

Garudasana：鷹式。

Gunas：屬性（德）。存在萬物身上的三種性質：惰性（物質）、變性（能量）和悅性（意識）。

Halasana：犁式。

Ida nadi：左脈。氣的主要通道（氣脈）之一，在脈輪周圍和之間運行。左脈代表月亮、白色、女性特質和冷靜，同時與恆河連結。

Jalandhara Bandha：收頷收束法（頷鎖）。

Janu Sirsasana：頭觸膝前屈式。

Jathara Parivartanasana：腹部扭轉式。

Kakasana：烏鴉式。

Kapalabhati：頭顱發光呼吸法（風箱式呼吸）。字面意思是「發光的頭顱」。一種橫膈膜快速呼吸的技巧，運用被動的吸氣和主動的吐氣。也稱為「火呼吸」。

Karma：業。因為生之慾和我們的行動所招致逃脫不了的債。

Karnapidasana：膝碰耳犁式。

Kirtan：梵唱。一唱一和的團體音樂表演。表演者演奏同時吟誦拜讚歌，而聽眾回唱重複每一樂句。梵唱是團體的禮拜，據說可以「拂拭掉心鏡的塵埃」。

Kleshas：煩惱。有五種基本煩惱：無

知（avidya）、自我（asmita）、依戀（raga）、嫌惡（dvesha）、怕死（abhinivesha）。

Kramas：次第。字面意思是步驟。次第呼吸是一種呼吸練習，吸氣和吐氣都是小小口的。

Kriya：自發的身體動作，是精微能量、元氣或拙火運行全身的結果。

Kumbhaka：止息。

Kundala：盤繞。

Kundalini：昆達里尼（拙火）。元氣聚集產生的強大力量，運行全身穿透阻塞，喚醒脈輪。昆達里尼也是靈蛇女神的名字；靈蛇女神代表這股覺醒的力量，全名是昆達里尼－夏克蒂。

Langhana：戒斷。用於放鬆、收縮、淨化、冷卻和保存能量的呼吸法。

Madhyama：內在音。默默吟誦咒語，或者聽自己的念頭喋喋不休時，你在腦袋裡聽到的聲音。

Makarasana：鱷魚式。

Makarasana II：海豚式。

Manipura：臍輪。第三脈輪的梵文名稱，位於太陽神經叢，字意為「光輝的寶石」。

Mantra：咒語（真言咒），字意為「心智的工具」。咒語是設計來喚醒你的聲音、字詞或是振動，就好像有人搖你肩膀可以把你從睡夢中喚醒。咒語用於靜坐時定心、啟動脈輪，以及榮耀諸神。

Marjaryasana /Bitilasana：貓式／牛式。

Matsyasana：魚式。

Mula bandha：會陰收束法（根鎖）。

Muladhara：海底輪。第一脈輪的梵文名字，位於脊柱底部，字義是根部的支持或基礎。

Nadis：氣脈。體內元氣的精微通道或流道。

Nadi Shodhana：鼻孔交替呼吸。

Nakulasana：獴式（貓鼬式）。

Namaste：以我內在的神性禮敬你內在的神性。在印度是尋常的打招呼方式，雙手合十（祈禱的手勢），意思是禮敬或榮耀你、他人以及所有生物身上的神性。

Natarajasana：舞者式。

Niyama：精進。八支瑜伽的第二支，建議了言行和照顧自我的準則。有五種精進法：純正（sauca），心與身的純潔與淨化；知足（santosha）；苦修（tapas），從修行中產生的熱力或靈性之火；洞察自身（svadhyaya），研讀自我以及經文和文獻；虔敬（isvara pranidhana），奉獻或臣服於神。

Para：至高音（無上音）。先於「存在」的力量，原始的潛能。

Parighasana I：門閂式。

Parighasana II：半圓式。

Paripurna Navasana：船式

Parivrtta Parsvakonasana：扭轉側三角式。

Parsvottanasana：強力側邊伸展式。

Paschimottanasana：坐姿前屈式。

Pashyanti：放射音。從明點迸發出來，向外放射，但是只有瑜伽士在集中心神時聽得到。

Phalakasana：平板式。

Pincha Mayurasana：孔雀起舞式。

Pingala Nadi：右脈。氣的主要通道（氣脈）之一，在脈輪周圍和之間運行。右脈代表太陽、男性管道、紅色、溫暖，同時與亞穆納河（Yamuna river）連結。

Prakriti：原質（普拉克提），包括物質和能量，萬物由此生成。根據印度的「數論哲學」（Samkhya），「Prakrti」與「Purusha」（靈性或意識）互相對應。

Prana：氣；元氣。字面意思是「第一單位」。氣是存在萬物身上至關重要的生命力。

Pranayama：呼吸法（調息），設計來加強氣的流動。八支瑜伽的第四支。

Pratiloma krama：間斷調息。這種呼吸法是由短吸氣和短吐氣構成。對於初學靜坐的人是很好的技巧，讓心慢下來，同時平衡呼吸。

Pratyahara：收攝。收回感官對外在世界的關注，聚焦於內在世界。帕坦加利八支瑜伽的第五支，讓瑜伽修行者做好準備進入冥想。

Purusha：意識、先驗的自我、未顯化的。根據印度的「數論哲學」，與「Prakrti」（原質）互相對應。

Purvottanasana：東方強烈伸展式（後仰支架式）。

Rajas：變性。是火、能量或動作的積極屬性或性質。

Sahasrara：頂輪的梵文名字，位於頭頂，字意是「千瓣蓮花」。千這個數字不是字面意思，而是指涉無限的概念。

Salabhasana：蝗蟲式。

Salamba Sarvangasana：肩立式。

Samadhi：三摩地。專注忘我的最後階段，導向法喜和開悟。八支瑜伽的第八支，是長年鑽研其他七支的結果，尤其是專注和禪定。

Sasangasana：兔式。

Sat-chit-ananda：字面意義是「實相、意識、法喜」，是終極現實的本質。

Sattvas：悅性。是意識、覺察和定靜的屬性或性質。

Savasana：攤屍式（大休息）。

Setu Bandha Sarvangasana：橋式。

Shakti：夏克蒂，代表生命力的女神，這股生命能量運行全身，讓我們充滿活力。對應於濕婆。

Shaktipat：夏克蒂帕特（灌頂）。自發的昆達里尼覺醒，因為與一名已經喚醒自身這股能量的上師或師父接觸引發的。靈性覺醒的傳輸。

Shiva：濕婆。男神，代表至高意識，對應於夏克蒂。

Shiva Lingam：濕婆林迦。代表男性器官的象徵，在第一脈輪的正方形中描繪出來，象徵男性上升的能量。濕婆林迦也是在印度普遍可見的大型圓錐形石像，代表了濕婆本尊。

Siddhasana：至善坐式。

Sirsasana：頭立式。

Spanda：脈動（搏動），所有生命基本的擴張與收縮。

Sucirandhrasana：針眼式。

Supta Baddha Konasana：仰臥束角式（蝴蝶式）。

Supta Padangusthasana：仰臥手抓大腳趾式。

Supta Virasana：英雄臥式。

Surya Namaskar：拜日式。一系列串連的姿勢或流動的練習，往往運用於瑜伽課堂上做為暖身的方法。這項練習在印度的源起是崇拜日神「Surya」。拜日式有許多變型。

Sushumna nadi：中脈。沿著身體核心或中線上下運行的中央氣脈。通過中脈脈輪像珠子那樣串在繩上。連結的是薩拉斯瓦蒂河（Saraswati River）。

Svadhisthana：本我輪。第二脈輪的梵文名稱，位於薦骨區域，字義是「自己的居所」。

Tadasana：山式。

Tamas：惰性，「土」的屬性或性質。意味著靜止的慣性狀態、堅固和厚重。

Tapas：苦修。透過紀律、苦行和修煉建立的內在靈性之火。

Uddiyana Bandha：腹部收束法（腹鎖）。

Ujjayi：勝利呼吸法（喉式呼吸）。字面意思是「征服或勝利」。有時候稱為「海洋呼吸」，這種呼吸方法會造成喉嚨的會厭精微收縮，因此放慢呼吸，製造出類似海洋的聲音，也會強化橫膈膜。

Upavistha Konasana：廣角（開腿）坐姿前彎式。

Urdvha Dhanurasana：臉朝上弓式（輪式）。

Ustrasana：駱駝式。

Utkata Konasana：女神式。

Utkatasana：幻椅式。

Uttanasana：立姿前彎式。

Uttan Pristhasana：蜥蜴式（頭朝下戰士式）。

Utthita Hasta Padangusthasana：手抓腳趾單腿站立式。

Vaikhari：可聞音（聽得見的聲音）。第四層的聲音，是可以說出來的聲音、由機器或樂器製造出來的聲音，以及自然界中存在的聲音。

Vairagya：捨離、放下或棄絕。

Vasisthasana：側邊平板式。

Vayus：風息。字面意思是「風」。五種風息指的是氣在身體內不同的運行方式，分別是下行氣（出息）、平行氣（均等息）、命根氣（入息）、上行氣（上息）和遍行氣（周遍息）。

Viloma krama：逆向調息。一種呼吸方法，由一次長吸氣和幾次短吐氣構成。據說可以把能量往下帶。

Vinyasa：流動。字面翻譯是連結或鏈接，而這個字的通用意義是流動，因此指涉的是符合邏輯順序的流動把各種瑜伽式串連在一起。往往用來描述某種瑜伽課程，如行雲流水般快速做出一連串姿勢，例如拜日式。

Virabhadrasana I：戰士式。

Virabhadrasana II：戰士式 II。

Virabhadrasana III：戰士式 III。

Virasana：戰士坐式。

Vissuddha：喉輪。第五脈輪的梵文名字，位於喉部，字意是淨化。

Vrksasana：樹式。

Yamas：戒律。八支瑜伽的第一支，教導如何守戒，也就是與人交接的行為守則。有五種戒律：非暴力（ahimsa）、不妄語（satya）、不偷竊（asteya）、不縱慾（brahmacharya）、不貪戀不執著（aparigraha）。

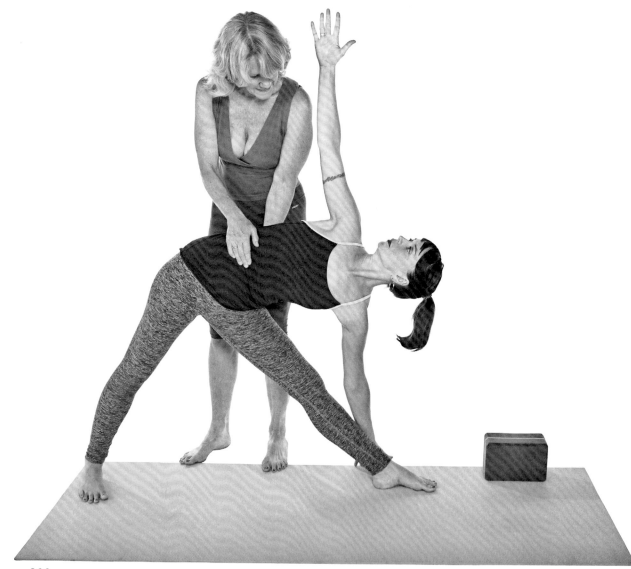

瑜伽式索引

瑜伽式索引

瑜伽式索引

艾諾蒂·朱迪斯

脈輪瑜伽全書

原 書 名	Anodea Judith's Chakra Yoga
作 者	艾諾蒂·朱迪斯（Anodea Judith）
譯 者	林鶯
特約編輯	劉綺文

Anatomical illustrations on pages 291 & 328 by Mary Ann Zapalac
Photography by Yuzu Studios

總 編 輯	王秀婷
責任編輯	向艷宇
行銷業務	黃明雪、林佳穎
版 權	徐昉驊

發 行 人	凃玉雲
出 版	積木文化
	104台北市民生東路二段141號5樓
	電話：(02) 2500-7696｜傳真：(02) 2500-1953
	官方部落格：www.cubepress.com.tw
	讀者服務信箱：service_cube@hmg.com.tw
發 行	英屬蓋曼群島商家庭傳媒股份有限公司城邦分公司
	台北市民生東路二段141號11樓
	讀者服務專線：(02)25007718-9｜24小時傳真專線：(02)25001990-1
	服務時間：週一至週五09:30-12:00、13:30-17:00
	郵撥：19863813｜戶名：書虫股份有限公司
	網站：城邦讀書花園｜網址：www.cite.com.tw
香港發行所	城邦（香港）出版集團有限公司
	香港灣仔駱克道193號東超商業中心1樓
	電話：+852-25086231｜傳真：+852-25789337
	電子信箱：hkcite@biznetvigator.com
馬新發行所	城邦（馬新）出版集團 Cite（M）Sdn Bhd
	41, Jalan Radin Anum, Bandar Baru Sri Petaling, 57000 Kuala Lumpur, Malaysia.
	電話：(603) 90578822｜傳真：(603) 90576622
	電子信箱：cite@cite.com.my

封面設計	葉若蒂
內頁排版	優士穎企業有限公司
製版印刷	中原造像股份有限公司

城邦讀書花園
www.cite.com.tw

國家圖書館出版品預行編目（CIP）資料

艾諾蒂·朱迪斯脈輪瑜伽全書：以脈輪為骨架、瑜伽為連結，打開內在的神聖中心 / 艾諾蒂·朱迪斯(Anodea Judith)著；林鶯譯. -- 初版. -- 臺北市：積木文化出版：家庭傳媒城邦分公司發行，2017.08
　面；　公分
譯自：Anodea Judith's Chakra yoga
ISBN 978-986-459-104-6(平裝)

1.瑜伽

411.15　　　　　　　　106012425

Translated from
Anodea Judith's Chakra Yoga
Copyright © 2015 Anodea Judith, PhD
Originally published by Llewellyn Publications
Woodbury, MN 55125 USA
www.llewellyn.com

2017年8月10日　初版一刷
2022年1月 7 日　初版四刷
售　價／NT$680
ISBN 978-986-459-104-6

Printed in Taiwan.

版權所有·翻印必究